JN235133

子どもの身長を伸ばす栄養と食事

管理栄養士
川端理香 著

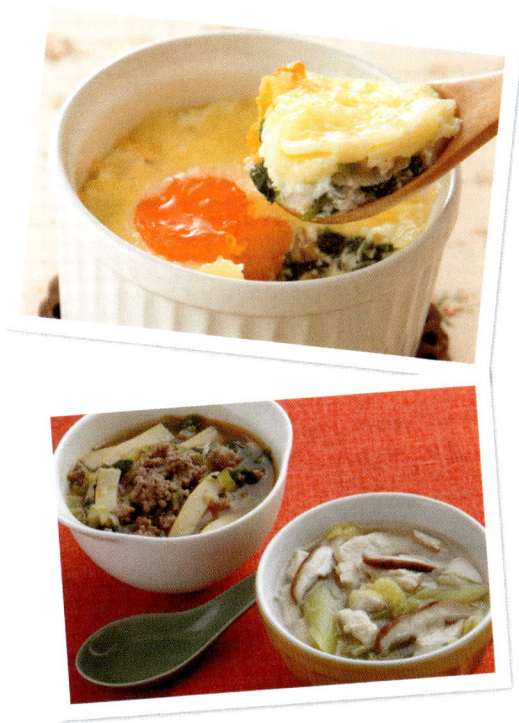
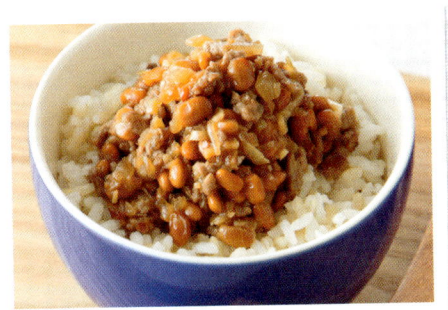
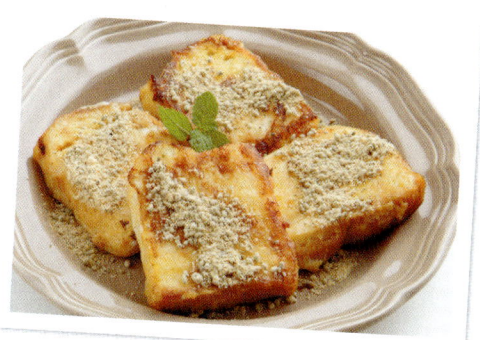

大泉書店

CONTENTS

- 4 この本の見方と注意点
- 6 はじめに

1章 身長を伸ばす食事の基礎知識 — 7

- 8 身長はどうやって伸びる？
- 10 「身長を伸ばす食事」とは？
- 12 身長を伸ばすための栄養素
- 16 毎日の献立づくりの考え方
- 18 発育の目安と身長が伸びる時期
- **column 1**

2章 基本の食事レシピ — 19

- 20 理想的な1日の食事と摂取カロリー
- 22 1週間 献立組み合わせ例
- 24 主食レシピ
- 32 1皿レシピ
- 36 丼ものレシピ
- 40 主菜レシピ
- 50 副菜レシピ
- 58 汁物レシピ
- 64 乳製品・果物
- 66 加工食品の上手な摂り方
- **column 2**

3章 お弁当・おやつレシピ — 67

- 68 理想的なお弁当・おやつ
- 70 お弁当レシピ
- 74 おにぎりバリエーション
- 76 サンドイッチバリエーション
- 78 おやつレシピ
- 80 ドリンクレシピ
- 82 時短メニューを取り入れよう
- **column 3**

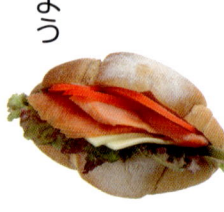
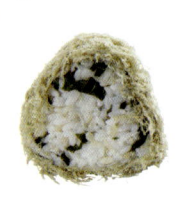
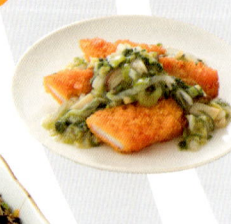

4章 ライフスタイル別 食事レシピ

85 4章 ライフスタイル別 食事レシピ
86 生活スタイルに合わせた食事
88 瞬発力系スポーツを頑張っている
90 「瞬発力系スポーツに励む子」おすすめレシピ
92 持久力系スポーツを頑張っている
94 「持久力系スポーツに励む子」おすすめレシピ
96 混合系スポーツを頑張っている
98 「混合系スポーツに励む子」おすすめレシピ
100 筋力系スポーツを頑張っている
102 「筋力系スポーツに励む子」おすすめレシピ
104 夕食を食べる時間が20時以降
106 「遅い時間に食べる夕食」おすすめレシピ
108 夕食後に夜食を食べる習慣がある
110 「栄養補給可能な夜食」おすすめレシピ
112 朝ごはんをきちんと食べない
114 「手軽に食べられる朝食」おすすめレシピ
104 太り過ぎ・過食気味である
106 「カロリーを抑えた食事」おすすめレシピ
108 食が細い・食事量に敏感である
110 「のどごし・高い栄養素」おすすめレシピ
112 スナック菓子などの間食をよく食べる
114 「手づくりおやつ」おすすめレシピ
※ 牛乳を飲むとお腹がゴロゴロする
※ 「牛乳以外の乳製品」おすすめレシピ
112 ストレスが多い環境にいる
※ 「胃腸をケアする食事」おすすめレシピ
113 column 4 身長を伸ばす生活習慣は気長に

5章 身長を伸ばすための知識

113 5章 身長を伸ばすための知識
114 身長にまつわるQ&A（最終身長は遺伝で決まってしまう？／「寝る子は育つ」は本当？／成長痛とは一体どんなもの？／身長伸ばしにいい運動はあるの？／サプリメントでもOK？／牛乳には種類がいろいろあるけれど…？／子どもの好ききらいはどうするべき？）
119 身長を伸ばす栄養素を含む食材一覧
124 索引
127 栄養素・カロリーチェックリスト

この本の見方と注意点

本書のレシピでは、成長期の子どもに必要な栄養素に加えて
身長を伸ばすために必要な栄養素を摂取できるものを掲載しています。
ここではレシピの見方や栄養素の摂取目安量を踏まえた献立の考え方を紹介します。

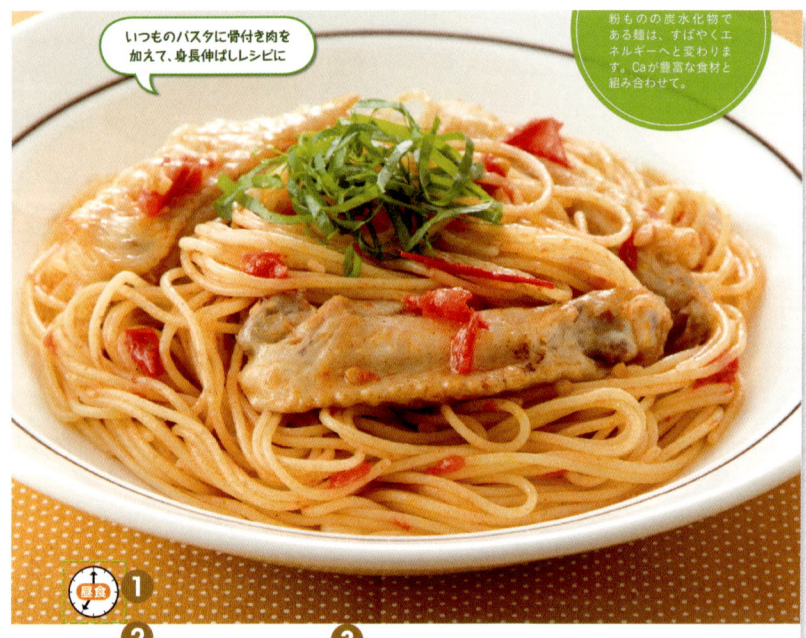

いつものパスタに骨付き肉を加えて、身長伸ばしレシピに

粉ものの炭水化物である麺は、すばやくエネルギーへと変わります。Caが豊富な食材と組み合わせて。

① 昼食

② 主食 麺　鶏手羽和風パスタ

③ 378 kcal

④ 材料[2人分]
- スパゲッティ120g ●にんにく½片 ●トマト1個（100g）
- 大葉4枚 ●鶏手羽先10本 ●しょうゆ大さじ2 ●オリーブオイル小さじ1 ●昆布茶小さじ4

作り方
1. にんにくはみじん切りに、トマトは2cm幅に、大葉はせん切りにする。
2. ボウルに肉、にんにく、しょうゆを入れて、混ぜる。
3. スパゲッティは表示時間通りにゆでる。
4. フライパンにオリーブオイルを熱し、中火で②とトマトを炒める。③を加えてさっと炒め合わせ、昆布茶をふり入れる。
5. 器に④を盛り、大葉をのせる。

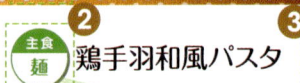

⑤ 栄養素アイコン（たんぱく質／カルシウム／ビタミンD／ビタミンK／亜鉛／C）

⑥ ワンポイントMEMO
骨付き肉には人の細胞をつくるコラーゲンが豊富に含まれています。コラーゲンの吸収率を高めるビタミンCとともに摂取を！

---

1 朝食・昼食アイコン

 朝食　忙しい朝に手早くつくれ、また朝に食べやすい料理。

 昼食　休日など子どもが家にいる際、手早くつくれる料理。

2 献立項目・メイン食材

上段は献立項目、下段は料理でメインとなる食材。

3 カロリー

各レシピには、**1人分のエネルギー量**を表示。

※本書では、13歳男子を基準に計算しています。年齢や性別に合わせて調整してください。
（P20、P119〜を参照）

4 材料

ことわりのない限り、**13歳男子2人分の分量**です。年齢や性別による摂取カロリーや栄養素の摂取目安量に合わせて調整してください。
（P15、P20、P119〜を参照）

女子は材料の0.8倍を目安に！

5 栄養素アイコン

身長を伸ばすために必要な栄養素の含有量を表示。
- 🔴 赤色アイコン ……… 1日の摂取目安量の⅙
- 🔵 水色アイコン ……… 1日の摂取目安量の1/12
- ⚫ グレーアイコン …… 1日の摂取目安量1/12以下

※乳製品・果物を除く4品目×3食＝12から½、その倍数として⅙という数字を割り出しています。13歳男子を基準に計算しています。年齢や性別に合わせて調整してください。
（P15、P20、P119〜を参照）

6 ワンポイントメモ

レシピで使った食材や栄養素の特徴・効果、吸収率を高める食べ方を説明しています。

栄養素の摂取目安量を踏まえた献立づくり

身長を伸ばす**各栄養素の1日の摂取目安量をクリア**するには

- 赤色アイコン なら**6枚**、水色アイコン なら**12枚**をそろえましょう。※■2枚＝■1枚の計算になります。
- C コラーゲンは最低**1枚**、T トリプトファンは最低**3枚**を目安にします。

チェックリストの使い方例

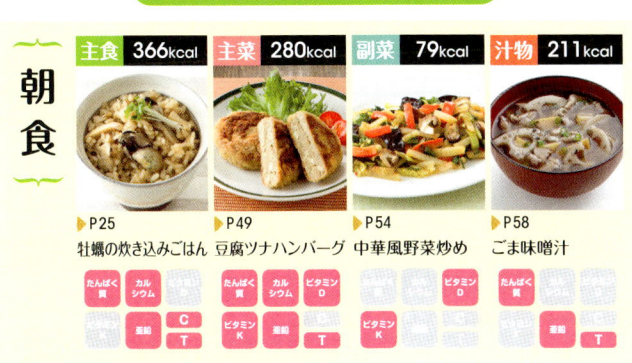

朝食
- 主食 366kcal P25 牡蠣の炊き込みごはん
- 主菜 280kcal P49 豆腐ツナハンバーグ
- 副菜 79kcal P54 中華風野菜炒め
- 汁物 211kcal P58 ごま味噌汁

昼食

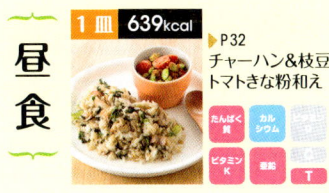

1皿 639kcal P32 チャーハン＆枝豆トマトきな粉和え

① リストへレシピ名、1食分のカロリー合計、栄養素のアイコンの色を記入。
② カロリー合計やアイコンの枚数を見ながら、献立のメニューを選ぶ。

P127のチェックリストを使おう！

	レシピ名			○月 ×日( )			
朝	主食	牡蠣の炊き込みごはん	✓	✓	✓	✓	✓
	主菜	豆腐ツナハンバーグ	✓	✓	✓		✓
	副菜	中華風野菜炒め			✓		✓
	汁物	ごま味噌汁					✓
936 kcal	乳製品・果物						
昼	主食		✓	✓	✓		✓
	主菜	チャーハン＆枝豆トマトきな粉和え					
	副菜						✓
	汁物						
779 kcal	乳製品・果物	牛乳200ml		✓	✓		

朝・昼の合計で 1715kcal　4.5枚　3枚　2枚　3枚　4枚　1枚 5枚

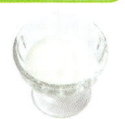

合計 | kcal | 枚 | 枚 | 枚 | 枚 | 枚 | 枚

夕食で **あと785kcal**
※1日の摂取カロリーから朝・昼・おやつ分を引く。

あと1.5枚　あと3枚　あと4枚　あと3枚　あと2枚

クリア！

＜乳製品を摂った場合の計算＞

牛乳200ml 140kcal
- カルシウム ×1枚
- たんぱく質 ×1枚
- T ×1枚

ヨーグルト100g 60kcal
- カルシウム ×1枚

この本の決まりごと

- 計量カップは1カップが200ml、計量スプーンは大さじ1が15ml、小さじ1が5mlです。
- 本書で使用している電子レンジの加熱時間は600Wを基本としています。500Wの場合は1.2倍、700Wの場合は約0.85倍、800Wの場合は0.75倍にしてください。なお機種によっても異なるので、様子を見ながら加熱してください。
- 材料に出てくる「しょうゆ」は濃い口しょうゆ、「砂糖」は上白糖、「塩」は精製塩、「味噌」は好みのもの、「小麦粉」は薄力粉を使っています。
- 油をひかずに調理をする場合は、フッ素樹脂加工のフライパンを推奨しています。フッ素樹脂加工のフライパンでない場合は、油をひいてから調理をしてください。
- 本書では栄養素をきちんと摂るために、材料をグラム表記しています。つくるときは計量器でしっかり計ることをおすすめします。

食材の目安量

食材	量	食材	量
アスパラガス 1本	25g	トマト（小）1個	100g
かぼちゃ 1個	1.6kg	長ねぎ 1本	150g
キャベツ 1個	1.2kg	なす 1本	100g
きゅうり 1本	100g	にら 1束	100g
ごぼう 1本	200g	にんじん 1本	200g
小松菜 1束	300g	パプリカ 1個	100g
さやいんげん 1本	10g	ピーマン 1個	50g
じゃがいも 1個	100g	ブロッコリー 1株	300g
セロリ 1本	100g	ほうれん草 1把	50g
大根（中）1本	1kg	水菜 1把	25g
玉ねぎ 1個	200g	れんこん（中）1節	200g

※本書は身長を伸ばすために必要な栄養素が摂取できるレシピを紹介する本であり、低身長症を治療する本ではありません。

【 はじめに 】

「何を食べれば身長が伸びますか？」と、聞かれることが多々あります。
　保護者のみならず、身長が大きくなりたいと願う子どもたちは多く、講演の中で「身長を伸ばしたいなら……」という言葉を発すると、「食べ物で身長が伸びるの?!」とばかりに、子どもたちの目がイキイキと輝いてくるのを感じます。
「身長は遺伝で決まるもの」「牛乳を飲むと身長が伸びる」など、世間には、身長にまつわる情報が氾濫しており、何が正しいのか困惑している人も多いことと思います。

　身長は遺伝だけでは決まりません！
毎日の適切な食事や睡眠、そして運動をすることによって身体は成長するのです。

　身長を伸ばせる期間が一時期であるにも関わらず、その身体がつくられる大切なときに、極端なダイエットをする子や、塾や部活動などで帰宅が遅く、満足に夕食を食べない子も増えているようです。残念なことに、すべての子どもが、成長時期に適切な食事を取れていない状況といえるでしょう。現代社会では、各家庭のライフスタイルの違いに合わせて、食事にも工夫を加えていく必要があるように思います。

　しかし、食事は毎日のこと。手間がかかる、時間がかかる、では長続きしません。本書では、身長を伸ばすためのポイントを、手軽に取り入れることができ、長く実践できることを踏まえながら、紹介しています。身長を伸ばすためのレシピも、簡単につくれるものばかりで、「日常生活に必要な栄養」＋「成長期に必要な栄養」＋「身長を伸ばすために必要な栄養」がしっかりと摂れるようになっています。

　ただし、あまり神経質になり過ぎないでください。過度のストレスは子どもに伝わり、身長にも影響します。身長が伸びるために、成長するために、「こんな食事や生活がいい！」と意識し、工夫し、楽しみながら実践していただければと思います。

　身体は、自分が食べたものでつくられるのです。

川端理香

1章
身長を伸ばす食事の基礎知識

まずはじめに、「身長は一体どうやって伸びるのか」「身長を伸ばすための栄養素とは何か」など、身長を伸ばすための理想的な食事の基本を学びましょう。

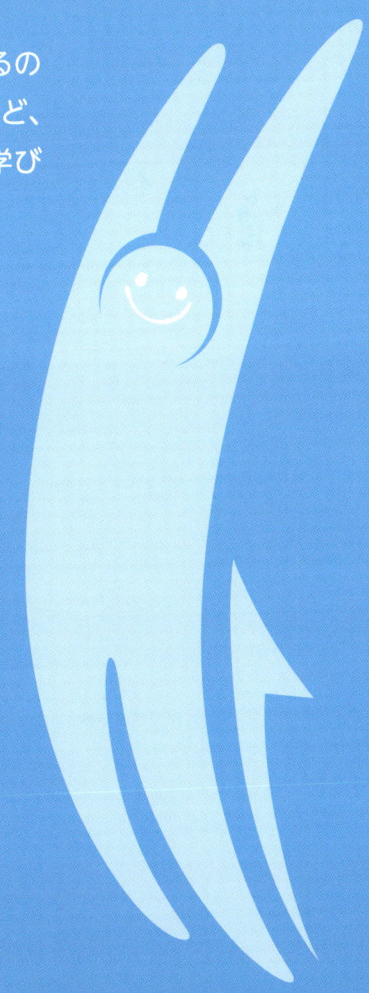

身長はどうやって伸びる？

身長を伸ばす3大要素
食事、睡眠、運動

身長を伸ばす3大要素とは、「食事、睡眠、運動」です。まず第一に、必要な栄養をバランスよく摂ることは、子どもが成長するための大前提になります。さらに、身長を伸ばすことに大きく関わる成長ホルモンは、眠っている間に分泌されるので、十分な睡眠が必要です。また適度な運動が、食欲を増進させると同時に、深い睡眠を取ることを助けますし、成長ホルモンの分泌も促します。

「良質な食事、良質な睡眠、良質な運動」。この三角形バランスが整った生活環境は、身長が伸びるための成長ホルモン分泌が促される、理想的な環境といえるのです。

身長が伸びるメカニズム
キーワードは「骨端線（こつたんせん）」

子どもの身長が伸びるというのは、実は骨が伸びているということなのです。

人間の体には、年齢によって差がありますが、約200個の骨があります。子どものうちは1個の骨の両端に「骨端線」と呼ばれる軟らかい部分（軟骨部分）があり、ここが伸びていきます。大人になるとこの骨端線は硬くなるため、骨は伸びなくなってしまうのです。

そして、この骨の成長に大きく影響しているのが成長ホルモンです。成長ホルモンは、脳の一部である脳下垂体で分泌されます。昼間、起きて活動している間より、夜、眠っている間に多く分泌されるのが特徴です。

成長ホルモンは直接骨に働きかけるわけではなく、肝臓で「ソマトメジンC」というホルモンがつくられるのを助けます。そして、ソマトメジンCが骨の骨端線に働きかけることによって、骨が伸びていくのです。

覚えておきたいキーワード

ソマトメジンC（IGF-I）

骨の成長に大きく関わる「ソマトメジンC」は、アミノ酸の一種で、別名を「IGF-I」と呼ばれます。**脳下垂体で分泌された成長ホルモンが血液によって肝臓へと運ばれ、肝臓に働きかけることで、ソマトメジンCがつくられます。**そして、血液によって全身の**骨の骨端線まで運ばれて、骨の成長促進に働きかけます。骨の成長には、肝臓の健康もおおいに関係している**のです。

身長が伸びるメカニズム

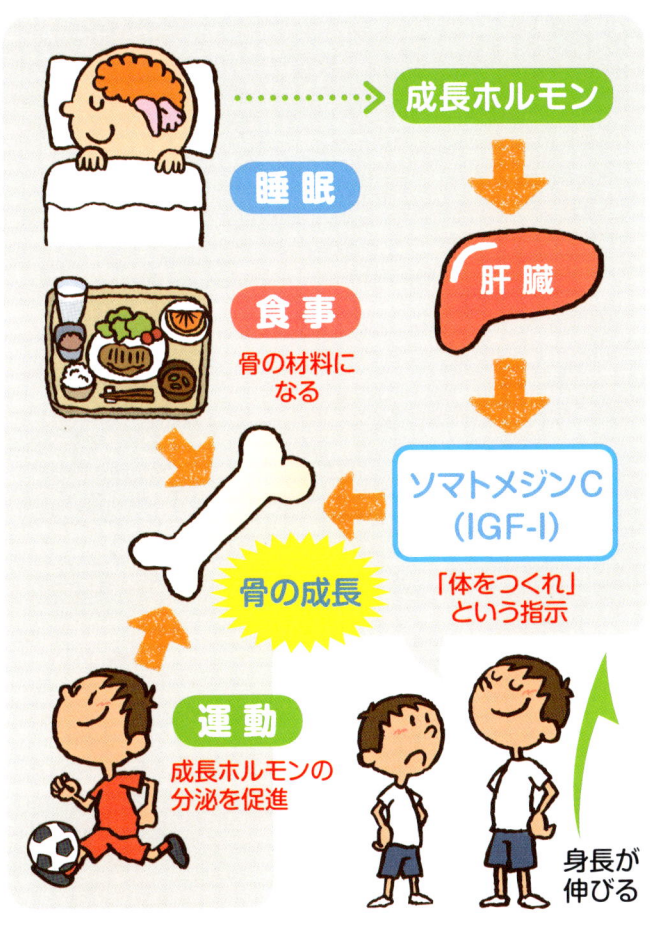

「食事、睡眠、運動」と成長の関係

主に眠っている間に脳下垂体から分泌された**成長ホルモンが、肝臓に働きかけてソマトメジンCをつくり、それが骨端線に働きかけることによって、軟骨細胞が層のように積み重なって骨が伸びていきます**。ただし、このとき**成長ホルモンが十分に分泌されても、骨の材料となる栄養素がなければ、骨は伸びません**。そのため、バランスのよい食事が必要になるのです。また、**適度な運動は、成長ホルモンの分泌や深い睡眠・食欲を促進させたり、丈夫な骨をつくる役割**を担っています。

骨の成長を建物の建築に例えると、成長ホルモンはクギや接着剤、骨の材料となる栄養素はコンクリートや材木、運動による刺激は材料を組み立てる職人さんになります。どれが欠けても建物は完成しませんね。

骨端線にある軟骨が骨を伸ばす

子どもの身長が伸びるのは、骨にある骨端線が存在している期間だけです。もちろん個人差はありますが、**骨端線の閉鎖（骨端線がなくなること）は、男子で17歳前後、女子で15歳前後にやってくる**とされます。そのため、骨端線があるうちに、最大の効果が出るようにする必要があります。

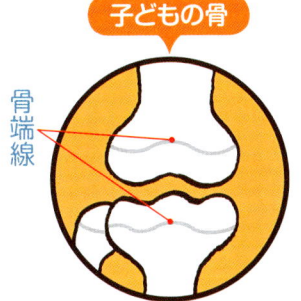

骨端線という軟骨部分は子どもの骨だけに存在します。この部分が成長することで、身長も伸びます。

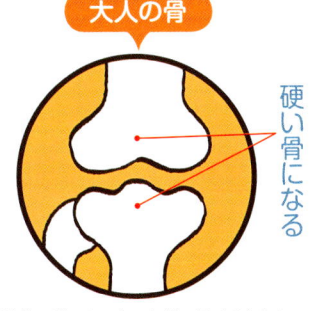

骨端線は誰でも一定の年齢に達するとなくなり、軟骨部分は硬い骨になって、骨の成長が止まります。

「身長を伸ばす食事」とは？

魔法の栄養素などない カギはバランスのよい食事

前のページでもお話しした通り、身長が伸びる時期、すなわち骨が伸びる時期は、骨端線が存在する一定の期間に限られています。その期間に十分な成長を促すためには、身体づくりに必要なすべての栄養素をバランスよく摂ることが大切です。

しかし残念ながら、「○○を食べたら必ず背が伸びる」といったような魔法の栄養素はありませんし、完璧な食品というのも存在しません。子どもの頃のできるだけ早い時期から規則正しく、栄養のバランスの取れた食事を食べる習慣をつけることが、身長を伸ばすためには何よりも有効なのです。

身長の高さというのは、遺伝に大きく左右されることがよく知られていますが、遺伝がすべてではありません。やはり生活習慣が身体の成長に影響を与えるのです。せっかく身長が伸びる可能性があるのに、生活習慣によってそれを妨げてしまわないように、親が子どもに、食生活を含めたしっかりした生活習慣のサポートをする必要があります。

成長期の子どもは、身体づくりのいわば過渡期にあります。ですから大人と違って、日常活動のための最低限のエネルギーに加えて、身体をつくるための栄養が必要です。

本書では、成長期の子どもが十分な栄養を毎日無理なく摂れ、なおかつ身長を伸ばすための栄養素もプラスした食事のレシピを紹介しています。規則正しく、バランスのよい食事を食べる習慣は、子どもが大人になってからの健康維持にも大きく役立ちます。

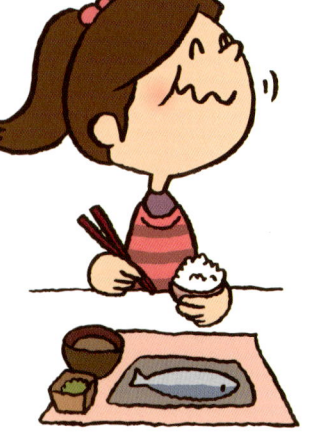

覚えておきたいキーワード

食育基本法

日本では2005年6月10日に「食育基本法」という食育に関する法律が成立しました。この法律では、**食育を「生きる上での基本」**として、「**健全な食生活を実践することができる人間を育てること**」を目的としています。

規則正しく、栄養のバランスの取れた食事をする習慣を身に付けることは、もはや個人の問題にとどまらず、国家レベルでの大きな課題になっています。

1章 身長を伸ばす食事の基礎知識

身長を伸ばす食事 4つのポイント

point 01 身体をしっかりつくるため 高たんぱく質低脂肪に

骨をつくり、成長ホルモン分泌にも影響を与えるたんぱく質を、成長期に十分摂ることは大切です。最近では健康志向で肉を減らす傾向にありますが、成長期には肉もしっかり食べる必要があります。ただし脂身を避けるなど脂肪を減らすこと。脂肪が多い食事は肥満の原因になりがち。肥満は身長が伸びる時期を短くしてしまうことがわかっています。

point 02 6大栄養素をバランスよく 多くの食品から摂る

身体をつくり、エネルギー源となる糖質（炭水化物）、たんぱく質、脂質に、身体の調子を整えるビタミン、ミネラル、食物繊維を加えたものが「6大栄養素」。これらをバランスよく摂ることが基本です。例えば同じたんぱく質でも、偏りなく多くの食材から摂ることで身体に必要なアミノ酸をまんべんなく吸収できます。

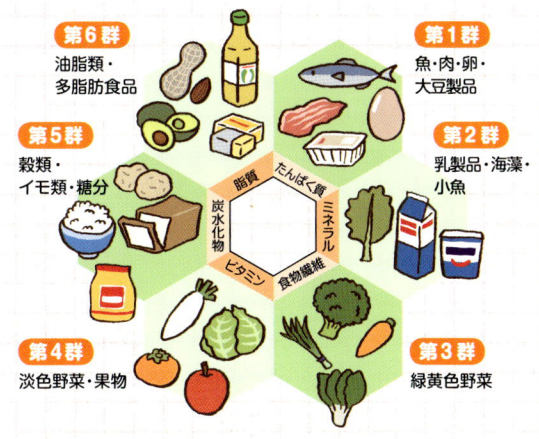

第1群 魚・肉・卵・大豆製品
第2群 乳製品・海藻・小魚
第3群 緑黄色野菜
第4群 淡色野菜・果物
第5群 穀類・イモ類・糖分
第6群 油脂類・多脂肪食品

point 03 消化吸収のためにも 食事は楽しく

子どもが食べやすい工夫を

楽しく、リラックスして食べる食事は、それだけで消化吸収を高め、成長ホルモン分泌のバランスを助けます。反対にストレスを感じるとコルチゾールというホルモンが増え、太りやすく身長が伸びにくくなります。彩りのよいメニューを工夫したり、きらいな食材は細かく刻んでわからないようにするなどのひと手間も、食事を楽しくするために大切です。

食生活の習慣付けは長い目で

子どもの成長には個人差があり、成長の早い子も遅い子もいます。身長が伸びる時期も、大まかな目安はあるものの、一人ひとり違います。子どもが食事を思うように食べてくれないとか、なかなか背が伸びないと一喜一憂せずに、長い目で健康な食習慣を身に付けさせることです。苦手なものを食べられたときには、親がほめてあげることも大切です。

point 04 消化機能も未発達のため 食事にも練習が必要

成長期は、大人と違って消化機能が未発達です。バランスのよい食事を取り続けることで、大人と同じような消化機能を身に付けられるようになります。硬い食べ物もきちんと咀嚼してから飲み込む、一定の食事量もきちんと完食できるようになる、など子どもの頃の食事は、消化機能発達の練習でもあるのです。

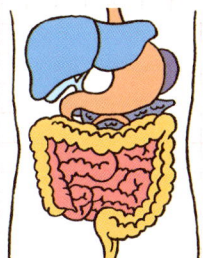

身長を伸ばすための栄養素

骨をつくる材料となったり成長ホルモンに関わる7つ

身長を伸ばすことに大きな影響を与える栄養素には、次の7つがあげられます。

まずは、骨はもちろん、血液や筋肉などの原料となる**たんぱく質**。その一種で、身長に大きな影響を与えるのが**コラーゲン**です。また、たんぱく質は体内に入ると分解されてアミノ酸になりますが、そのアミノ酸の中でも注目したいのが**トリプトファン**です。

カルシウムも骨や歯、血液の材料となる栄養素です。体内に吸収されたカルシウムの約99%が骨や歯を、約1%が血液をつくるために使われます。血液をつくるカルシウムが足りていなければ、骨や歯に含まれるカルシウムを使ってしまうので、骨が伸びるのを妨げます。カルシウムの吸収率を高めるのが**ビタミンD**と**ビタミンK**。後者は骨を強くします。たんぱく質の吸収を助け、成長ホルモンの分泌に大きな影響を与える**亜鉛**も大切です。

骨の成長に関わる栄養素相関図

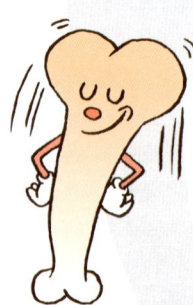

7つの栄養素を、吸収率が高まる組み合わせを意識しながらバランスよく摂取することで、骨の成長を促すことができる。

骨をつくる原料になる
たんぱく質

トリプトファン
身体ではつくれない必須アミノ酸の一種。深い睡眠へとつながる材料となる。

コラーゲン
Caが骨にくっつく接着剤のような働きや、骨を丈夫にする働きがある。

亜鉛
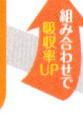
NG リン酸
加工食品に含まれるリン酸と結合すると、体外へ排出される。

ビタミンC
体内におけるコラーゲンの生成に必要不可欠となる。

軟骨層を石灰化し硬くする
カルシウム Ca

NG リン酸
リン酸は骨の中のCaを溶かしたり、結合すると体外へ排出される。

ビタミンD
小腸からのCa吸収の補助や尿に排出されたCaを再び吸収。

ビタミンK
コラーゲンとCaを結び付け、骨からCaが溶けるのを防ぐ。

12

1章 身長を伸ばす食事の基礎知識

【たんぱく質の一種で骨を伸ばす】
C コラーゲン
摂取目安量：たんぱく質に含まれるため数値化不可

コラーゲンは骨や軟骨をつくるたんぱく質の一種。人の身体を構成するたんぱく質の約30%はコラーゲン。カルシウムが骨にくっつくのを助け、骨の成長を促します。

《 吸収率を高めるポイント 》

 ×

コラーゲンはそのままの形では吸収されず、体内でアミノ酸に分解されます。再びコラーゲンへと生成されるには、ビタミンCが不可欠となります。

多く含まれる食品の一例

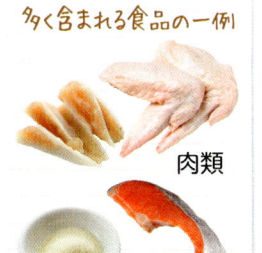

肉類 / ゼラチン / 魚介類

【骨の材料としてもっとも重要】
たんぱく質
摂取目安量：60g／1日

骨や血液、筋肉、皮膚など、身体の大部分はたんぱく質からできています。小学生〜高校生の成長期は身体自体がつくられるので、成人よりも多く摂取する必要があります。また、身体の免疫力を高める働きもあるので、成長期には特に意識して摂らなければなりません。たんぱく質は体内で分解されてアミノ酸になりますが、多種類の食材から摂取するほど吸収率が高まります。

《 吸収率を高めるポイント 》

 × 　　 ×

たんぱく質が分解されてできるアミノ酸は、ビタミンCや亜鉛によって吸収率が高められます。たんぱく質にも、身体への吸収率がいいものと悪いものがありますが、たとえ吸収が悪いものでも、複数の食品からたんぱく質を摂ることで吸収率を高められます。

多く含まれる食品の一例

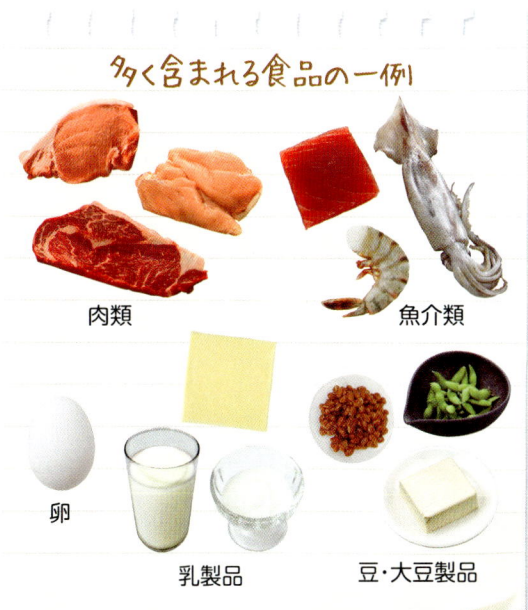

肉類 / 魚介類 / 卵 / 乳製品 / 豆・大豆製品

【アミノ酸の中でも深い睡眠を促す】
T トリプトファン
摂取目安量：たんぱく質に含まれるため数値化不可

トリプトファンがセロトニン（脳内物質）をつくり、さらにメラトニン（睡眠ホルモン）がつくられることで、深い睡眠へ。睡眠が深いほど、成長ホルモンが分泌されます。

《 吸収率を高めるポイント 》

 ×

人間が体内で生成できない必須アミノ酸のため意識して摂取。ビタミンCと一緒に摂取すると、トリプトファンからセロトニンがつくられやすくなります。

多く含まれる食品の一例

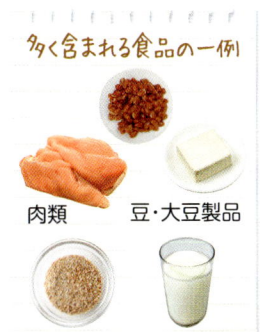

肉類 / 豆・大豆製品 / ごま / 乳製品

※各栄養素が多く含まれる食品やその含有量は、食材一覧（P119〜）に掲載しています。

【骨の材料。日本人には不足しがち】
カルシウム

摂取目安量 **1000mg / 1日**

カルシウムも骨をつくるために不可欠な材料です。日本人のカルシウム摂取量は、先進国の中でも少ないので、積極的に摂る必要があります。人間が一番吸収しやすいのは乳製品に含まれる乳酸Caですが、牛乳に含まれるカルシウムのうち吸収できるのは60%程度。汗をかくと一緒に出ていってしまうので、その点でも注意が必要です。

《 吸収率を高めるポイント 》

 × × カルシウム × ビタミンD × ビタミンK

ビタミンD、ビタミンKを一緒に摂ることで、吸収率が高まります。これらビタミンは油（脂）に溶けやすいため、炒め物など油と一緒に摂るとより効果的。一方、カップ麺などの加工食品やスナック菓子に含まれるリン酸はCaと結合し、体外へ出てしまいます。

多く含まれる食品の一例

魚介類／野菜／乳製品／ごま・ナッツ類

【成長ホルモンに大きく影響する】
亜鉛

摂取目安量 **11mg / 1日**

人間の身体にごく少量必要なミネラル（＝微量元素）の1つである亜鉛ですが、成長ホルモンの生成や分泌時に影響を及ぼすことがわかっています。不足すると成長ホルモンがうまく働かなくなるため、身長を伸ばすためには重要です。また、アミノ酸の吸収を助ける役割も担っているので、成長期の子どもが意識して摂るべき栄養素です。

《 吸収率を高めるポイント 》

亜鉛 × たんぱく質

摂取量が少なくても身体には十分作用するので大丈夫。たんぱく質の吸収率を高めるので、一緒に摂るようにしましょう。加工食品に含まれるリン酸と結びつくと体外に出ていってしまうので、加工食品の食べ過ぎには気をつけてください。

多く含まれる食品の一例

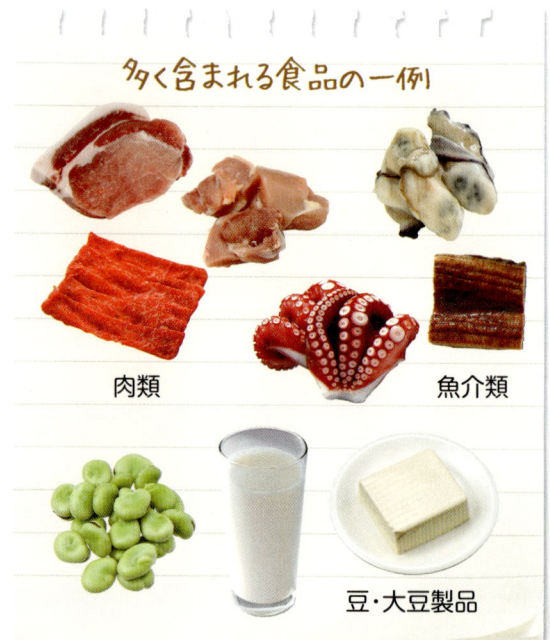

肉類／魚介類／豆・大豆製品

※各栄養素が多く含まれる食品やその含有量は、食材一覧（P119〜）に掲載しています。

1章 身長を伸ばす食事の基礎知識

【強い骨をつくるために大切】ビタミンK
摂取目安量 70μg 1日

ビタミンDと同様にCaの吸収率を高めます。骨そのものを強くしたり、骨からCaが流れ出るのを防ぐ働きもあり、骨粗鬆症治療薬としても用いられます。天然に存在するビタミンKには2種類あり、食べ物で吸収するほかには、体内の腸内細菌によってつくられます。薬など抗生物質を飲み続けていると、不足しがちになるので注意。

《 吸収率を高めるポイント 》

ビタミンK × カルシウム × ビタミンD

ビタミンDと同じく脂溶性ビタミンです。炒め物にしたり、ドレッシングを使うなど、油と一緒に摂る工夫をすることで吸収率が高まります。発熱や炎症などで抗生物質を使ったときには、特に意識して摂るようにしてください。

多く含まれる食品の一例
肉類／海藻／野菜

【カルシウムの吸収率を高める】ビタミンD
摂取目安量 3.5μg 1日

カルシウムの吸収をもっとも助けてくれるのが、ビタミンDです。欠乏すると「くる病」という骨格異常が発症することからも、骨にどれほど大きく関わっているのかがよくわかります。また、日光に当たると身体の中でビタミンDがつくられます。ですから食事に気をつけるだけでなく、外で遊ぶことも子どもにとっては大切なことなのです。

《 吸収率を高めるポイント 》

ビタミンD × カルシウム × ビタミンK

水には溶けず、油（脂）に溶ける脂溶性ビタミンです。油と一緒に摂取すると吸収率が高まります。また、日光に当てると増える性質があるので、きのこなどの食材を買ってきたら、10分程度日当たりのいい場所に置くのもいいでしょう。

多く含まれる食品の一例
卵／きのこ類／魚介類

※1μg＝0.000001g

《 各栄養素の「1日の摂取目安量」の考え方 》

● 本書では、**男子の身長が一番伸びる時期とされる13歳の男子の「1日の摂取目安量」**を基準にし、各レシピの栄養素やその栄養素を含む食材の分量を定めています。**女子の場合、栄養素の摂取目安量は多少異なりますが、食材から栄養素を多く摂取する分には、何の問題もありません。** ● **年齢や性別による摂取目安量は、119ページからの【身長を伸ばす栄養素を含む食材一覧】**に掲載しています。大きく異なる場合は、個人に必要な摂取目安量に合わせて調整してください。 ● 栄養素の摂取目安量及びカロリー数はあくまで目安です。1日の活動量によっても変動があるため、神経質になり過ぎる必要はありません。

毎日の献立づくりの考え方

基本をおさえてしまえば献立づくりもラクチンに

子どもが成長するために1日に必要とされるエネルギー量（カロリー）は、年齢や性別によって異なりますし、個人差もあります。ただ、睡眠を十分に取り、適度な運動をすること、その上で、栄養のバランスが取れた食事をすることが、成長期には共通して必要です。

そこで、栄養バランスの取れた献立の基本として、毎日毎食、6品目をそろえることを心掛けるといいでしょう。6品目とは、左ページにある「主食」「主菜」「副菜」「汁物」「乳製品」「果物」のことを指します。

本書のレシピをうまく活用し、6品目をそろえることで、11ページで示した6大栄養素をまんべんなく摂ることができます。さらに12～15ページの身長を伸ばす7つの栄養素についても、1日の摂取目安量をクリアできます。外食の際にも、この基本に沿って献立を決めていくことで、応用がききます。

献立づくりの基本の流れ

STEP1 1食で6品目をそろえる

朝食・昼食・夕食の各食事では、6品目をそろえます。レシピも、主食・主菜・副菜・汁物・乳製品・果物と紹介しています。

▶ P17を参照

STEP2 栄養素の摂取目安量をクリアする

身長を伸ばすために必要な7つの栄養素の「摂取目安量」を、1日の食事の中でクリアしましょう。

▶ P13～15、P127を参照

STEP3 1日のカロリー量を調整する

1日の摂取カロリーの合計を計算します。年齢・性別に応じたカロリー（P20）と大きな差があるなら調整を。

▶ P20、P127を参照

栄養素の計算はアイコンとチェックリストでカンタン＆わかりやすく！

STEP2とSTEP3のチェックや計算は、127ページの「栄養素・カロリーチェックリスト」を使うと便利です。各レシピにある栄養素の含有量を示すアイコンとカロリー数を、チェックリストに記入しながら考えると、わかりやすくスムーズです。※P5参照

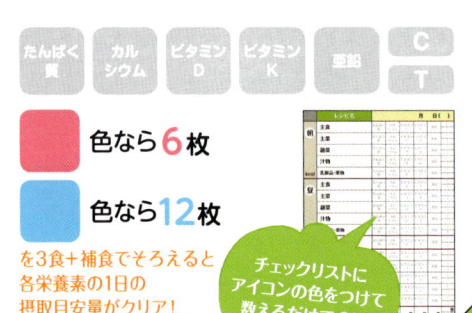

たんぱく質　カルシウム　ビタミンD　ビタミンK　亜鉛　C　T

色なら6枚
色なら12枚

を3食+補食でそろえると各栄養素の1日の摂取目安量がクリア！

チェックリストにアイコンの色をつけて数えるだけでOK！

※栄養素アイコン ■1日の摂取目安量の1/6　■1/12の含有量、C＝コラーゲン、T＝トリプトファンの含有を表します。

1章 身長を伸ばす食事の基礎知識

理想的な献立は6品目で完成!

6品目 = ❶主食 + ❷主菜 + ❸副菜 + ❹汁物 + ❺乳製品 + ❻果物

副菜
野菜やきのこ、海藻類など、主にビタミンやミネラルが豊富な食材を使ってつくります。栄養の吸収を助けたり、身体をととのえます。

乳製品
牛乳、チーズ、ヨーグルトなど、吸収しやすいカルシウムを豊富に含んでいるのが特徴。身長を伸ばすためには不可欠です。

果物
果物にはビタミンCやミネラルが豊富で、身体の調子をととのえます。糖分も含まれているので、エネルギーにも変わります。

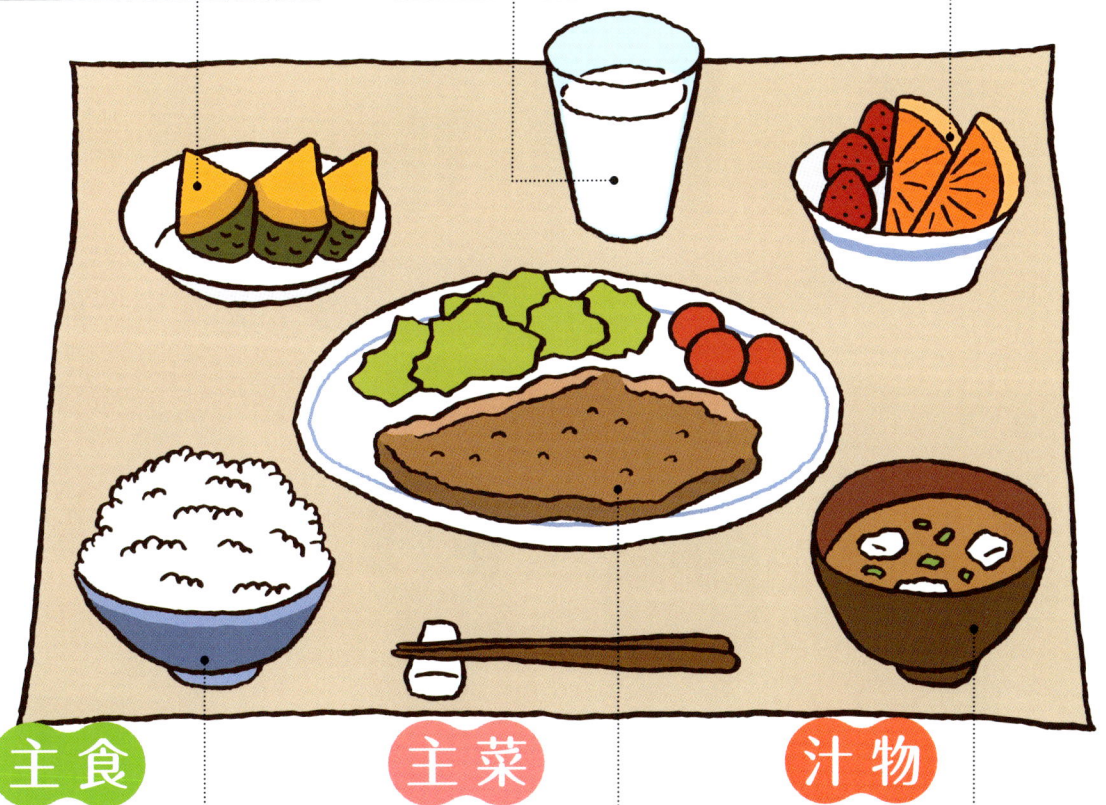

主食
ごはん、パン、麺類などです。糖質(炭水化物)を多く含んでいて、体内では身体を動かすためのエネルギーになります。

主菜
肉、魚、卵など、たんぱく質を多く含む食材を使ったおかずです。身体をつくり、骨を伸ばすためにも重要な役割を果たします。

汁物
みそ汁やスープなどです。水分やナトリウムを補給するほか、具材によってそれ以外にも必要な栄養素を補うことができます。

column 1
発育の目安と身長が伸びる時期

男の子 思春期（二次性徴のはじまり）から２年間くらいが著しく身長が伸びる時期。男の子の思春期が訪れる年齢の平均は、11歳6か月とされます。

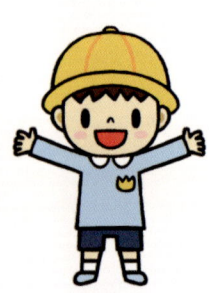 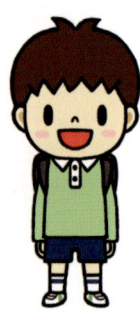 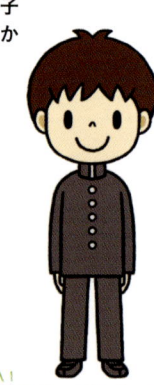 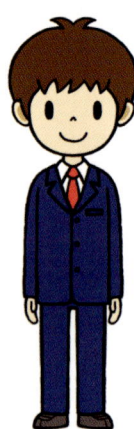

←―― 身長が一番伸びる時期 ――→

3〜5歳	6〜9歳	10〜14歳	15〜18歳
6〜7cm／年間	5〜6cm／年間	5〜10cm／年間	平均4cmほど

女の子 女の子の思春期が訪れる年齢の平均は、男の子よりも早く、10歳。初潮が訪れた後は、身長の伸びは少なくなります。

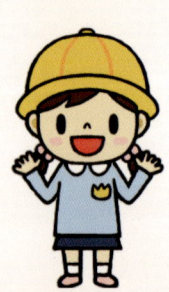 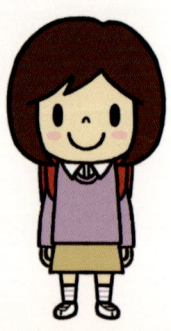 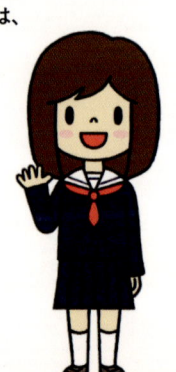 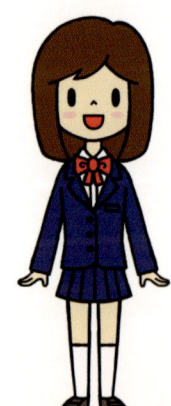

←―― 身長が一番伸びる時期 ――→

3〜5歳	6〜8歳	9〜13歳	14〜16歳
6〜7cm／年間	5〜6cm／年間	6〜8cm／年間	初潮を迎えると平均6cmほど

2章 基本の食事レシピ

ここからは、実践的な毎日の献立メニューを、料理項目やメイン食材別に紹介していきます。メニューに含まれる栄養素にも着目しましょう。

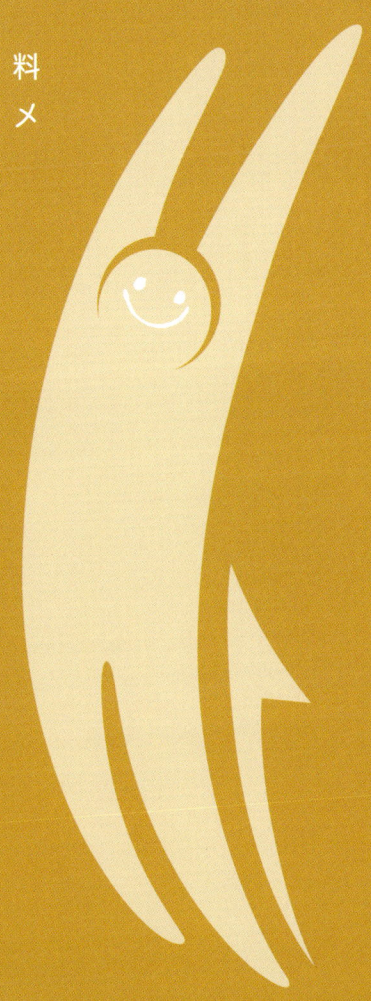

理想的な1日の食事と摂取カロリー

成長時期別の食事と1日3食の役割

身長を伸ばすための食事レシピは、「日常生活に必要な栄養素」+「成長全般に必要な栄養素」+「身長を伸ばすために必要な栄養素」がすべて摂れる食事です。しかし、成長期の子どもたちは、年齢・性別、またスポーツをするか否かで、1日に必要なエネルギー量が大きく変わります。下の表を参考にして、各レシピの分量で、子どもに応じたエネルギー量へと調整するようにしてください。

先にもお話した通り、子どもは消化機能が未発達の状態です。1日のうちで同じ栄養素量を摂取しても、1食で摂った子どもと、朝・昼・晩にわけてバランスよく摂取した子どもでは、後者のほうが吸収率が高まります。また、1日3食のカロリーと栄養素の配分は、朝：昼：夕：補食（おやつ）で3：3：3：1を目安に考えます。消化の点から夕食の比重が大きくなり過ぎないことが大切です。

成長時期別 摂取エネルギー量

小学生 (6〜12歳)
身体づくりに重要な時期。好ききらいなく食べられる工夫を。

	6〜7歳	8〜9歳	10〜11歳	12歳
男子	1550kcal (1700kcal)	1800kcal (2050kcal)	2250kcal (2500kcal)	2500kcal (2750kcal)
女子	1450kcal (1650kcal)	1700kcal (1900kcal)	2000kcal (2250kcal)	2250kcal (2550kcal)

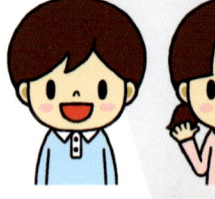

中学生 (13〜15歳)
身長が一番伸びる時期。意識して必要栄養素を摂取します。

	13〜14歳	15歳
男子	2500kcal (2750kcal)	2750kcal (3100kcal)
女子	2250kcal (2550kcal)	2250kcal (2500kcal)

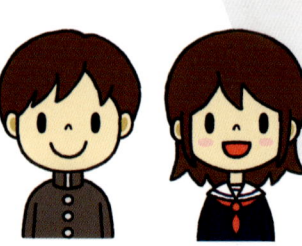

高校生 (16〜18歳)
男子は身長が伸びる最後の時期。たんぱく質の摂取を。

	16〜17歳	18歳
男子	2750kcal (3100kcal)	2650kcal (3000kcal)
女子	2250kcal (2500kcal)	1950kcal (2250kcal)

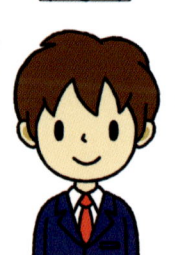
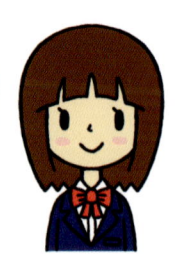
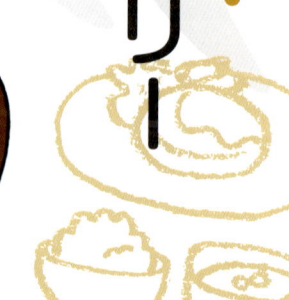

（厚生労働省「日本人の食事摂取基準」2010年版参照）
※カッコ中は、身体活動レベルⅢ（スポーツ習慣のある人）の場合の推定カロリーです。運動部の子はⅢに分類されます。

朝食・昼食・夕食の役割とポイント

朝食3：昼食3：夕食3：補食（おやつ）1 のバランスが基本

朝食

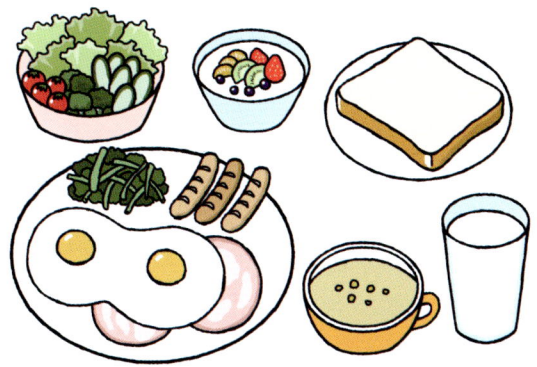

朝食で身体をリセット 朝食抜きは絶対にNG

　朝食を抜いてしまうと、身長を伸ばすために必要な栄養素の1日の摂取目安量をクリアするのが難しくなります。朝食を食べることで体温も上がり、筋肉も脳も働き出し、活動的に生活できます。

> パンやごはんで糖質（炭水化物）をしっかり補給したり、睡眠中に失われた水分を牛乳や汁物で補給します。

昼食

活動量の多い午後のエネルギーチャージ

　もっとも活動量が多くなる午後に向けて、昼食ではエネルギーとなる糖質（炭水化物）やたんぱく質をたっぷりと摂取します。夕食では避けたい大量の脂肪分も、昼食ならば午後の間に消費できます。

> お弁当の場合は、栄養素が偏らないように注意が必要です。乳製品、果物も一緒に摂取しましょう。

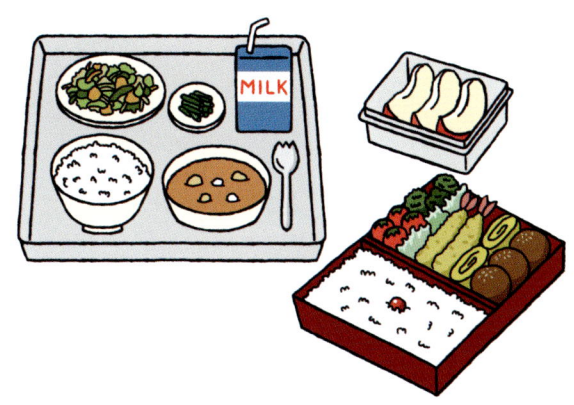

夕食

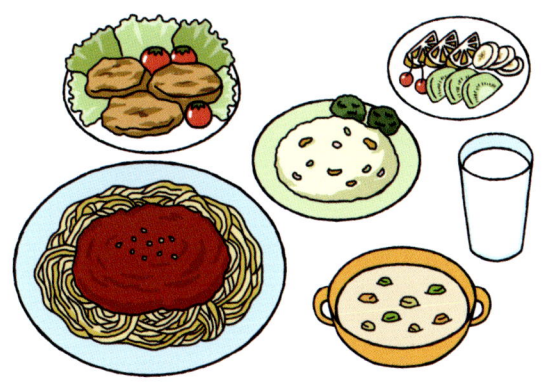

身長を伸ばす栄養素を積極的に補給

　睡眠中にいつまでも夕食の消化活動が続くと、成長ホルモンの分泌が抑制されてしまいます。消化の悪いものは避け、遅くとも、就寝2時間前までには、夕食を食べ終わりたいものです。

> 夕食に摂った栄養素は、睡眠中に骨の成長につながりますので、骨の材料となるたんぱく質やCaは積極的に摂取します。

組み合わせパターンは自由自在！
1週間 献立組み合わせ例

2章〜3章のレシピの組み合わせを紹介します。栄養素やカロリーの計算を難しいと感じる人は、まずはこの組み合わせ例を参考にしてください。

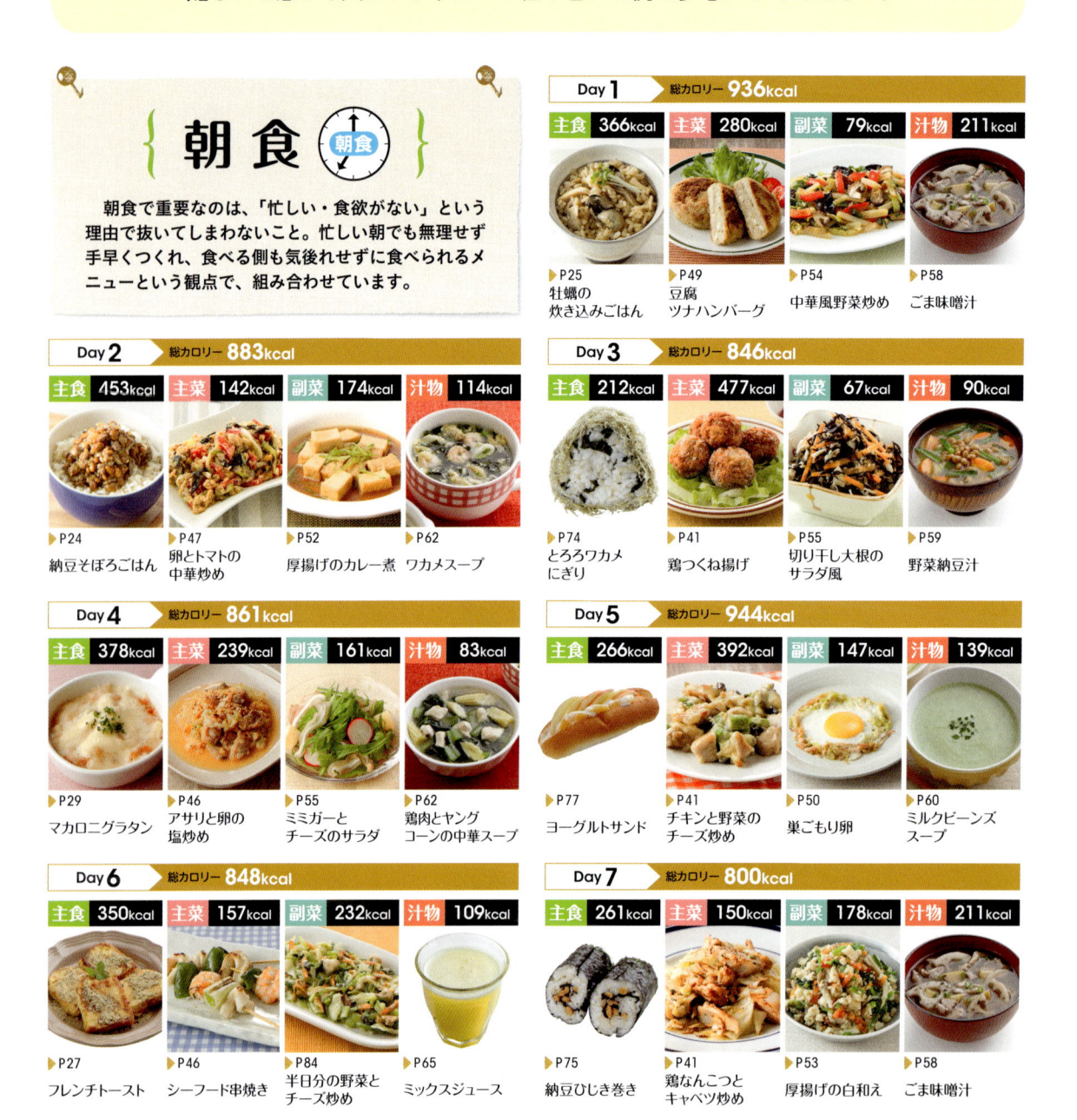

朝食

朝食で重要なのは、「忙しい・食欲がない」という理由で抜いてしまわないこと。忙しい朝でも無理せず手早くつくれ、食べる側も気後れせずに食べられるメニューという観点で、組み合わせています。

Day 1　総カロリー 936kcal
- 主食 366kcal ▶P25 牡蠣の炊き込みごはん
- 主菜 280kcal ▶P49 豆腐ツナハンバーグ
- 副菜 79kcal ▶P54 中華風野菜炒め
- 汁物 211kcal ▶P58 ごま味噌汁

Day 2　総カロリー 883kcal
- 主食 453kcal ▶P24 納豆そぼろごはん
- 主菜 142kcal ▶P47 卵とトマトの中華炒め
- 副菜 174kcal ▶P52 厚揚げのカレー煮
- 汁物 114kcal ▶P62 ワカメスープ

Day 3　総カロリー 846kcal
- 主食 212kcal ▶P74 とろろワカメにぎり
- 主菜 477kcal ▶P41 鶏つくね揚げ
- 副菜 67kcal ▶P55 切り干し大根のサラダ風
- 汁物 90kcal ▶P59 野菜納豆汁

Day 4　総カロリー 861kcal
- 主食 378kcal ▶P29 マカロニグラタン
- 主菜 239kcal ▶P46 アサリと卵の塩炒め
- 副菜 161kcal ▶P55 ミミガーとチーズのサラダ
- 汁物 83kcal ▶P62 鶏肉とヤングコーンの中華スープ

Day 5　総カロリー 944kcal
- 主食 266kcal ▶P77 ヨーグルトサンド
- 主菜 392kcal ▶P41 チキンと野菜のチーズ炒め
- 副菜 147kcal ▶P50 巣ごもり卵
- 汁物 139kcal ▶P60 ミルクビーンズスープ

Day 6　総カロリー 848kcal
- 主食 350kcal ▶P27 フレンチトースト
- 主菜 157kcal ▶P46 シーフード串焼き
- 副菜 232kcal ▶P84 半日分の野菜とチーズ炒め
- 汁物 109kcal ▶P65 ミックスジュース

Day 7　総カロリー 800kcal
- 主食 261kcal ▶P75 納豆ひじき巻き
- 主菜 150kcal ▶P41 鶏なんこつとキャベツ炒め
- 副菜 178kcal ▶P53 厚揚げの白和え
- 汁物 211kcal ▶P58 ごま味噌汁

2章 基本の食事レシピ

昼食

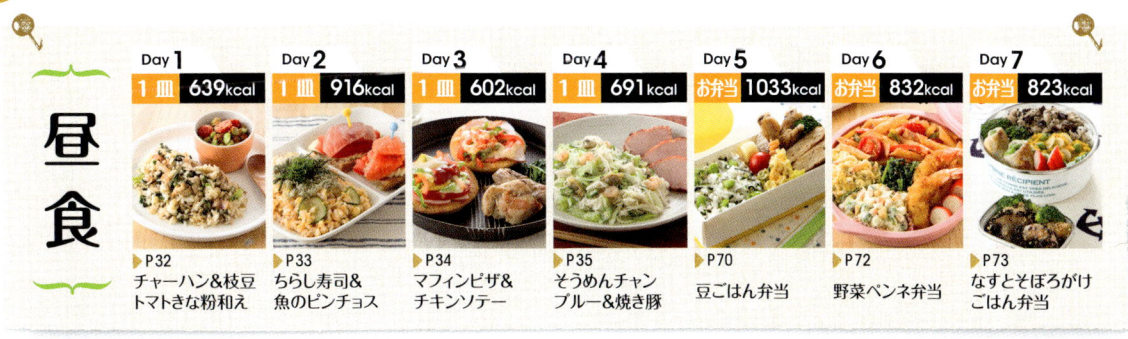

	Day 1	Day 2	Day 3	Day 4	Day 5	Day 6	Day 7
	1皿 639kcal	1皿 916kcal	1皿 602kcal	1皿 691kcal	お弁当 1033kcal	お弁当 832kcal	お弁当 823kcal
ページ	P32	P33	P34	P35	P70	P72	P73
メニュー	チャーハン&枝豆トマトきな粉和え	ちらし寿司&魚のピンチョス	マフィンピザ&チキンソテー	そうめんチャンプルー&焼き豚	豆ごはん弁当	野菜ペンネ弁当	なすとそぼろがけごはん弁当

夕食

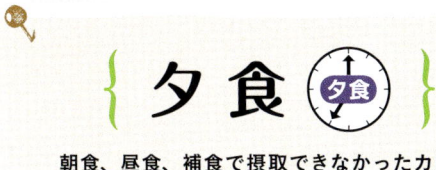

朝食、昼食、補食で摂取できなかったカロリー、栄養素を夕食で補う。という観点で献立を組み合わせましょう。主食もごはん、麺類、パンと日替わりにすると、子どもが喜ぶ夕食になります。

Day 1　総カロリー 1128kcal

主食 378kcal	主菜 373kcal	副菜 247kcal	汁物 130kcal
P28 鶏手羽和風パスタ	P45 白身魚のチーズフライ	P55 いもとかぼちゃのマッシュ	P60 ミルファンテ

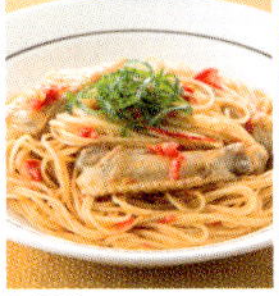

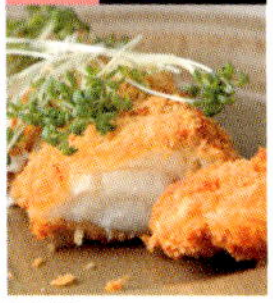

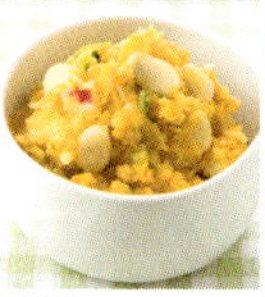

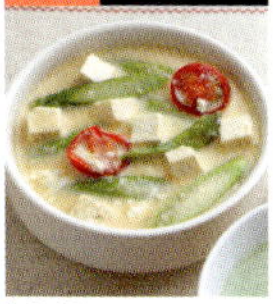

Day 2　総カロリー 963kcal

主食 364kcal	主菜 217kcal	副菜 110kcal	汁物 272kcal
P31 かき揚げうどん	P43 牛すじのトマト煮	P53 ひじき納豆和え	P59 つみれ汁

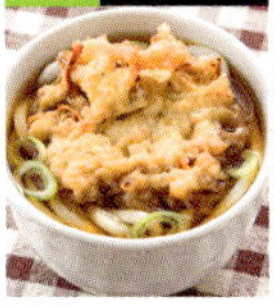

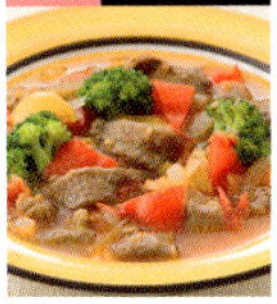

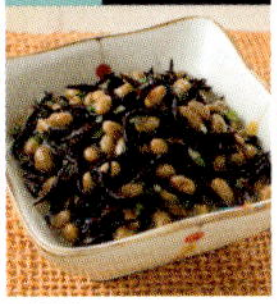

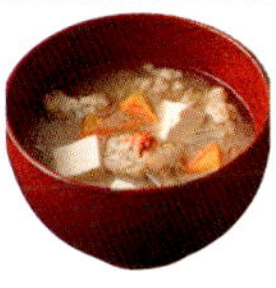

Day 3　総カロリー 1227kcal

主食 499kcal	主菜 383kcal	副菜 212kcal	汁物 133kcal
P25 タコライス	P47 チーズスコッチエッグ	P52 大豆入りポテトサラダ	P63 丸鶏スープ

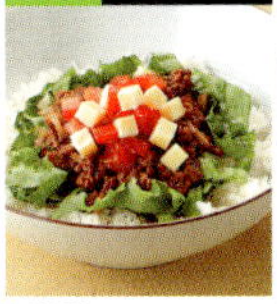

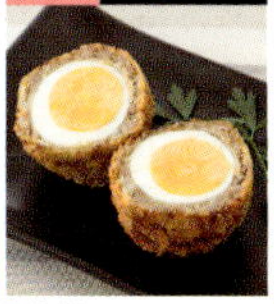

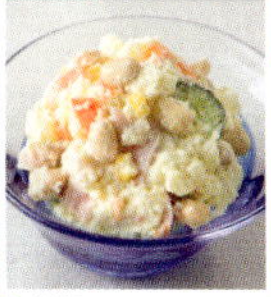

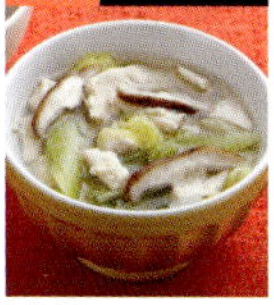

Day 4　総カロリー 1029kcal

主食 333kcal	主菜 401kcal	副菜 153kcal	汁物 142kcal
P27 レバーシーフードピザ	P42 タンドリーポーク	P56 イカのねぎ塩	P61 豚足と野菜スープ

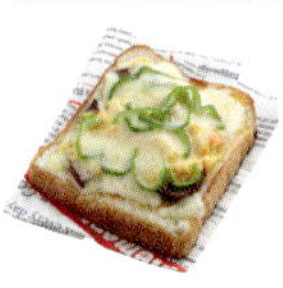

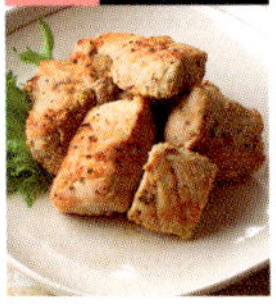

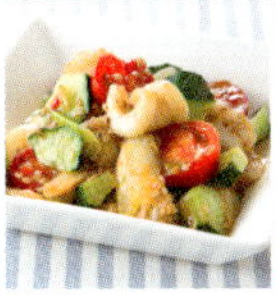

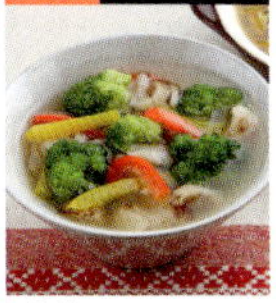

Day 5　総カロリー 1125kcal

主食 234kcal	主菜 420kcal	副菜 260kcal	汁物 211kcal
P44 ごはん(140g)	野菜炒めのせイカフライ	P50 うずらの卵サラダ	P61 スープカレー

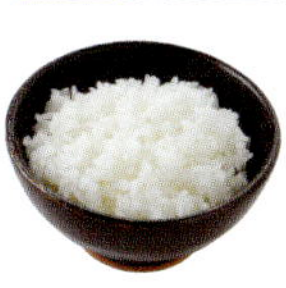

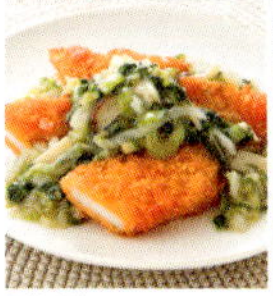

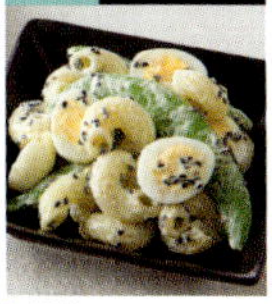

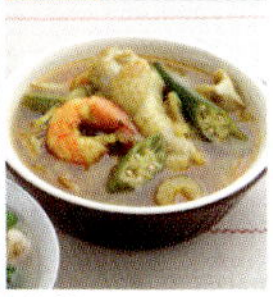

Day 6　総カロリー 1066kcal

主食 234kcal	主菜 495kcal	副菜 192kcal	汁物 145kcal
ごはん(140g)	P48 ビーンズコロッケ	P56 牡蠣のマリネ	P59 海鮮汁

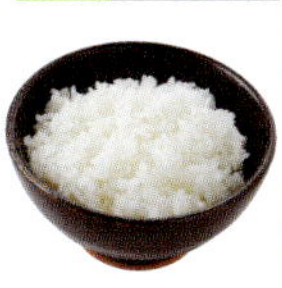

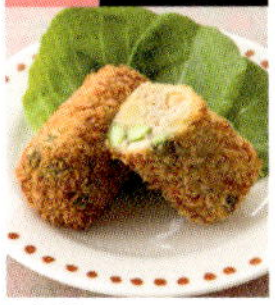

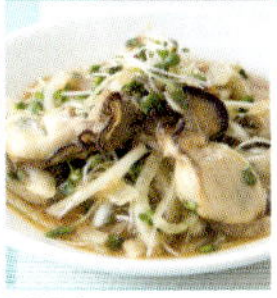

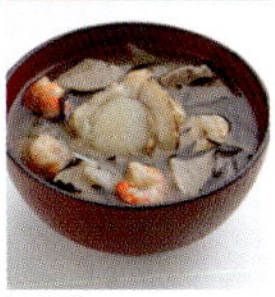

Day 7　総カロリー 1093kcal

主食 234kcal	主菜 389kcal	副菜 247kcal	汁物 223kcal
ごはん(140g)	P43 焼き餃子	P51 春雨とひき肉のサラダ	P63 坦々スープ

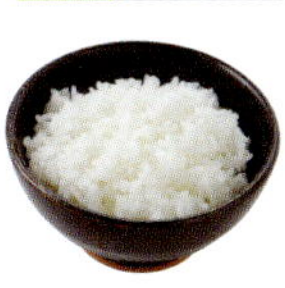

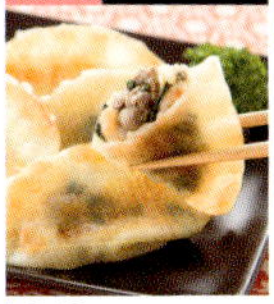

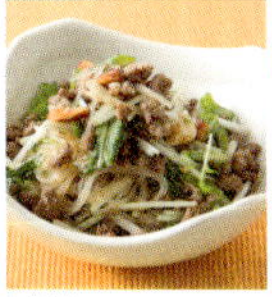

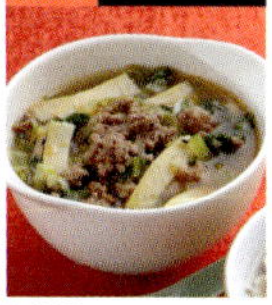

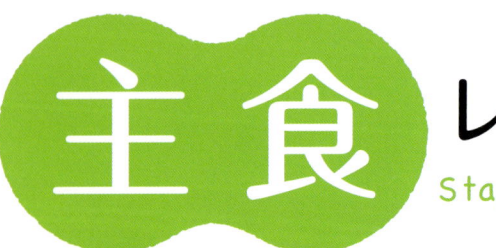

主食レシピ
Staple food

主食はごはん、パンなど糖質を摂るものというイメージがありますが、多彩な具材を使い栄養価を高める努力を！

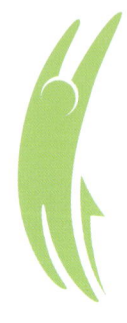

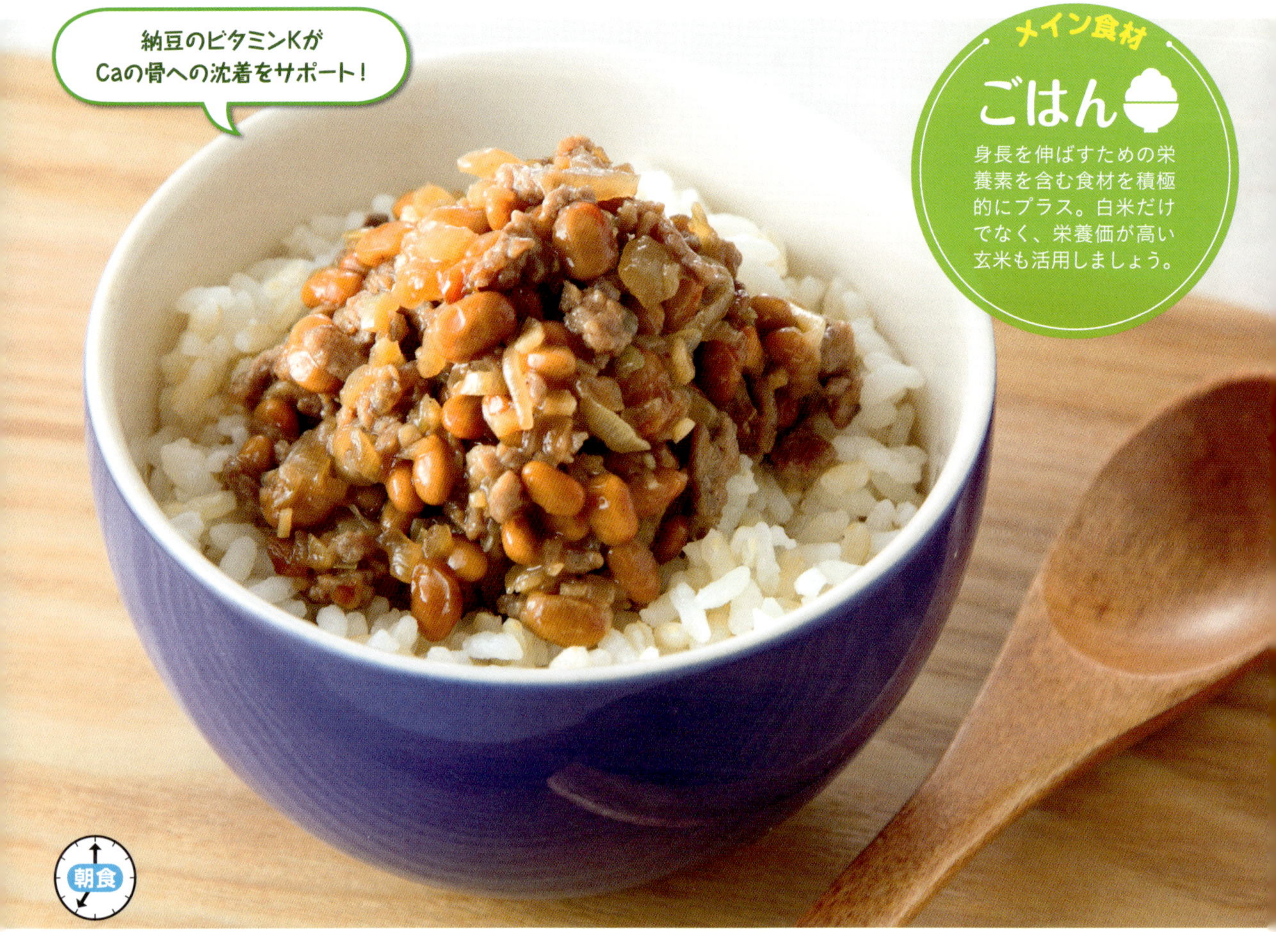

メイン食材

ごはん

身長を伸ばすための栄養素を含む食材を積極的にプラス。白米だけでなく、栄養価が高い玄米も活用しましょう。

納豆のビタミンKが
Caの骨への沈着をサポート！

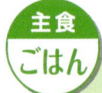

主食 ごはん 納豆そぼろごはん

453 kcal

朝食

作り方

たんぱく質 / カルシウム / ビタミンD / ビタミンK / 亜鉛 / C / T

❶ 玉ねぎ、しょうがはみじん切りにする。
❷ フライパンに油を熱し、中火で❶、肉の順で炒めて、Aを回し入れる。
❸ ❷に納豆を加えてよく混ぜる。
❹ 器にごはんを盛り、❸をかける。

材料【2人分】
●玄米ごはん2杯（280g）●玉ねぎ30g ●しょうが少々
●サラダ油小さじ1 ●豚ひき肉60g ●A《酒、しょうゆ、砂糖各大さじ1》●納豆2パック（タレなどは除く）

ワンポイントMEMO

たんぱく質豊富な納豆は、炒めたひき肉や玉ねぎと合わせて食べやすく。玄米は発芽玄米を使うと栄養価が増し、内臓の弱い子どもも吸収しやすくなります。

※栄養素アイコン　■1日の摂取目安量の1/6、　■1/12の含有量、　C＝コラーゲン、　T＝トリプトファンの含有を表します。

2章 基本の食事レシピ

主食 ごはん

牡蠣の炊き込みごはん

366 kcal

たんぱく質 / カルシウム / ビタミンD / ビタミンK / 亜鉛 / CT

材料[2人分]
●玄米1合(150g) ●牡蠣むき身6個(120g) ●たけのこ30g ●にんじん30g ●しめじ20g ●めんつゆ大さじ4 ●かいわれ大根10g

作り方
① 牡蠣は塩水に浸けて、よく洗う。たけのこ、にんじんは細切りにする。しめじは食べやすい太さに手で裂く。
② 炊飯器に玄米と通常の分量の水、①を入れ、めんつゆを加えて通常の時間で炊く。
③ ②が炊きあがったら、器に盛り、かいわれ大根をのせる。

(朝食)

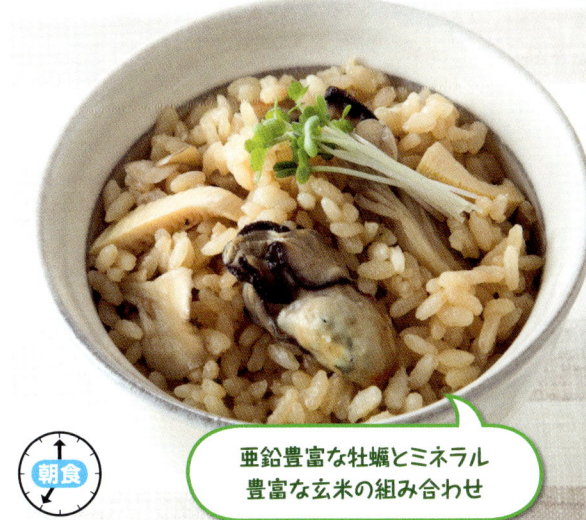

亜鉛豊富な牡蠣とミネラル豊富な玄米の組み合わせ

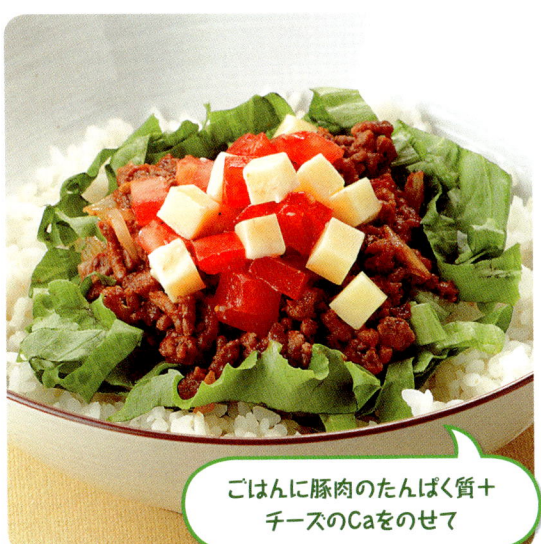

ごはんに豚肉のたんぱく質＋チーズのCaをのせて

主食 ごはん タコライス

499 kcal

たんぱく質 / カルシウム / ビタミンD / ビタミンK / 亜鉛 / CT

材料[2人分]
●玄米ごはん2杯(280g) ●玉ねぎ½個(100g) ●にんにく1片 ●トマト1個(100g) ●チーズ(ブロック)30g ●レタス2枚(100g) ●サラダ油適宜 ●豚ひき肉100g ●塩、こしょう、酒、砂糖各少々 ●しょうゆ大さじ2 ●ケチャップ大さじ4

作り方
① 玉ねぎは薄切り、にんにくはみじん切り、トマト、チーズは1cm角に切り、レタスは食べやすい大きさに手でちぎる。
② フライパンに油を熱し、中火で香りが立つまでにんにくを炒めてから、玉ねぎ、肉を炒め、塩、こしょう、酒を入れ、半分量のトマトを加えてさっと炒める。
③ ②にしょうゆ、ケチャップ、砂糖を加え味をととのえる。
④ 器にごはんを盛り、レタスを敷いて、③とチーズ、残りのトマトをのせる。

主食 ごはん 桜エビチャーハン

500 kcal

たんぱく質 / カルシウム / ビタミンD / ビタミンK / 亜鉛 / CT

材料[2人分]
●玄米ごはん2杯(280g) ●バター20g ●玉ねぎ1個(200g) ●桜エビ20g ●塩、こしょう各少々 ●A《水¼カップ、顆粒コンソメ小さじ4》 ●ウインナーソーセージ4本 ●(お好みでイタリアンパセリ適宜)

作り方
① フライパンに半量のバターを熱し、中火でみじん切りにした玉ねぎを炒めてから、ごはん、桜エビを加えて強火で炒め、塩、こしょうで味をととのえる。
② ①にA、残りのバターを加えて水気を飛ばし、器に盛る。斜め切りにしたソーセージを焼き、のせる。

桜エビはCa＆マグネシウム豊富な優良食材！

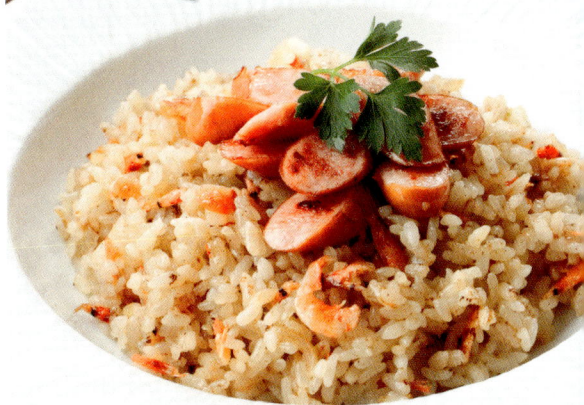

バナナには安眠を促し、成長をサポートするトリプトファンが充実！

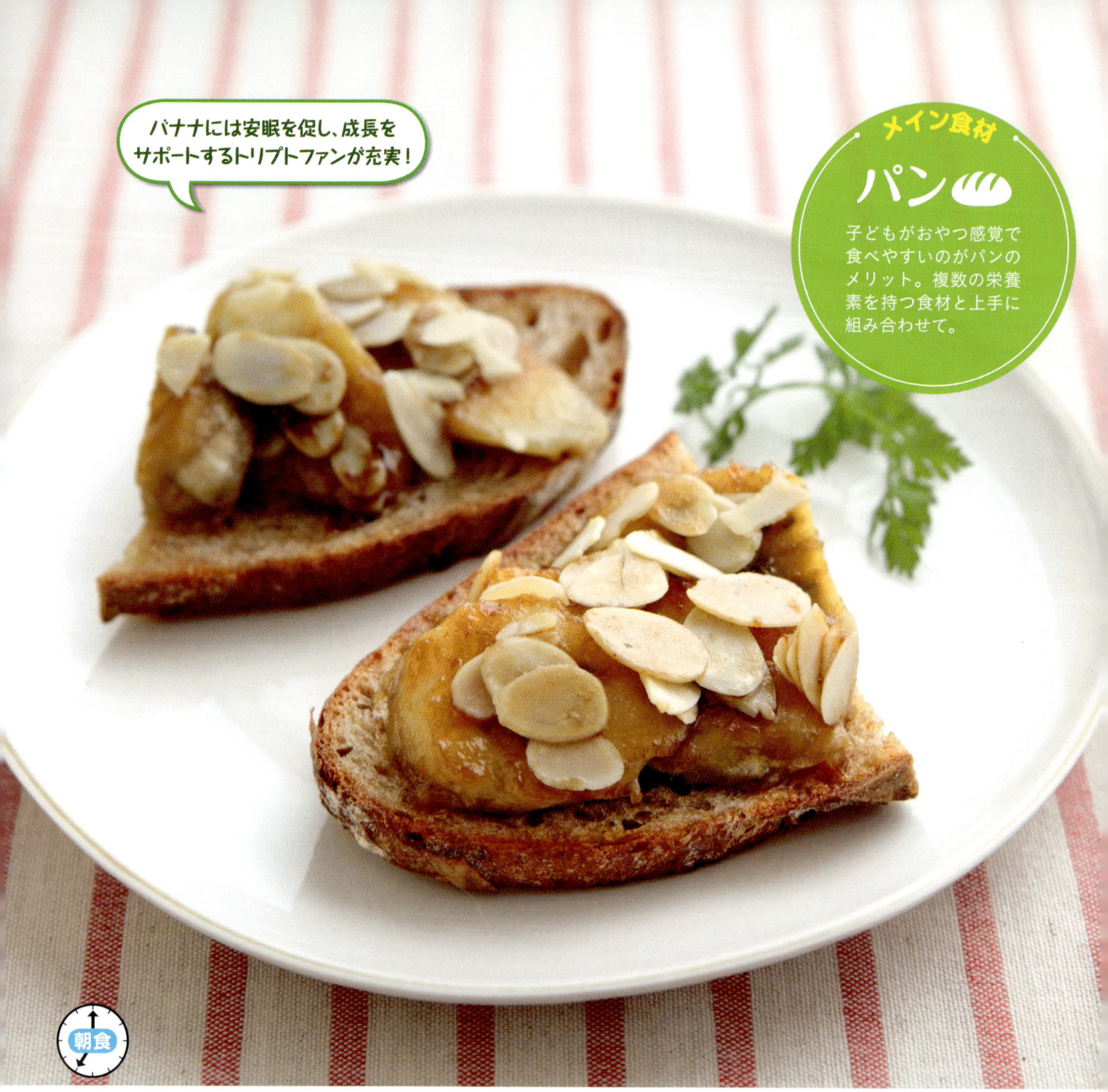

メイン食材
パン🍞
子どもがおやつ感覚で食べやすいのがパンのメリット。複数の栄養素を持つ食材と上手に組み合わせて。

 朝食

主食 パン
アーモンドバナナトースト

363 kcal

材料【2人／2枚分】
- 胚芽バゲット（100g）
- バナナ2本
- バター大さじ1
- きび砂糖大さじ1
- スライスアーモンド大さじ4
- （お好みでイタリアンパセリ適宜）

栄養素：たんぱく質／カルシウム／ビタミンD／ビタミンK／亜鉛／C／T

作り方
1. バゲットは1.5cm幅に、バナナは1cm幅の斜め切りにする。
2. バゲットの片面にバター（分量外）を塗り、オーブントースターで両面がカリッとする程度に焼き、器に盛る。
3. フライパンにバターときび砂糖を熱し、中火でバナナを焼いて、アーモンドを加えて混ぜる。
4. 3を2にのせる。

ワンポイントMEMO
必須アミノ酸であるトリプトファンは、体を深い眠りへと誘う神経伝達物質の材料になるもの。また、アーモンドはミネラルの宝庫。

※栄養素アイコン ■1日の摂取目安量の1/6 ■1/12の含有量、C＝コラーゲン、T＝トリプトファンの含有を表します。

2章 基本の食事レシピ

主食 パン 焼肉バーガー

414 kcal

たんぱく質 / カルシウム / ビタミンD / ビタミンK / 亜鉛 / C・T

材料[2人／2個分]
●イングリッシュマフィン2個 ●豚ロース肉100g ●チンゲンサイ50g ●レタス1枚（50g）●トマト½個（50g）●A《焼肉のタレ大さじ3、塩・こしょう各少々》●スライスチーズ2枚

作り方
① 肉、チンゲンサイ、レタスは食べやすい大きさに、トマトは薄く輪切りにする。
② マフィンは2等分にして中面にバター（分量外）を塗り、オーブントースターで両面に軽く焦げ目がつくまで焼く。
③ フッ素樹脂加工のフライパンで、強火で肉とチンゲンサイを炒め、肉の色が変わったら、Aを加えて味をととのえる。
④ ②にレタス、チーズ、トマト、③をはさむ。

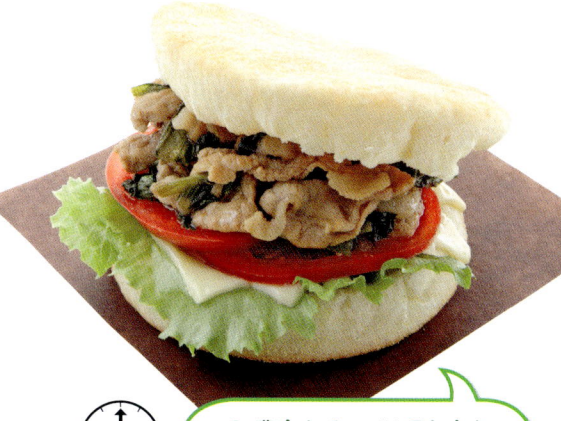

（朝食）Ca豊富なチーズは吸収率を高めるビタミンKとともに

主食 パン レバーシーフードピザ

333 kcal

たんぱく質 / カルシウム / ビタミンD / ビタミンK / 亜鉛 / C・T

材料[2人／2枚分]
●食パン（8枚切り）2枚 ●卵2個 ●牛乳大さじ4 ●エビ20g ●塩、こしょう各少々 ●レバーハム50g ●ピーマン½個（25g）●ピザ用チーズ30g

作り方
① ボウルに卵、牛乳、エビ、塩、こしょうを入れてよく混ぜる。
② フッ素樹脂加工のフライパンに①を入れて強火で炒め、取り出す。一口大に切ったレバーハムはさっと焼き取り出す。
③ フライパンでパンの両面を焼き、②と細切りにしたピーマン、チーズをのせてフタをし、チーズが溶けるまで焼く。

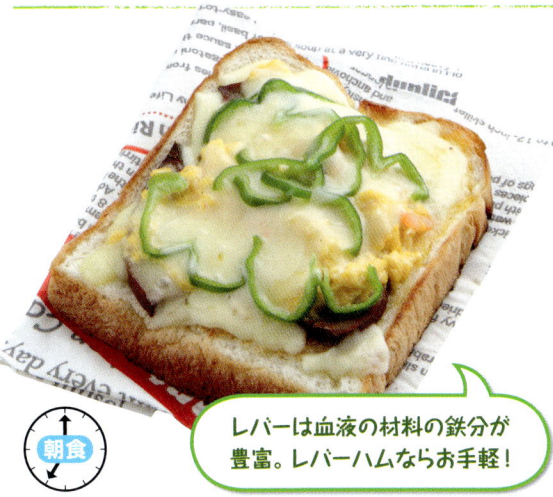

（朝食）レバーは血液の材料の鉄分が豊富。レバーハムならお手軽！

主食 パン フレンチトースト

350 kcal

たんぱく質 / カルシウム / ビタミンD / ビタミンK / 亜鉛 / C・T

材料[2人／2枚分]
●食パン（8枚切り）2枚 ●卵2個 ●きな粉大さじ3 ●きび砂糖大さじ1 ●牛乳½カップ ●豆乳¼カップ ●バター大さじ1 ●炒りごま（黒）大さじ1 ●（お好みでミント適宜）

作り方
① ボウルに卵、半量のきな粉、半量のきび砂糖を入れてよく混ぜ、牛乳と豆乳を加えてさらに混ぜる。
② パンを4等分にし、①に5分程度浸す。フライパンにバターを熱し、中火で両面に焼き色がつくまで焼き、器に盛る。
③ ごま、残りのきび砂糖ときな粉を混ぜ、②にかける。

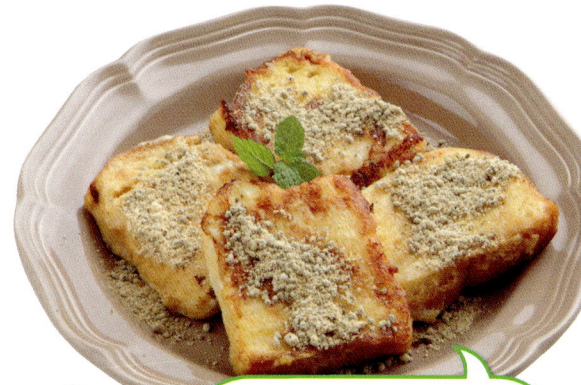

（朝食）牛乳&卵&大豆由来のきな粉たっぷりでたんぱく質はバッチリ！

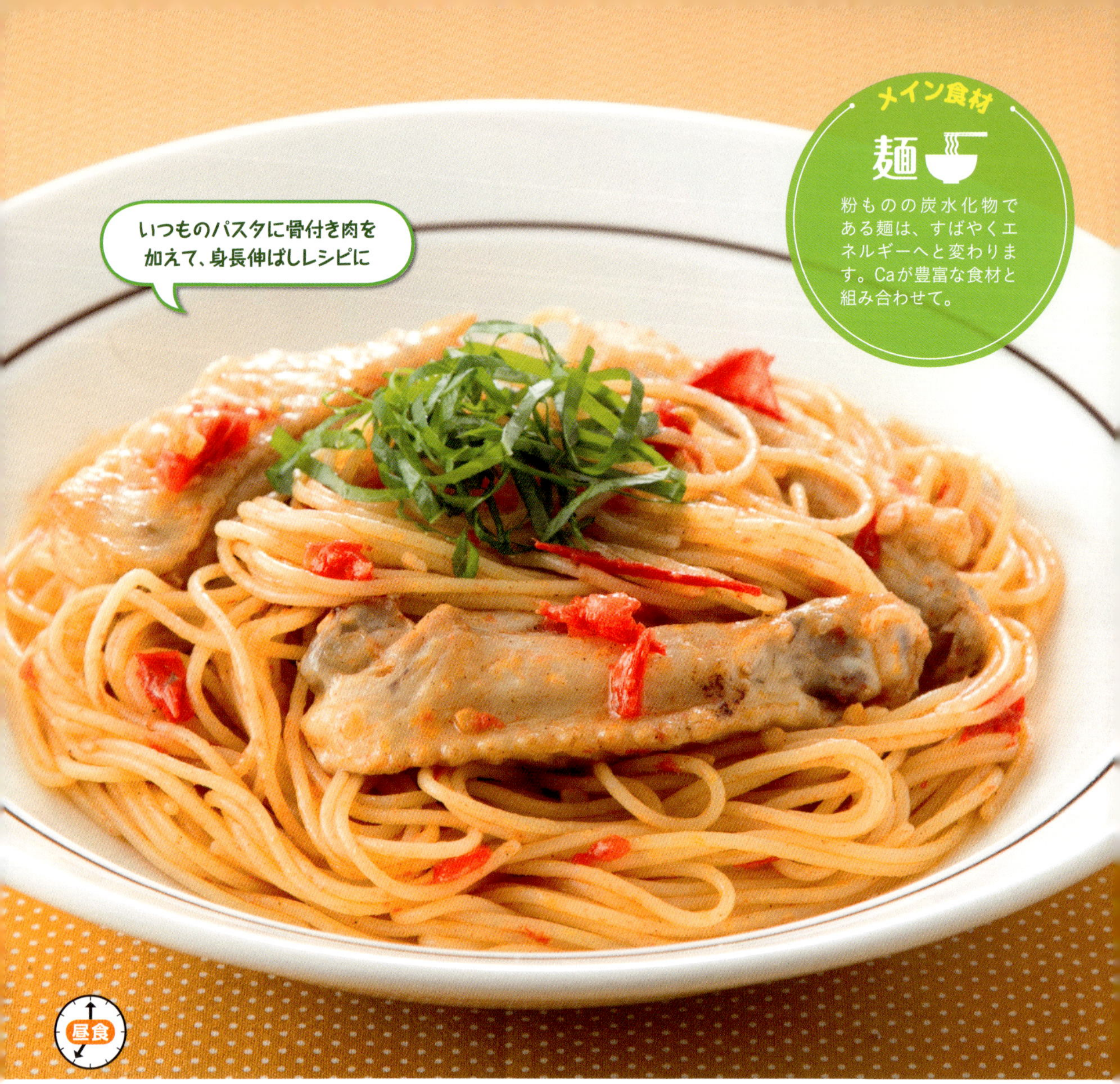

いつものパスタに骨付き肉を
加えて、身長伸ばしレシピに

メイン食材
麺

粉ものの炭水化物である麺は、すばやくエネルギーへと変わります。Caが豊富な食材と組み合わせて。

昼食

主食 麺 鶏手羽和風パスタ　378kcal

たんぱく質／カルシウム／ビタミンD／ビタミンK／亜鉛／C／T

材料[2人分]
- スパゲッティ120g ●にんにく½片 ●トマト1個(100g)
- 大葉4枚 ●鶏手羽先10本 ●しょうゆ大さじ2 ●オリーブオイル小さじ1 ●昆布茶小さじ4

作り方
1. にんにくはみじん切りに、トマトは2cm幅に、大葉はせん切りにする。
2. ボウルに肉、にんにく、しょうゆを入れて、混ぜる。
3. スパゲッティは表示時間通りにゆでる。
4. フライパンにオリーブオイルを熱し、中火で❷とトマトを炒める。❸を加えてさっと炒め合わせ、昆布茶をふり入れる。
5. 器に❹を盛り、大葉をのせる。

ワンポイントMEMO
骨付き肉には人の細胞をつくるコラーゲンが豊富に含まれています。コラーゲンの吸収率を高めるビタミンCとともに摂取を！

※栄養素アイコン　■1日の摂取目安量の1/6、■1/12の含有量、C＝コラーゲン、T＝トリプトファンの含有を表します。

2章 基本の食事レシピ

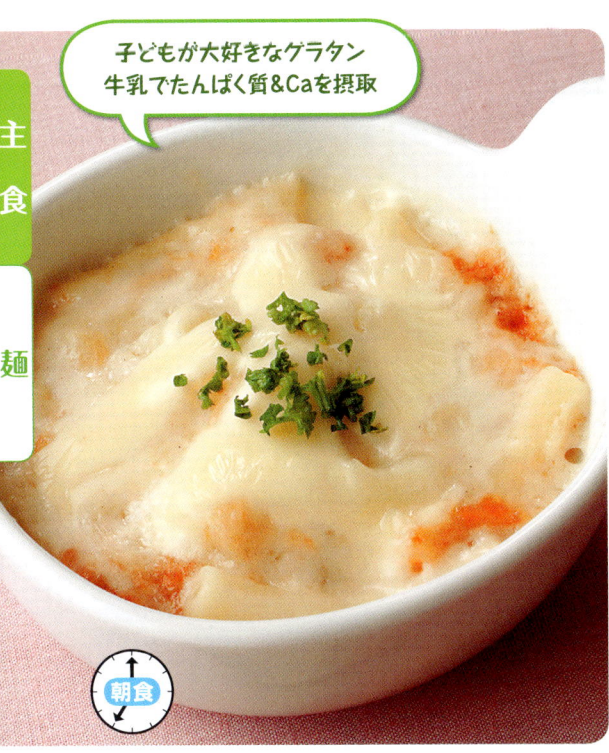

> 子どもが大好きなグラタン
> 牛乳でたんぱく質&Caを摂取

主食 麺 マカロニグラタン　378kcal

材料【2人分】
●マカロニ40g ●玉ねぎ60g ●じゃがいも100g ●バター小さじ2 ●エビ200g ●塩、こしょう各少々 ●牛乳1カップ ●固形コンソメ2個 ●ピザ用チーズ40g （お好みでパセリ適宜）

作り方
① 玉ねぎは薄切りに、じゃがいもは3cm角に切る。
② マカロニは表示時間通りに、じゃがいもは柔らかくなるまでゆでる。
③ フライパンにバターを熱し、中火で玉ねぎ、エビ、じゃがいもの順で炒め、塩、こしょうをする。
④ ③にマカロニ、牛乳、コンソメを入れ、混ぜ合わせる。
⑤ 耐熱皿に④を入れて、チーズをのせる。220～230℃に予熱したオーブンで15～20分焼く。

（朝食）

主食 麺 牛乳と豆乳のスープパスタ　498kcal

材料【2人分】
●スパゲッティ120g ●鶏むね肉100g ●ほうれん草100g ●オリーブオイル、バター各小さじ1 ●調整豆乳1.5カップ ●牛乳1カップ ●顆粒コンソメ小さじ1 ●塩、こしょう各少々

作り方
① 肉、ほうれん草は食べやすい大きさに切る。
② フライパンにオリーブオイルとバターを熱し、中火で肉を炒める。火が通ったら、ほうれん草を加え、さっと炒める。
③ ②に豆乳、牛乳、コンソメを加えてひと煮立ちさせ、塩、こしょうで味をととのえる。
④ スパゲッティは表示時間通りにゆでる。
⑤ 器に④を盛り、③をかける。

ワンポイントMEMO
牛乳に含まれる乳酸Caは、その他のCaに比べて吸収率が飛び抜けて高いのが特徴です。また、豆乳にはCaに加え鉄分も豊富に含まれています。

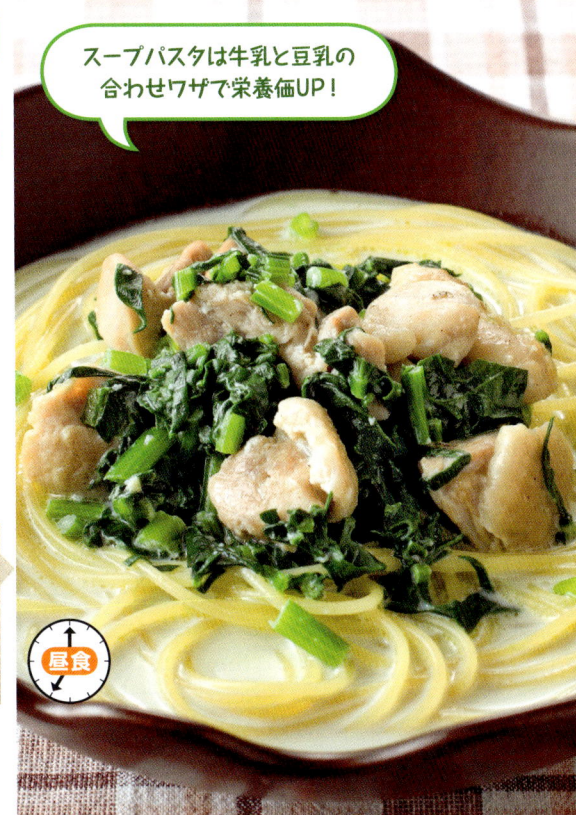

> スープパスタは牛乳と豆乳の
> 合わせワザで栄養価UP！

（昼食）

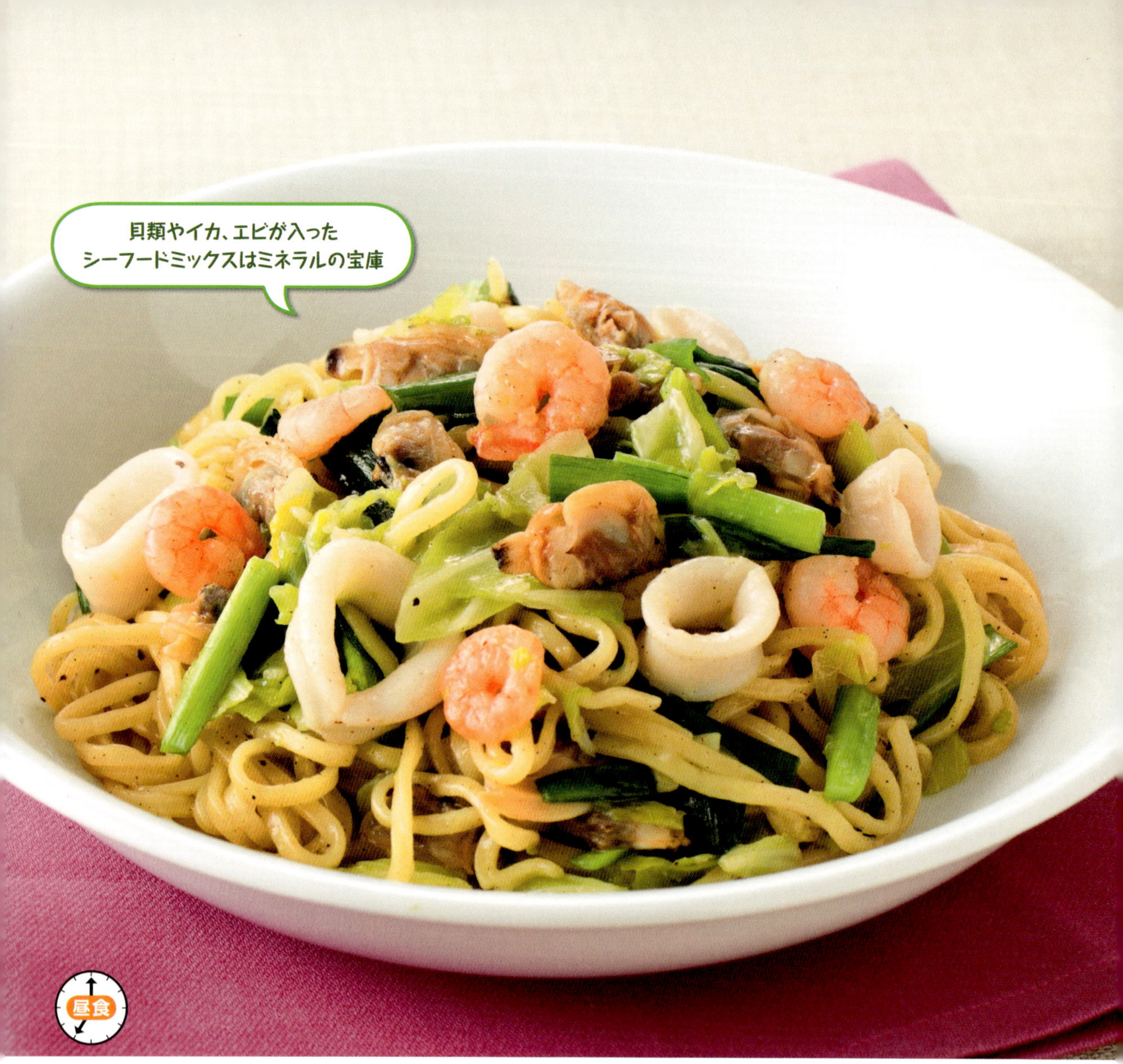

貝類やイカ、エビが入った
シーフードミックスはミネラルの宝庫

昼食

主食 麺

海鮮焼きそば

576 kcal

たんぱく質 カルシウム ビタミンD ビタミンK 亜鉛 C T

材料［2人分］

●**中華麺2玉（280g）**●にんにく1片 ●キャベツ2枚（100g）●にら60g ●サラダ油小さじ1 ●シーフードミックス（冷凍）200g ●水適量 ●顆粒鶏ガラスープの素小さじ1 ●塩、こしょう各少々

作り方

❶ にんにくはみじん切りに、キャベツは食べやすい大きさに、にらは3cmの長さに切る。

❷ フライパンに油を熱し、中火でにんにくを炒める。香りが立ったら、シーフードミックスを加えて強火で炒める。

❸ ❷に中華麺、キャベツ、にらを加え、炒める。全体に火が通ったら、水とスープの素を入れてフタをし、水気がなくなるまで中火で蒸し焼きにする。

❹ フタをとり、塩、こしょうで味をととのえる。

ワンポイントMEMO

シーフードミックスを購入するならば、貝類が豊富に入ったものを選びましょう。冷凍庫に常備すれば便利に使える食材です。

※栄養素アイコン ■1日の摂取目安量の1/6 ■1/12の含有量、C＝コラーゲン、T＝トリプトファンの含有を表します。

2章 基本の食事レシピ

主食 麺 かき揚げうどん

364 kcal

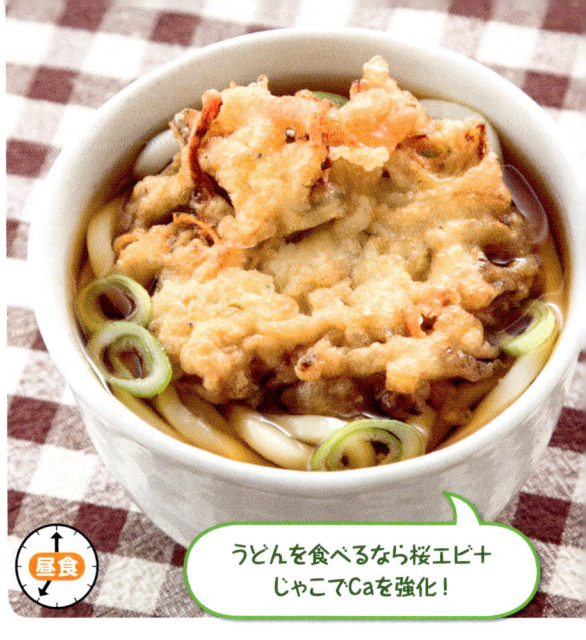

材料[2人分]
- うどん1玉（140g） ●玉ねぎ½個（100g）、にんじん10g
- A《桜エビ20g、じゃこ20g、シーフードミックス（冷凍）30g、卵½個、小麦粉20g、水大さじ1（目安）》 ●揚げ油適量
- B《めんつゆ（2倍希釈）1.5カップ、湯3カップ》 ●長ねぎ20g

作り方
1. 玉ねぎ、にんじんは細切りにする。
2. ボウルに❶とAを入れて混ぜ合わせ、半量ずつお玉かクッキングシートにのせ、約180℃の油で3分程度揚げる。
3. うどんは表示時間通りにゆで、器に盛る。
4. ❸に❷をのせ、Bをかけ、小口切りの長ねぎをのせる。

昼食

うどんを食べるなら桜エビ＋じゃこでCaを強化！

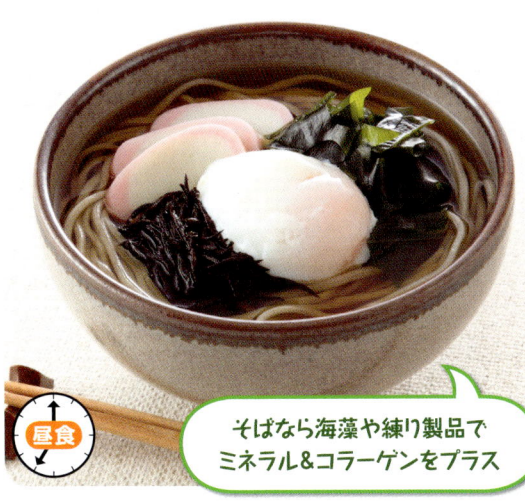

主食 麺 海藻そば

417 kcal

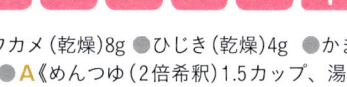

材料[2人分]
- そば1玉（140g） ●ワカメ（乾燥）8g ●ひじき（乾燥）4g ●かまぼこ60g ●温泉卵2個 ●A《めんつゆ（2倍希釈）1.5カップ、湯3カップ》

作り方
1. ワカメ、ひじきは水で戻し、食べやすい大きさに切る。かまぼこは薄切りにする。
2. そばは表示時間通りにゆで、器に盛る。
3. ❷に❶と温泉卵をのせ、Aをかける。

そばなら海藻や練り製品でミネラル＆コラーゲンをプラス

主食 麺 冷しゃぶそうめん

412 kcal

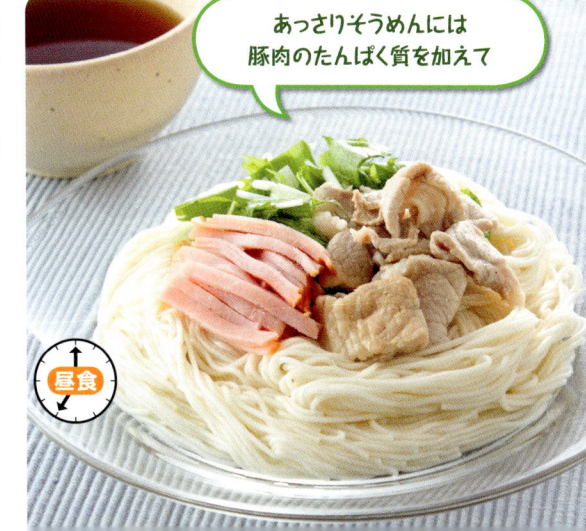

あっさりそうめんには豚肉のたんぱく質を加えて

材料[2人分]
- そうめん（乾麺）2束（100g） ●水菜60g ●ロースハム4枚
- 豚もも肉100g ●A《めんつゆ（2倍希釈）2カップ、水1カップ》

作り方
1. 水菜は3cmの長さに、ハムは細切りにする。
2. 肉は熱湯でゆで、冷水で冷やしてから一口大に切る。
3. そうめんは表示時間通りにゆで、冷水で冷やす。
4. 器に❸を盛り、❶、❷をのせる。Aを器に入れる。

昼食

1皿レシピ
One dish

子どもが喜ぶワンプレートに身長を伸ばす栄養素をぎゅっと凝縮。定番のメニューにひと手間かけるのがコツです。

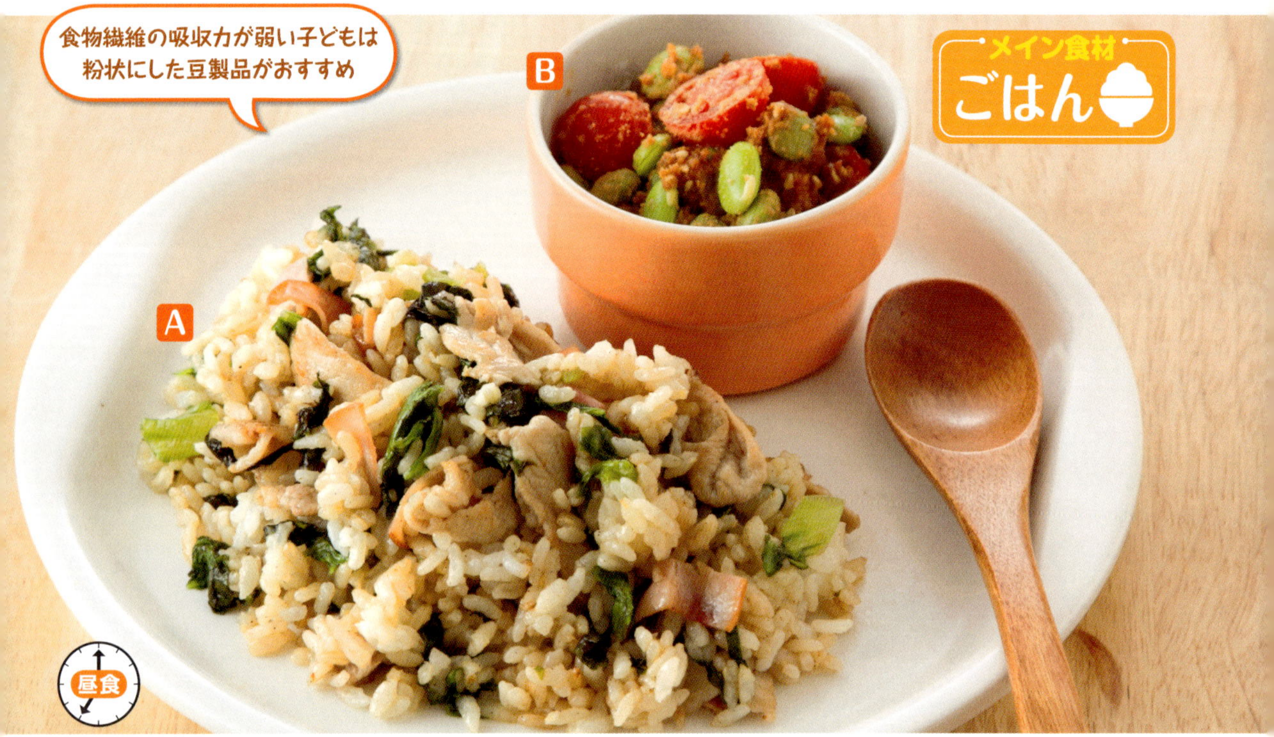

食物繊維の吸収力が弱い子どもは粉状にした豆製品がおすすめ

メイン食材 ごはん

 昼食

1皿 ごはん チャーハン&枝豆トマトきな粉和え

639 kcal

 たんぱく質　 カルシウム　 ビタミンD　 ビタミンK　 亜鉛　 C / T

A サラダチャーハン

材料【2人分】
● 玄米ごはん2杯（300g）● レタス60g ● サニーレタス40g ● ロースハム2枚 ● 豚もも肉200g ● ナッツ（アーモンドなど）10g ● オリーブオイル小さじ1 ● A《顆粒中華だしの素小さじ2、塩・こしょう各少々》

作り方
❶ レタス、サニーレタス、ハム、肉は細切りにする。ナッツは細かく砕く。
❷ フライパンにオリーブオイルを熱し、強火で肉を炒める。色が変わったら、ごはん、ハム、ナッツ、レタス、サニーレタスの順で加えて、炒める。
❸ Aを加えて、味をととのえる。

B 枝豆トマトきな粉和え

材料【2人分】
● 枝豆むき身（ゆでたもの）60g ● ミニトマト6個 ● A《きな粉大さじ4、黒糖大さじ1、しょうゆ小さじ1、顆粒和風だしの素小さじ1》● 炒りごま（白）小さじ2

作り方
❶ ミニトマトは半分に切る。
❷ ボウルに枝豆と❶、Aを入れ、よく混ぜ合わせる。
❸ 器に❷を盛り、ごまを散らす。

※栄養素アイコン　■1日の摂取目安量の1/6　■1/12の含有量、C＝コラーゲン、T＝トリプトファンの含有を表します。

2章 基本の食事レシピ

1皿 ごはん

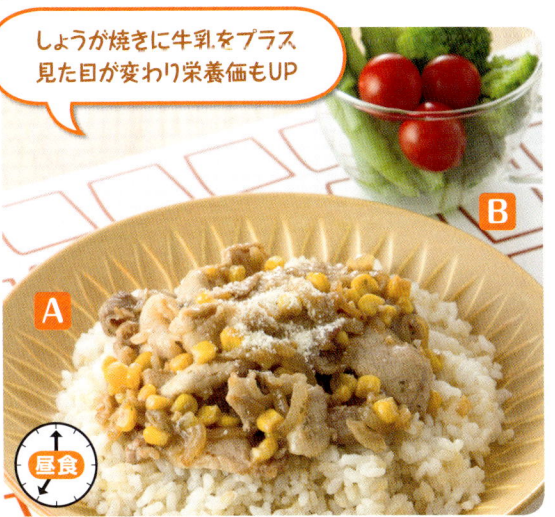

しょうが焼きに牛乳をプラス 見た目が変わり栄養価もUP

昼食

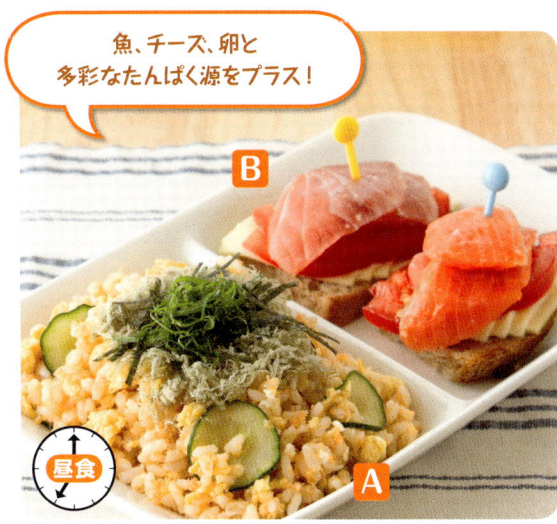

魚、チーズ、卵と 多彩なたんぱく源をプラス！

昼食

1皿 ごはん ミルクジンジャーポークのせごはん 617kcal

A ミルクジンジャーポークのせごはん

材料【2人分】

●玄米ごはん2杯（300g） ●豚もも肉240g ●しょうが、パセリ各少々 ●オリーブオイル小さじ1 ●A《コーン（冷凍）40g、牛乳大さじ8、バター小さじ2、顆粒コンソメ小さじ1、塩・こしょう各少々》 ●粉チーズ適量

作り方

① 肉は食べやすい大きさに、しょうが、パセリはみじん切りにする。
② フライパンにオリーブオイルを熱し、強火で①を炒め、色が変わったら、Aを加えて炒める。
③ 器にごはんを盛り、②をのせ、粉チーズをかける。

B サラダ

材料【2人分】

●アスパラガス80g ●ブロッコリー100g ●ミニトマト6個 ●ドレッシング（市販品）大さじ2

作り方

① アスパラガスは3cmの長さ、ブロッコリーは小房に切る。
② アスパラガスとブロッコリーは3分程度ゆでる。
③ 器に②とミニトマトを盛り、ドレッシングをかける。

1皿 ごはん ちらし寿司&魚のピンチョス 916kcal

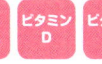

A ちらし寿司

材料【2人分】

●ごはん2杯（300g） ●A《酢大さじ3、三温糖大さじ2》 ●サケフレーク100g ●きゅうり1本（100g） ●大葉4枚 ●オリーブオイル小さじ1 ●塩少々 ●卵2個 ●炒りごま(白)小さじ2 ●とろろ昆布6g ●きざみのり2g

作り方

① ごはんにAを入れ、しゃもじで切るように混ぜる。サケフレークを加えて混ぜる。
② きゅうりは板ずりして薄切り、大葉はせん切りにする。
③ フライパンにオリーブオイルを熱し、塩を加えた溶き卵を入れ、弱火で炒り卵をつくる。
④ ①に②、③、ごまを入れて混ぜる。
⑤ 器に④を盛り、とろろ昆布とのりをのせる。

B 魚のピンチョス

材料【2人分】

●サケ、マグロの刺身各80g ●胚芽バゲット（90g） ●トマト1個（100g） ●スライスチーズ2枚 ●オリーブオイル小さじ1 ●和風ドレッシング（市販品）大さじ2

作り方

① バゲットは2等分してから半分に、サケ、マグロ、トマトはバゲット大に、チーズは4等分に切る。
② バゲットの上面にオリーブオイルをふりかける。
③ ②にチーズ、トマト、刺身をのせてピックを刺し、ドレッシングをかける。

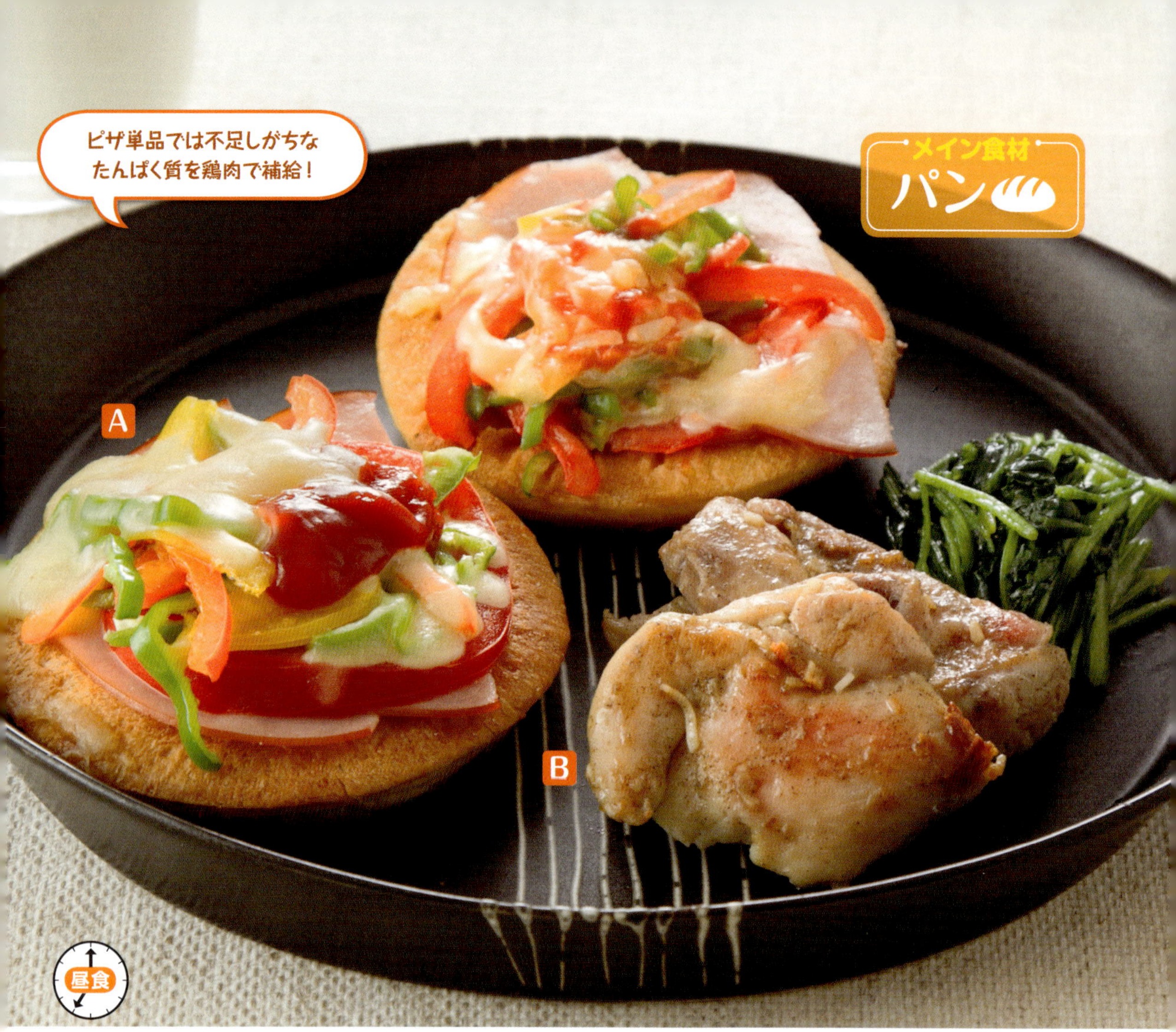

> ピザ単品では不足しがちな
> たんぱく質を鶏肉で補給！

【メイン食材 パン】

【昼食】

1皿 パン マフィンピザ＆チキンソテー 602kcal

 たんぱく質 カルシウム ビタミンD ビタミンK 亜鉛 C/T

A ピザ

材料[2人分]
●イングリッシュマフィン2個 ●ピーマン1個（50g） ●パプリカ（赤・黄）各40g ●ロースハム4枚 ●トマト1個（100g） ●ピザ用スライスチーズ2枚 ●ケチャップ小さじ4

作り方
1. マフィンは2等分に切る。
2. ピーマン、パプリカは細切りに、ハムは半分に、トマトは薄い輪切りにする。
3. 1に2とチーズをのせ、ケチャップをかけてオーブントースターで2～3分程度、チーズが溶けるまで焼く。

B チキンソテー

材料[2人分]
●鶏もも肉240g ●ほうれん草60g ●にんにく1片 ●オリーブオイル小さじ1 ●粉チーズ、塩、こしょう各少々

作り方
1. 肉はフォークで数か所突き刺し、塩、こしょうをふる。ほうれん草は5cmの長さに、にんにくはみじん切りにする。
2. フライパンにオリーブオイルを熱し、中火でにんにくを炒め、香りが立ったら、肉を焼いて器に取り出し、粉チーズをふる。
3. 同じフライパンでほうれん草を中火でさっと炒め、塩、こしょうで味をととのえ、肉に添える。

※栄養素アイコン ■1日の摂取目安量の1/6 ■1/12の含有量、C＝コラーゲン、T＝トリプトファンの含有を表します。

2章 基本の食事レシピ

1皿 麺 そうめんチャンプルー＆焼き豚

691 kcal

たんぱく質 / カルシウム / ビタミンD / ビタミンK / 亜鉛 / C・T

材料【2人分】
- そうめん（乾麺）4束（200g）
- キャベツ4枚（200g）
- オクラ6本
- 焼き豚200g
- オリーブオイル小さじ1
- シーフードミックス（冷凍）160g
- しらす20g
- A《しょうゆ大さじ3、酒大さじ2、塩・こしょう各少々》

作り方
1. キャベツは食べやすい大きさに、オクラは小口切りに、焼き豚は5mm幅に切る。
2. そうめんは表示時間通りにゆでる。
3. フライパンにオリーブオイルを熱し、強火でシーフードミックス、キャベツ、オクラ、しらすをさっと炒める。❷を加えてAを入れ、水気がなくなるまで炒める。
4. 器に❸を盛る。温める程度に炒めた焼き豚を添える。

ワンポイントMEMO
子どもには味気のないそうめんも栄養価の高い具材と一緒に炒めて、目新しいメニューに。焼豚は、脂肪分の少ないものを選ぶようにしましょう。

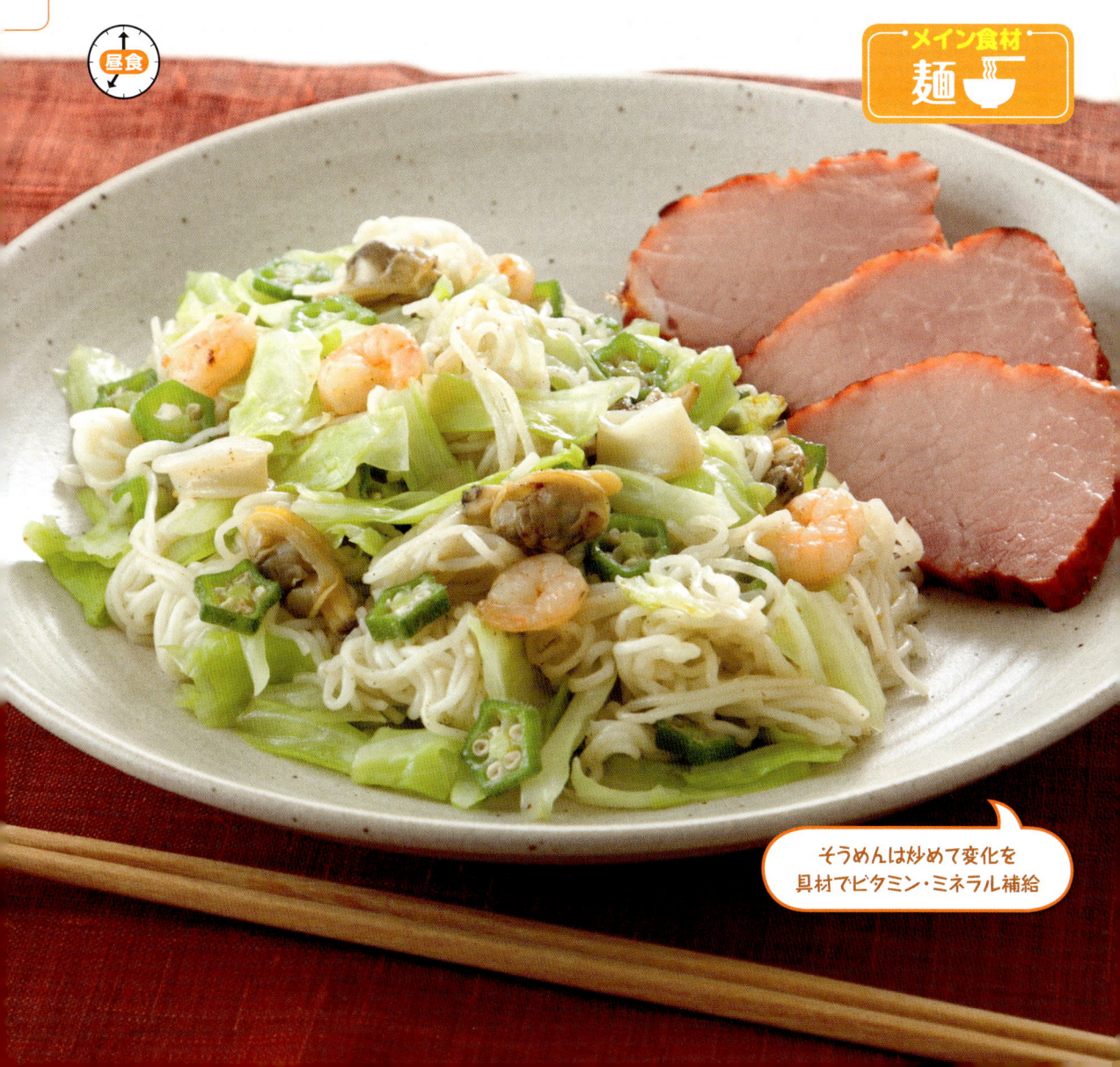

昼食

メイン食材 麺

そうめんは炒めて変化を
具材でビタミン・ミネラル補給

丼もの レシピ
Bowl

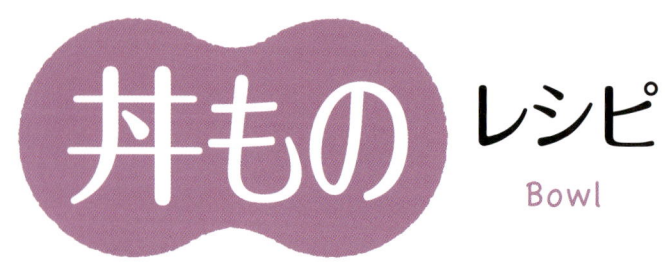

丼はともすれば栄養が偏りがちになりますが、たんぱく質やミネラル豊富な具材をプラスして栄養を強化させます。

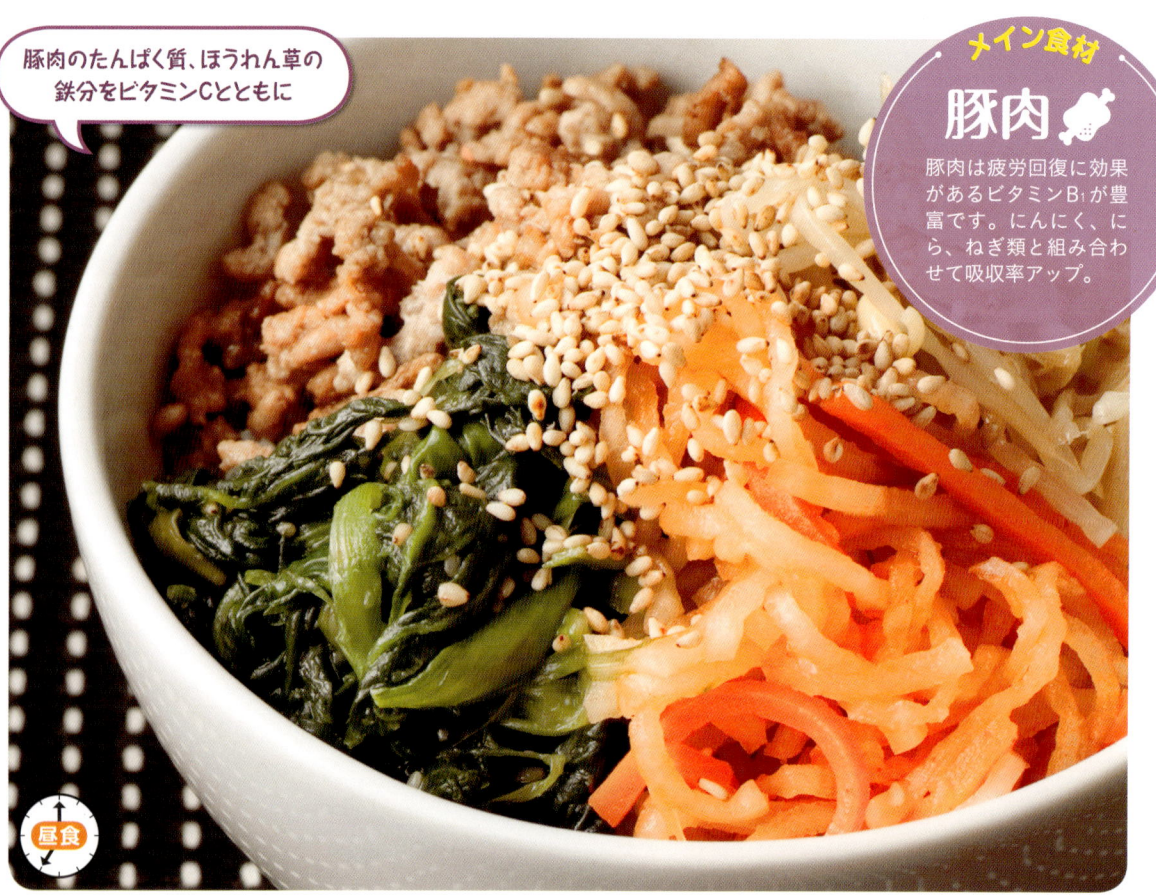

豚肉のたんぱく質、ほうれん草の鉄分をビタミンCとともに

メイン食材

豚肉

豚肉は疲労回復に効果があるビタミンB_1が豊富です。にんにく、にら、ねぎ類と組み合わせて吸収率アップ。

昼食

丼もの 豚肉 ビビンバ風丼

453 kcal

材料[2人分]
- 玄米ごはん2杯(280g) ●にんじん60g ●もやし40g
- ほうれん草100g ●A《しょうゆ・酢各大さじ1、砂糖小さじ2、塩少々、しょうが・にんにく各適量》●ごま油小さじ1 ●豚ひき肉100g ●炒りごま（白）大さじ2

たんぱく質 / カルシウム / ビタミンD / ビタミンK / 亜鉛 / C / T

作り方
1. にんじんは細切りにし、塩（分量外）ゆでする。もやしは洗って根を切り、ほうれん草と一緒にさっとゆでる。
2. ①は水気を切り、ほうれん草は5cmの長さに切ってから、それぞれ¼量のAと和える。
3. フライパンにごま油を熱し、強火で肉を炒め、残りのAで味をととのえる。
4. 器にごはんを盛り、②と③をのせ、ごまをかける。

ワンポイントMEMO
ほうれん草には鉄分が豊富に含まれます。さらに、にんじんのビタミンCやβカロチンが豚肉のたんぱく質の吸収率を高めてくれます。

※栄養素アイコン　■1日の摂取目安量の1/6　■1/12の含有量、C＝コラーゲン、T＝トリプトファンの含有を表します。

2章 基本の食事レシピ

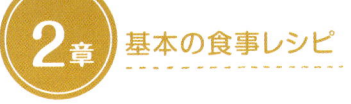

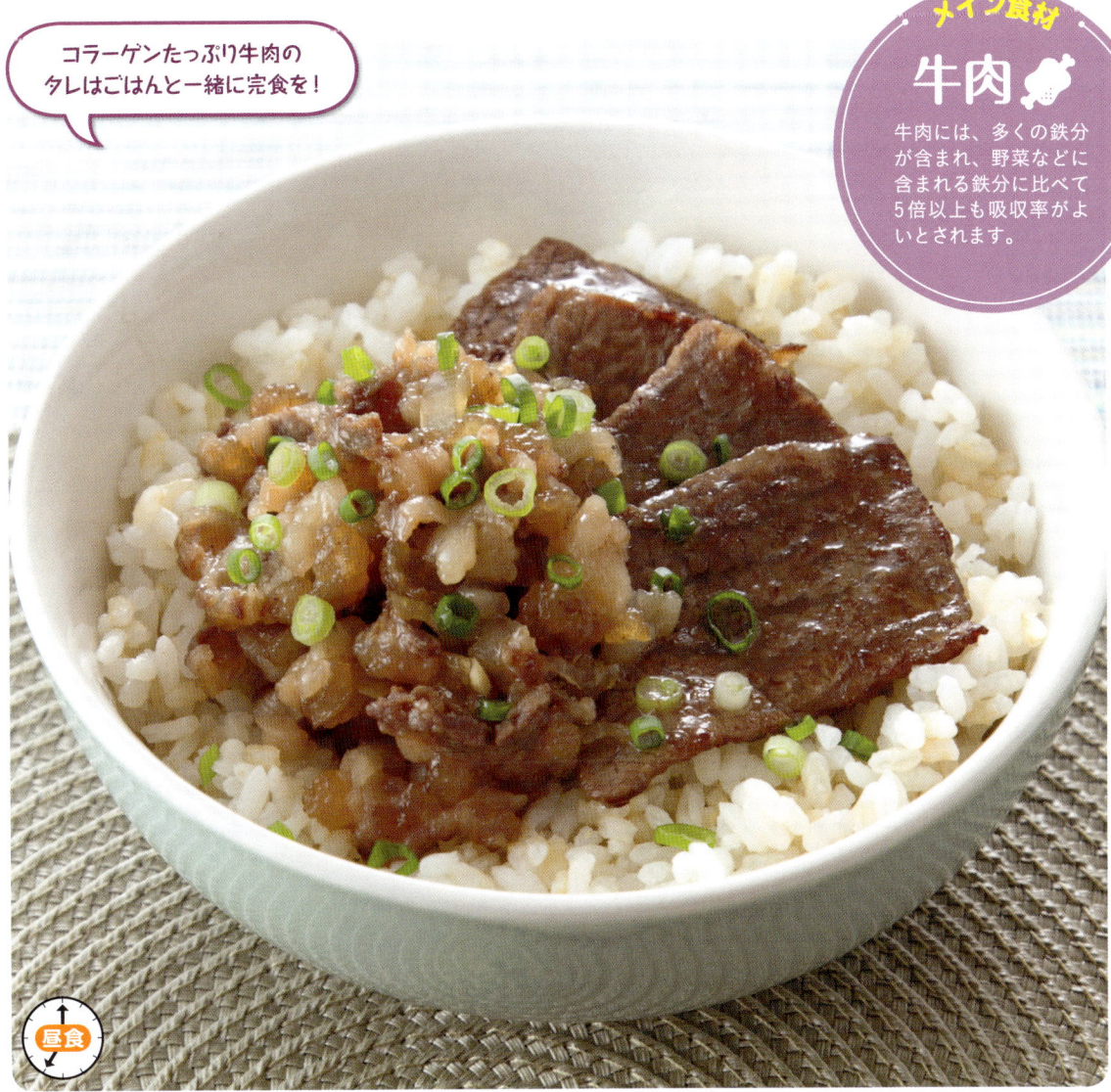

丼もの / 豚肉／牛肉

コラーゲンたっぷり牛肉の
タレはごはんと一緒に完食を！

メイン食材
牛肉

牛肉には、多くの鉄分が含まれ、野菜などに含まれる鉄分に比べて5倍以上も吸収率がよいとされます。

昼食

丼もの 牛肉　牛すじ肉の甘辛丼　561kcal

たんぱく質／コレステロール／ビタミンK／亜鉛／C・T

作り方
1. 牛すじ肉は細切りに、牛もも肉は一口大に切る。玉ねぎは薄切りに、あさつきは小口切りに、しょうがとにんにくはみじん切りにする。
2. フライパンにオリーブオイルを熱し、中火でしょうがとにんにくを炒め、香りが立ったら牛すじ肉、牛もも肉、玉ねぎを加える。強火で炒め、Aを加えて味をととのえる。
3. 器にごはんを盛り、❷をのせ、あさつきを散らす。

材料【2人分】
● 玄米ごはん2杯（300g） ● 牛すじ肉100g ● 牛もも肉100g ● 玉ねぎ½個（100g） ● あさつき20g ● しょうが少々 ● にんにく½片 ● オリーブオイル小さじ1 ● A《唐辛子少々、酒大さじ2、三温糖大さじ2、みりん大さじ2》

ワンポイントMEMO
牛すじ肉は大きいままだと、子どもの胃腸では消化吸収しきれなくなります。できる限り包丁で細かく刻んで食べやすくするのがポイントです。

丼もの 魚 アボカド漬け丼

586 kcal

たんぱく質 / カルシウム / ビタミンD / ビタミンK / 亜鉛 / C・T

作り方

1. 刺身は食べやすい大きさに、大葉はせん切りに、レタスは細切りに、アボカドは1cm幅に、かいわれ大根は3cmの長さに切る。
2. ボウルに刺身、アボカドを入れ、Aを加えてよく混ぜ合わせ、5分程度浸ける。
3. 器にごはんを盛り、レタスの上に②、大葉、かいわれ大根をのせ、ごまをふる。

材料[2人分]

- 玄米ごはん2杯（300g）
- 刺身各種（マグロ、サケなど）240g
- 大葉4枚
- レタス60g
- アボカド½個
- かいわれ大根20g
- A《しょうゆ大さじ2、みりん大さじ1、顆粒和風だしの素小さじ1》
- 炒りごま（黒）大さじ2

ワンポイントMEMO

刺身はDHAなど不飽和脂肪酸が多い赤身魚がおすすめです。牡蠣など貝類を加えれば、亜鉛も同時に摂取できます。アボカドは細胞膜をつくる葉酸が豊富。

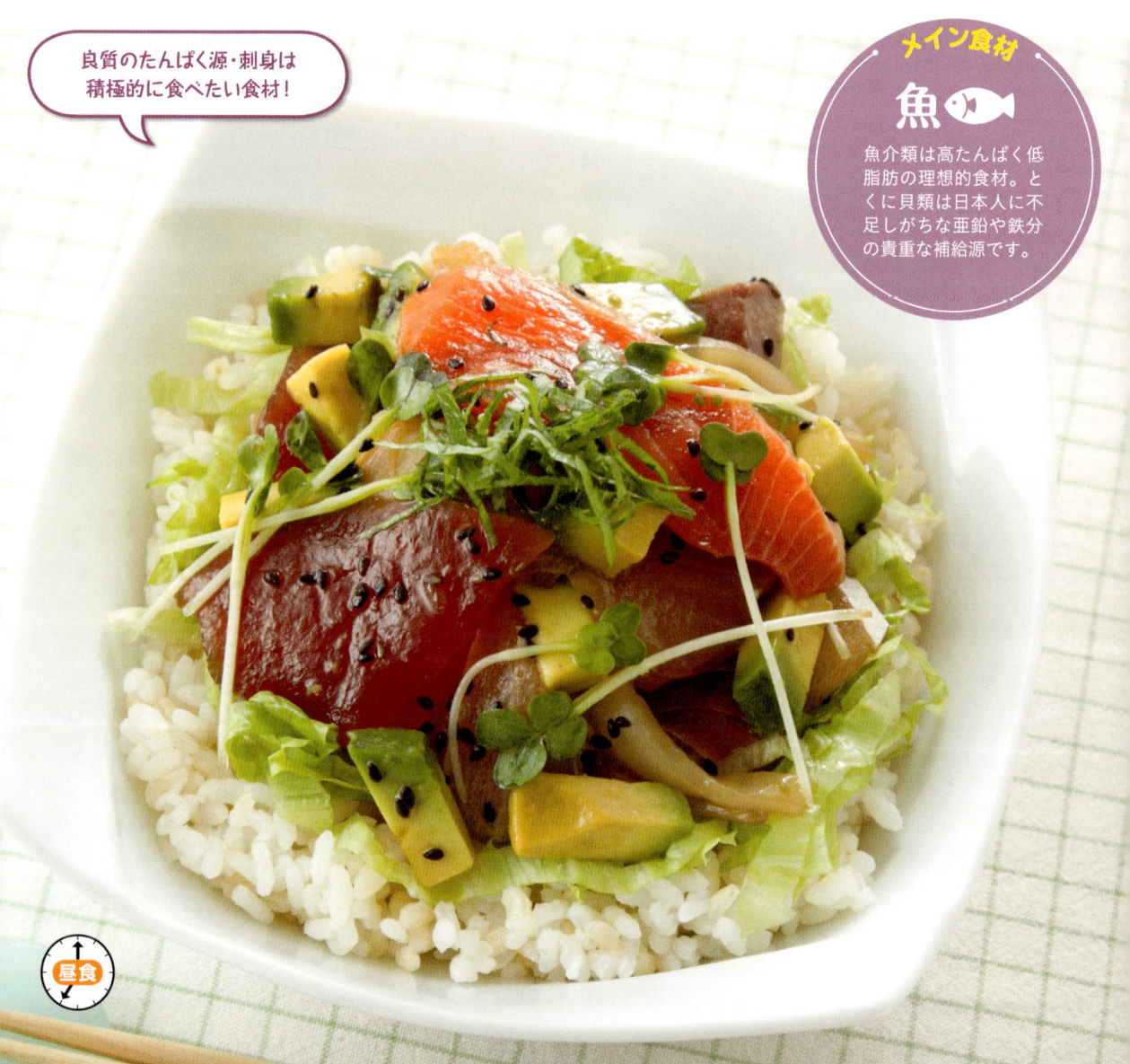

良質のたんぱく源・刺身は積極的に食べたい食材！

メイン食材 魚

魚介類は高たんぱく低脂肪の理想的食材。とくに貝類は日本人に不足しがちな亜鉛や鉄分の貴重な補給源です。

昼食

2章 基本の食事レシピ

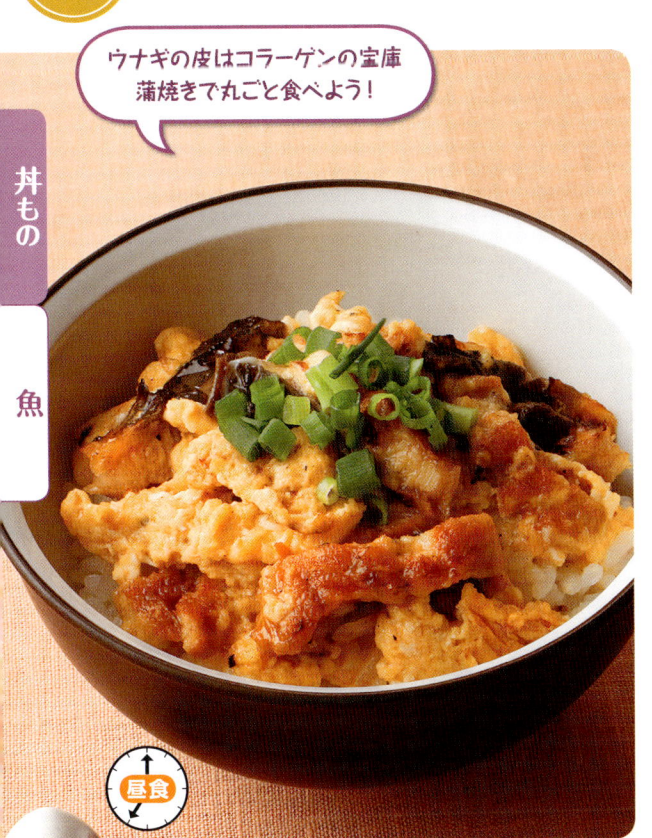

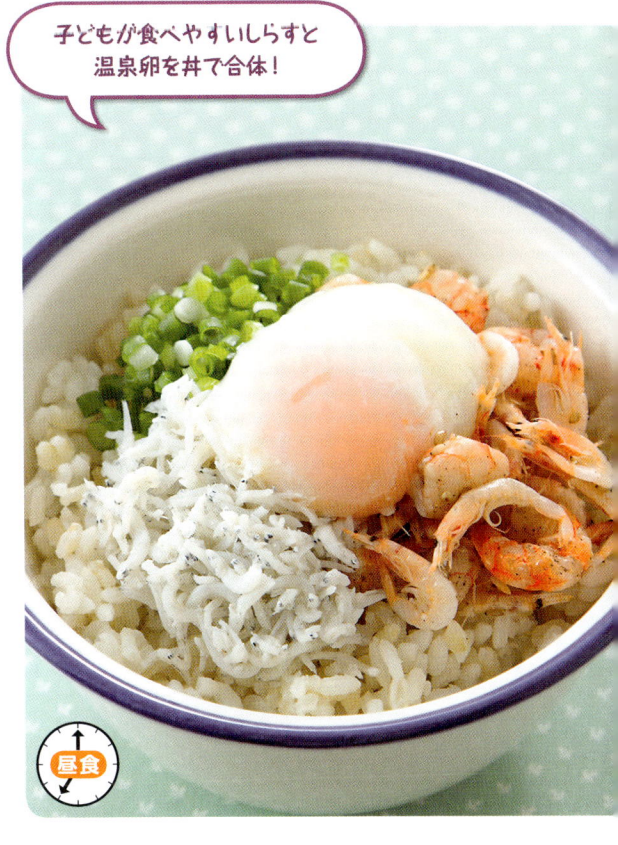

丼もの / 魚

> ウナギの皮はコラーゲンの宝庫 蒲焼きで丸ごと食べよう!

昼食

丼もの / 魚 うな玉丼 510kcal

アイコン：たんぱく質／カルシウム／ビタミンD／ビタミンK／亜鉛／C／T

材料【2人分】
●玄米ごはん2杯（280g） ●ウナギ（蒲焼き）120g ●あさつき10g ●A《だし汁½カップ、酒大さじ2、蒲焼きのタレ（市販品）適量》 ●卵2個

作り方
1. ウナギは細切りに、あさつきは小口切りする。
2. フライパンにウナギ、Aを入れて、中火でひと煮立ちさせる。
3. 2に溶き卵を回し入れ、半熟状になったら、器に盛ったごはんにかけ、あさつきを散らす。

ワンポイントMEMO
滋養強壮で知られるウナギにはビタミンA、E、B₁や鉄分などが豊富に含まれています。完全栄養食品である卵との相性もバツグンです。

> 子どもが食べやすいしらすと温泉卵を丼で合体!

昼食

丼もの / 魚 しらす温たま丼 498kcal

アイコン：たんぱく質／カルシウム／ビタミンD／ビタミンK／亜鉛／C／T

材料【2人分】
●玄米ごはん2杯（300g） ●あさつき20g ●しらす60g ●桜エビ(生)40g ●温泉卵2個 ●炒りごま（白）大さじ4 ●しょうゆ小さじ4

作り方
1. あさつきは小口切りにする。
2. 器にごはんを盛り、しらす、桜エビ、あさつき、その上に温泉卵をのせ、ごまをふり、しょうゆをかける。

ワンポイントMEMO
しらすにはCaはもちろん、Caの吸収率を高めるビタミンDが豊富に含まれています。手軽につくれるうえに栄養豊富な優秀丼です。

※栄養素アイコン　■1日の摂取目安量の1/6　■1/12の含有量、C＝コラーゲン、T＝トリプトファンの含有を表します。

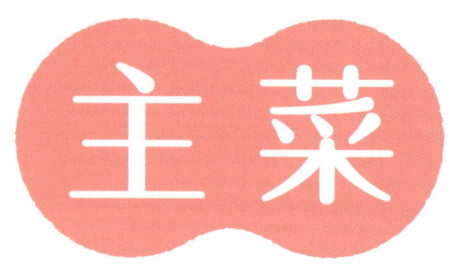

主菜 レシピ
Main dish

骨、筋肉、関節づくりに必要な栄養素を重点的に摂るのが主菜の役割。カルシウム豊富な乳製品もどんどん活用を！

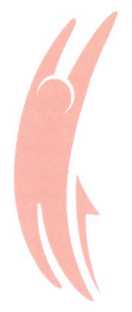

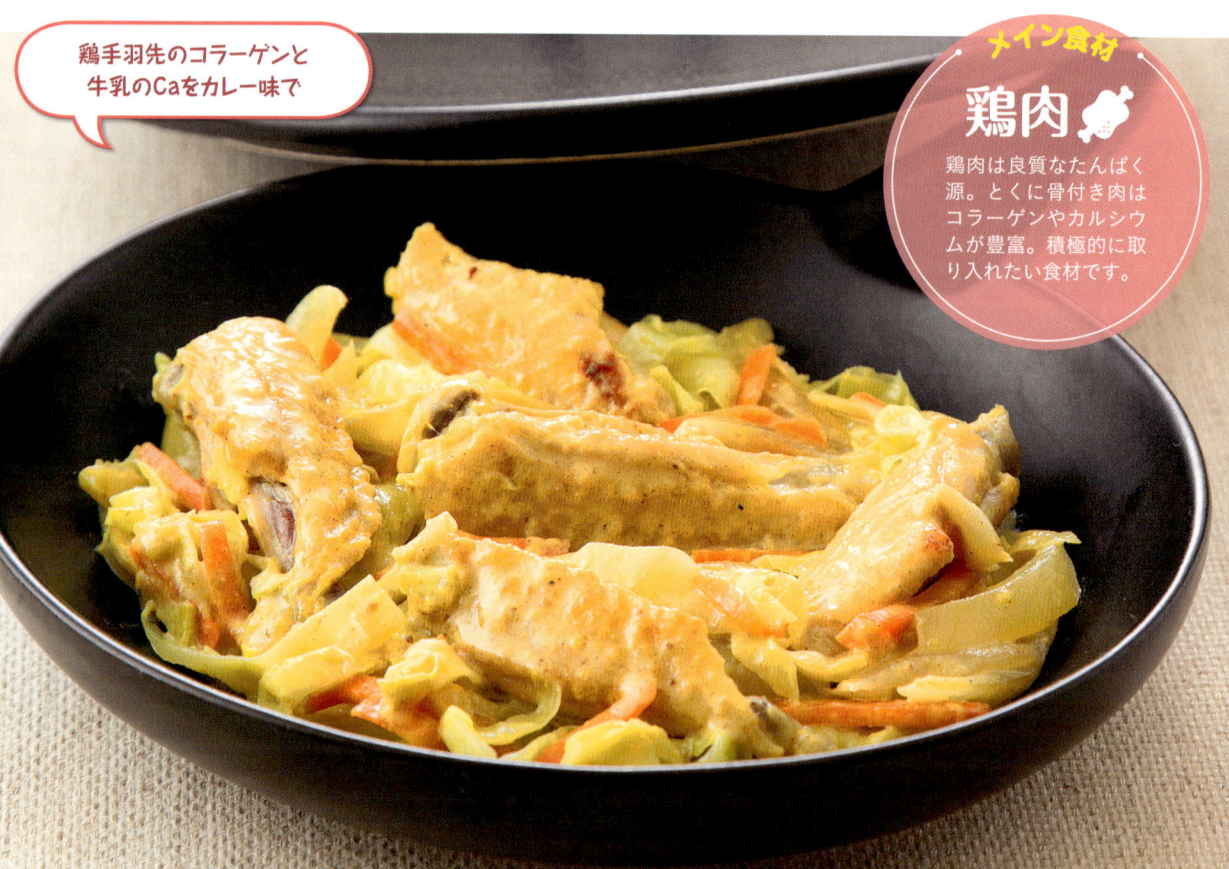

鶏手羽先のコラーゲンと牛乳のCaをカレー味で

メイン食材
鶏肉
鶏肉は良質なたんぱく源。とくに骨付き肉はコラーゲンやカルシウムが豊富。積極的に取り入れたい食材です。

主菜 鶏肉
鶏手羽のカレー炒め煮

307 kcal

たんぱく質　カルシウム　ビタミンD　ビタミンK　亜鉛　C　T

材料【2人分】
- 鶏手羽先 10本
- 玉ねぎ ½個（100g）
- にんじん 60g
- キャベツ 2枚（100g）
- にんにく 1片
- オリーブオイル小さじ1
- A《牛乳2カップ、カレー粉小さじ1、塩・こしょう各少々》

作り方
1. 玉ねぎ、にんじん、キャベツは食べやすい大きさに、にんにくはみじん切りにする。
2. フライパンにオリーブオイルを熱し、にんにくを入れ、中火で炒める。香りが立ったら肉を加えて、表面に焼き色がつく程度に焼く。
3. ②に玉ねぎ、にんじん、キャベツを加えてさっと炒め、Aを注ぎ、弱火で10分程度煮込む。

ワンポイントMEMO
鶏手羽先のような骨付き肉は、炒めるよりも煮たほうが溶け出したコラーゲンまで摂取可能に。さらに牛乳で煮ると、骨の強化にもつながります。

※栄養素アイコン　■1日の摂取目安量の⅙　■1/12の含有量、C＝コラーゲン、T＝トリプトファンの含有を表します。

2章 基本の食事レシピ

主菜 鶏肉

主菜 鶏肉 鶏つくね揚げ　477kcal

たんぱく質／カルシウム／ビタミンD／ビタミンK／亜鉛／C／T

材料【2人分】
- 鶏ひき肉200g ●鶏なんこつ40g ●玉ねぎ½個（100g） ●しょうが1片 ●A《卵½個、牛乳大さじ4、片栗粉大さじ1、炒りごま（白）大さじ2》 ●パン粉、揚げ油各適宜 ●レタス3枚（150g）

作り方
1. 鶏なんこつ、玉ねぎ、しょうがはみじん切りにする。
2. ボウルに鶏ひき肉と①、Aを入れ、粘り気が出るまで混ぜ合わせ、丸められる固さになるまでパン粉を加える。
3. ②を団子状にし、表面に片栗粉（分量外）をまぶし、約180℃の油で3分程度カラッと揚げる。
4. 器に細切りにしたレタスを敷き、③をのせる。

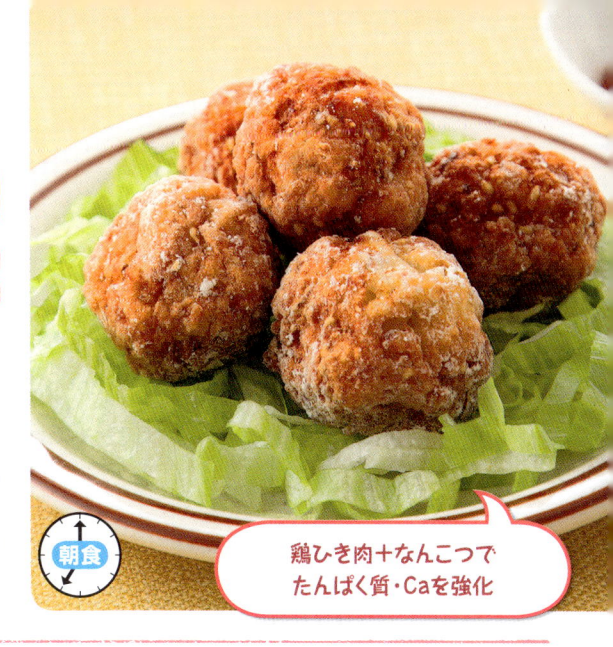

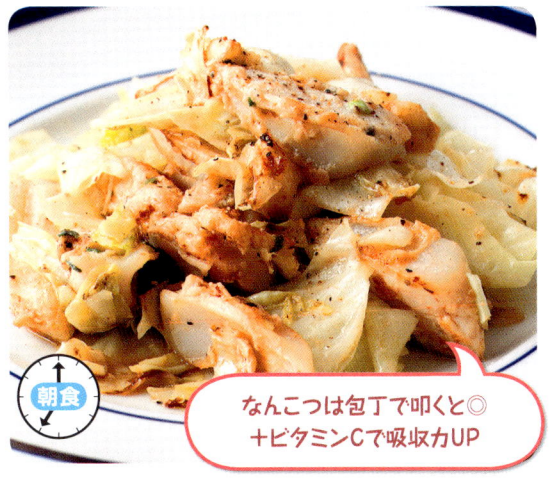

朝食

鶏ひき肉＋なんこつで
たんぱく質・Caを強化

主菜 鶏肉 鶏なんこつとキャベツ炒め　150kcal

たんぱく質／カルシウム／ビタミンD／ビタミンK／／C／T

材料【2人分】
- 鶏なんこつ300g ●キャベツ4枚（200g） ●サラダ油適量 ●塩、こしょう各少々

作り方
1. 肉とキャベツは食べやすい大きさに切る。
2. フライパンに油を熱し、中火で肉をしっかりと炒める。キャベツを加えて炒め、塩、こしょうで味をととのえる。

朝食

なんこつは包丁で叩くと◎
＋ビタミンCで吸収力UP

主菜 鶏肉 チキンと野菜のチーズ炒め　392kcal

たんぱく質／カルシウム／ビタミンD／ビタミンK／亜鉛／C／T

材料【2人分】
- 鶏むね肉200g ●アスパラガス60g ●なす60g ●チーズ（ブロック）100g ●サラダ油小さじ1 ●塩、こしょう各少々

作り方
1. 肉は一口大に、アスパラガスは2cmの長さに、なすとチーズは1cm角に切る。
2. フライパンに油を熱し、強火で肉、なす、アスパラガスの順に炒める。
3. チーズを加えて中火で炒め、塩、こしょうで味をととのえる。

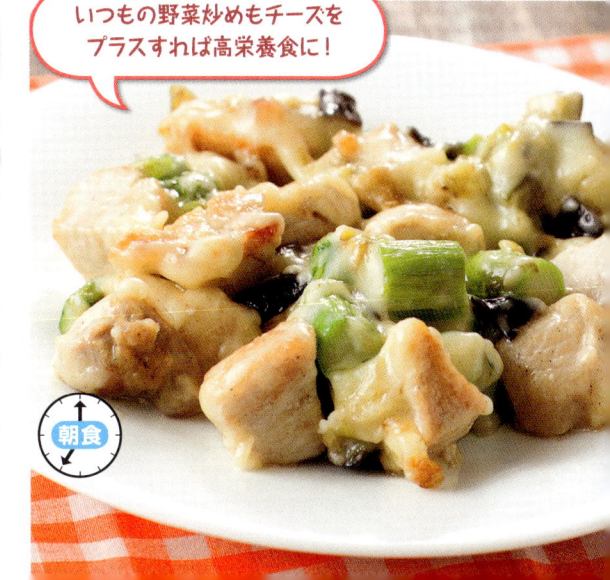

朝食

いつもの野菜炒めもチーズを
プラスすれば高栄養食に！

主菜 豚肉 豚足のてりやき

414 kcal

たんぱく質 / カルシウム / ビタミンD / ビタミンK / 亜鉛 / CT

材料[2人分]
- 豚足（ゆでたもの）240g ● 長ねぎ50g ● しょうが1片
- A《みりん・しょうゆ・酒各大さじ2、炒りごま（白）大さじ2》
- サラダ油小さじ1 ● ミニトマト2個 ● パセリ5g

作り方
1. 肉は食べやすい大きさに、長ねぎは2cmの長さに斜め切り、しょうがはみじん切りにする。
2. ボウルに❶とAを入れ、よく混ぜ合わせて5分程度おく。
3. フライパンに油を熱し、中火で❷を焼く。
4. 器に❸を盛り、半分に切ったミニトマト、パセリを添える。

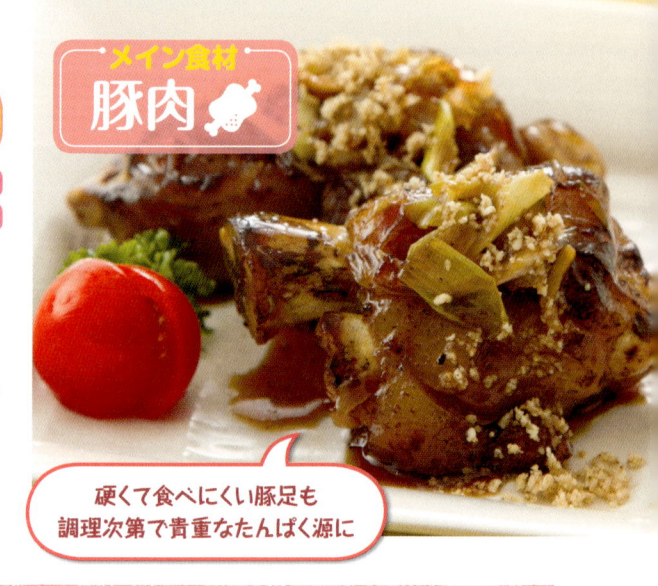

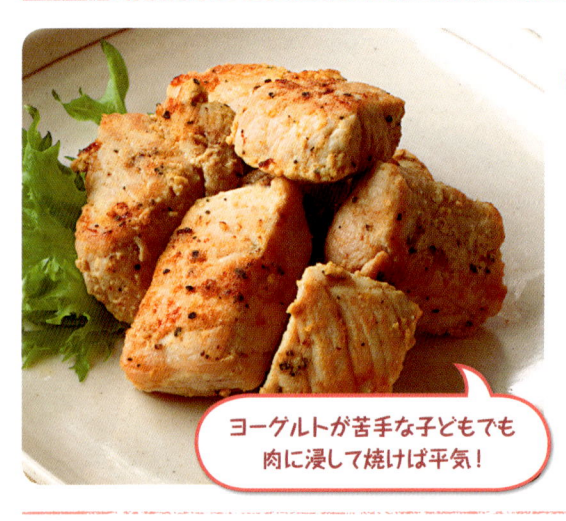

メイン食材 豚肉

硬くて食べにくい豚足も調理次第で貴重なたんぱく源に

主菜 豚肉 タンドリーポーク

401 kcal

たんぱく質 / カルシウム / ビタミンD / ビタミンK / 亜鉛 / CT

材料[2人分]
- 豚ロース肉200g ● 塩、こしょう各少々 ● ヨーグルト300g
- カレー粉小さじ2 ● おろしにんにく小さじ2 ● サラダ油適量
- レタス2枚(100g)

作り方
1. 肉は食べやすい大きさに切り、フォークで数か所つき刺してから、塩、こしょうをふる。
2. ボウルにヨーグルト、カレー粉、にんにくを入れて混ぜ、❶を浸けて1～3時間おく。
3. フライパンに油を熱し、中火で❷を焼く。
4. 器にレタスを敷き、❸を盛る。

ヨーグルトが苦手な子どもでも肉に浸して焼けば平気！

主菜 豚肉 豚肉と厚揚げの炒め物

396 kcal

たんぱく質 / カルシウム / ビタミンD / ビタミンK / 亜鉛 / CT

材料[2人分]
- 豚ロース薄切り肉100g ● 厚揚げ140g ● ほうれん草100g
- サラダ油適量 ● 塩、こしょう各少々

作り方
1. 厚揚げは一口大に、肉とほうれん草は5cmの長さに切る。
2. フライパンに油を熱し、強火で厚揚げ、肉を炒める。火が通ったらほうれん草を加えて炒め、塩、こしょうで味をととのえる。

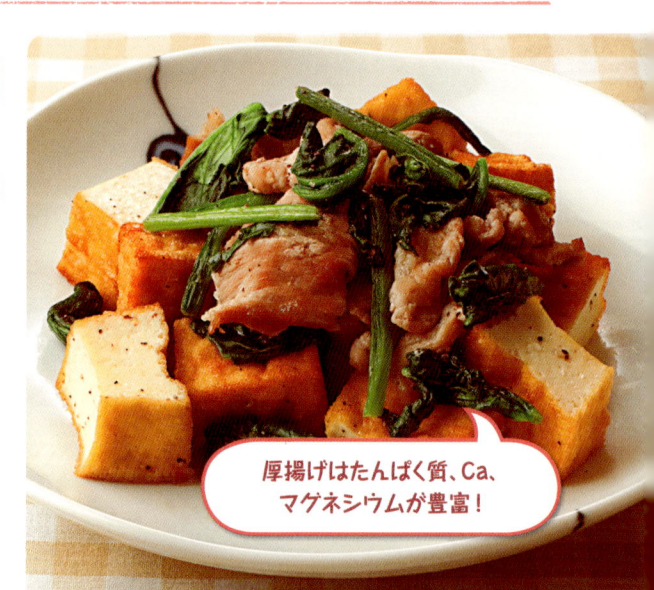

厚揚げはたんぱく質、Ca、マグネシウムが豊富！

2章 基本の食事レシピ

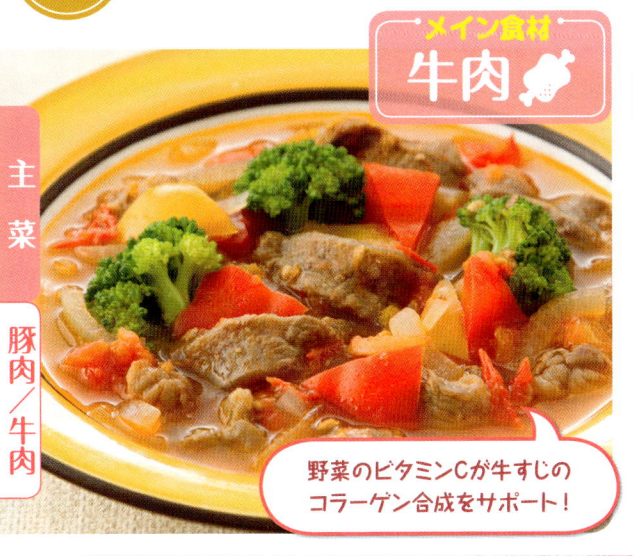

メイン食材 **牛肉**

主菜 豚肉／牛肉

野菜のビタミンCが牛すじのコラーゲン合成をサポート！

主菜 牛肉 牛すじのトマト煮　217kcal

たんぱく質／カルシウム／ビタミンD／ビタミンK／C／T

材料[2人分]
●牛すじ肉160g ●トマト2個（200g）●玉ねぎ½個（100g）●ブロッコリー100g ●パプリカ（赤・黄）各20g ●にんにく1片 ●オリーブオイル小さじ1 ●水3カップ ●顆粒コンソメ小さじ1 ●塩、こしょう各少々

作り方
1. 肉は一口大に、トマト、玉ねぎ、ブロッコリー、パプリカは食べやすい大きさに、にんにくはみじん切りにする。
2. フライパンにオリーブオイルを熱し、中火でにんにくを炒め、香りが立ったら牛肉をさっと炒める。
3. ❷に残りの野菜と水を入れ、5分程度煮込み、コンソメ、塩、こしょうで味をととのえる。

主菜 牛肉 牛肉のナッツ炒め　392kcal

たんぱく質／カルシウム／ビタミンD／ビタミンK／亜鉛／T

材料[2人分]
●牛もも肉100g ●ピーマン1個（50g）●にんじん40g ●キャベツ4枚（200g）●ナッツ各種（アーモンド、くるみなど）60g ●オリーブオイル、しょうゆ各小さじ1 ●塩、こしょう各少々 ●すり白ごま大2

作り方
1. 肉は一口大に、ピーマン、にんじん、キャベツは食べやすい大きさに切る。ナッツは適度な大きさに砕く。
2. フライパンにオリーブオイルを熱し、強火で肉を炒め、野菜を加えて炒める。ナッツを加え、しょうゆ、塩、こしょうで味をととのえる。器に❸を盛り、ごまをふる。

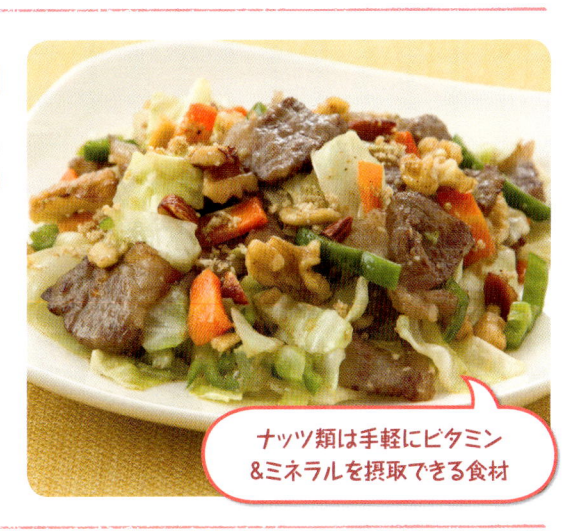

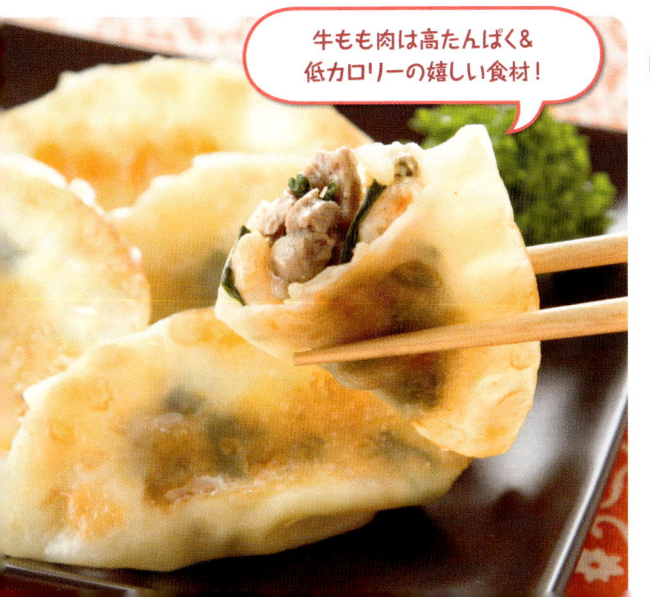

ナッツ類は手軽にビタミン＆ミネラルを摂取できる食材

牛もも肉は高たんぱく＆低カロリーの嬉しい食材！

主菜 牛肉 焼き餃子　389kcal

たんぱく質／カルシウム／ビタミンD／ビタミンK／亜鉛／C／T

材料[2人分]
●A《牛もも肉100g、チーズ（ブロック）60g、シーフードミックス（冷凍）100g》●にら40g ●キャベツ2枚（100g）●塩、こしょう各少々 ●餃子の皮12枚 ●サラダ油小さじ1 ●（お好みでパセリ適宜）

作り方
1. Aをみじん切りにする。にら、キャベツはさっとゆで、みじん切りにし、水気をしぼる。
2. ボウルに❶を入れ、塩、こしょうをし、粘り気が出るまでよく混ぜ合わせ、餃子の皮に入れて包む。
3. フライパンに油を熱し、❷を並べて表示通りに焼く。

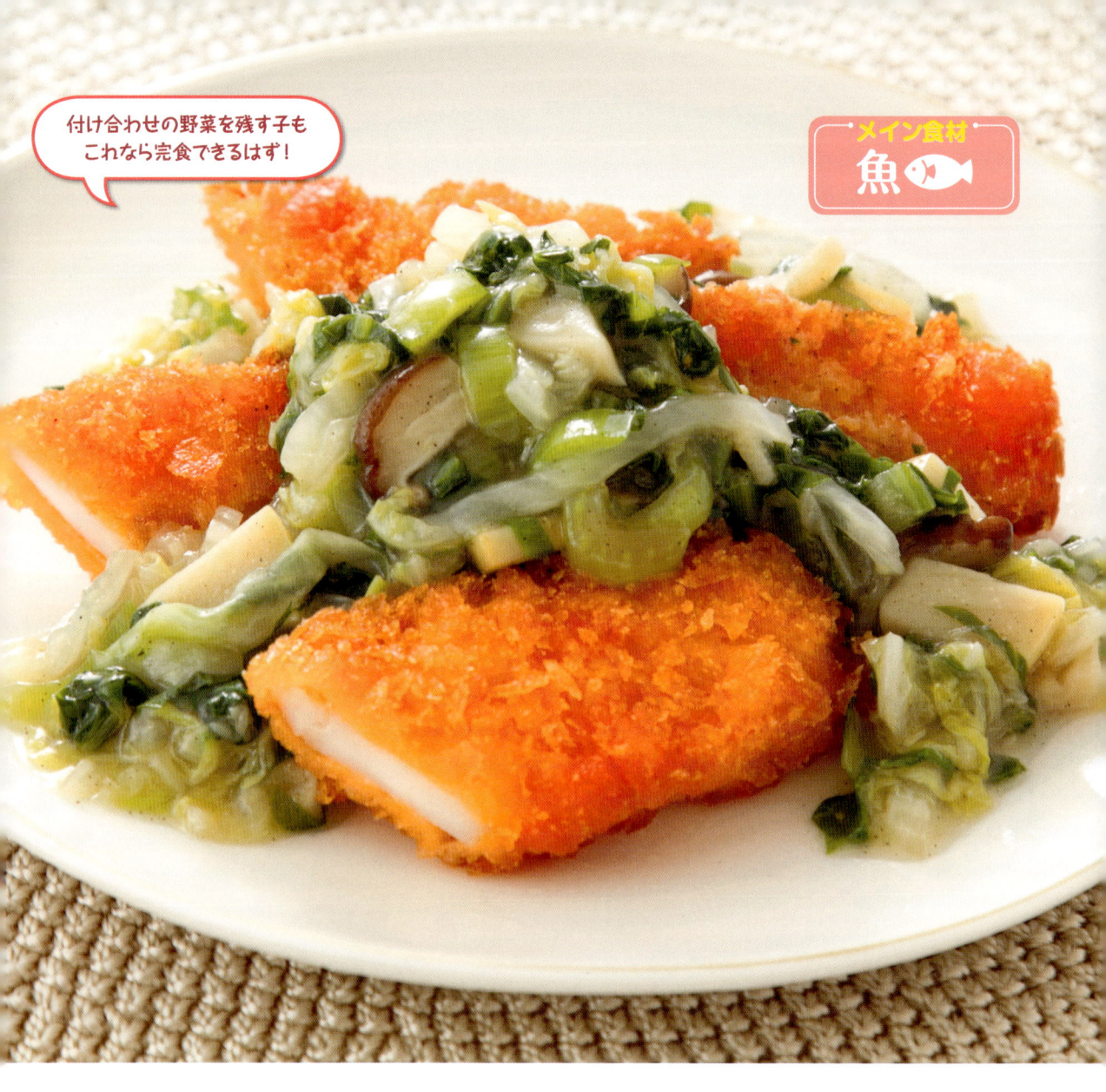

付け合わせの野菜を残す子も
これなら完食できるはず！

メイン食材
魚

主菜 魚
野菜炒めのせイカフライ

420 kcal

たんぱく質　カルシウム　ビタミンD　ビタミンK　亜鉛　C T

作り方
1. イカは5cmの長さに、野菜は1cm幅程度に切る。
2. イカは小麦粉、溶き卵、パン粉の順で衣をつけ、約180℃の油で3分程度カラッと揚げる。
3. フライパンにオリーブオイルを熱し、強火で野菜を炒める。細かく砕いたアーモンドを加えて、塩、こしょうで味をととのえる。水溶き片栗粉を加えて、とろみをつける。
4. 器に❷を盛り❸をかける。

材料[2人分]
●イカ240g ●チンゲンサイ100g ●たけのこ60g ●白菜100g ●アスパラガス60g ●小麦粉、パン粉、揚げ油各適宜 ●卵½個 ●オリーブオイル小さじ1 ●アーモンド5g ●塩、こしょう各少々 ●水溶き片栗粉適宜

ワンポイントMEMO
イカのたんぱく質×野菜のビタミンCという最強の組み合わせレシピ。とろみをつけたあんかけで、のどごしよく量も食べられる一品です。

※栄養素アイコン　■1日の摂取目安量の⅙　■1/12の含有量、C＝コラーゲン、T＝トリプトファンの含有を表します。

2章 基本の食事レシピ

主菜 魚

主菜 魚 シーフードかき揚げ　407kcal

たんぱく質 / カルシウム / ビタミンD / ビタミンK / 亜鉛 / C・T

材料【2人分】
●シーフードミックス（冷凍）200g ●かまぼこ40g ●玉ねぎ½個（100g）●桜エビ20g ●枝豆むき身（ゆでたもの）60g ●炒りごま（黒）大さじ3 ●A《小麦粉¼カップ、水¼カップ弱、卵½個》 ●揚げ油適量

作り方
① かまぼこは細切りに、玉ねぎは薄切りにする。
② ボウルに①、桜エビ、シーフードミックス、枝豆、ごま、Aを入れ、さっくりと混ぜ合わせる。
③ ②を半量ずつお玉またはクッキングシートにのせ、約180℃の油で3分程度カラッと揚げる。

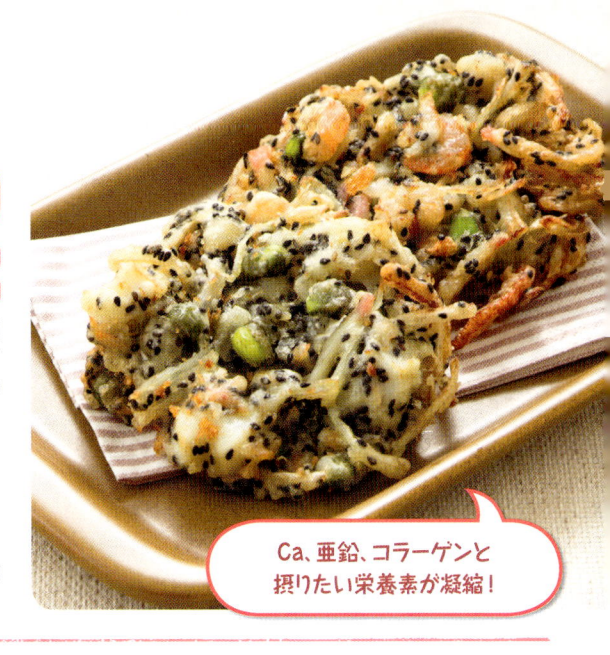

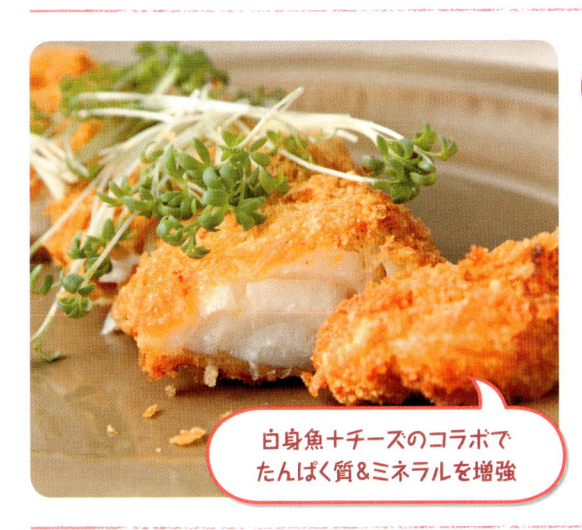

> Ca、亜鉛、コラーゲンと摂りたい栄養素が凝縮！

主菜 魚 白身魚のチーズフライ　373kcal

たんぱく質 / カルシウム / ビタミンD / ビタミンK / 亜鉛 / T

材料【2人分】
●白身魚（タラなど）2切れ（200g）●塩、こしょう各少々 ●パン粉、粉チーズ各⅓カップ ●小麦粉適量 ●卵1個 ●揚げ油適量 ●（お好みでブロッコリースプラウト適宜）

作り方
① 白身魚は塩、こしょうをふる。
② ボウルにパン粉と粉チーズを入れ、よく混ぜ合わせる。
③ ①に小麦粉、溶き卵、②の順で衣をつけ、約180℃の油で3分程度カラッと揚げる。

> 白身魚＋チーズのコラボでたんぱく質＆ミネラルを増強

主菜 魚 魚介のケチャップ炒め　242kcal

たんぱく質 / カルシウム / ビタミンD / ビタミンK / 亜鉛 / C・T

材料【2人分】
●シーフードミックス（冷凍）200g ●白菜200g ●サラダ油小さじ1 ●ホタテ（貝柱）4個 ●トマトの水煮（缶詰）100g ●顆粒コンソメ少々 ●ケチャップ大さじ4 ●塩、こしょう各少々

作り方
① 白菜は一口大に切る。
② フライパンに油を熱し、強火でシーフードミックス、ホタテ、①を炒める。
③ ②に火が通ったら、トマトの水煮、コンソメ、ケチャップ、塩、こしょうを加えて味をととのえる。

> たんぱく質＆亜鉛が豊富なシーフードミックスは重宝食材

朝食

主菜 魚　シーフード串焼き

157 kcal

たんぱく質 / カルシウム / ビタミンD / ビタミンK / 亜鉛 / CT

材料[2人分]
- イカ160g ●エビ（殻付き）120g ●ピーマン100g ●長ねぎ60g ●しょうが1片 ●めんつゆ大さじ2 ●塩、こしょう各少々

作り方
1. エビは殻をむき、背ワタを除く。イカ、ピーマン、長ねぎは一口大に切り、しょうがはすりおろす。
2. ボウルに❶、めんつゆを入れ、よく混ぜ合わせる。
3. ❷をシーフード、野菜の順で串に刺し、塩、こしょうする。
4. ❸を魚焼きグリルまたは焼き網で焼く。

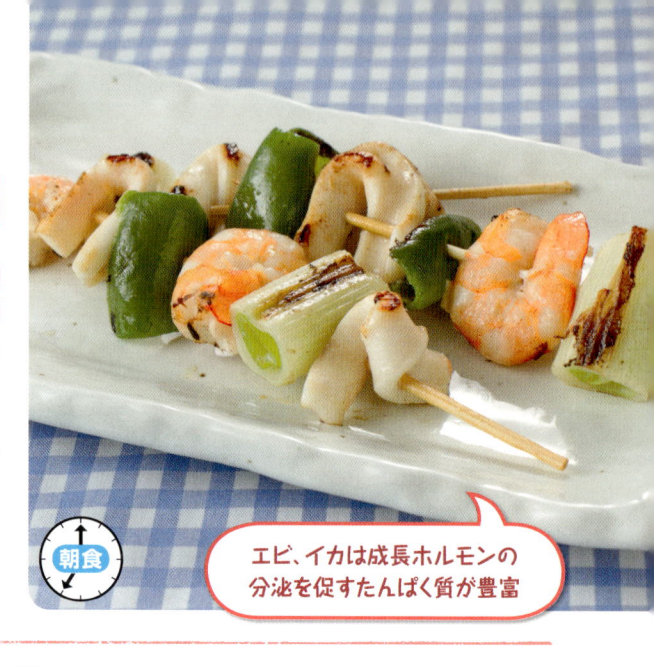

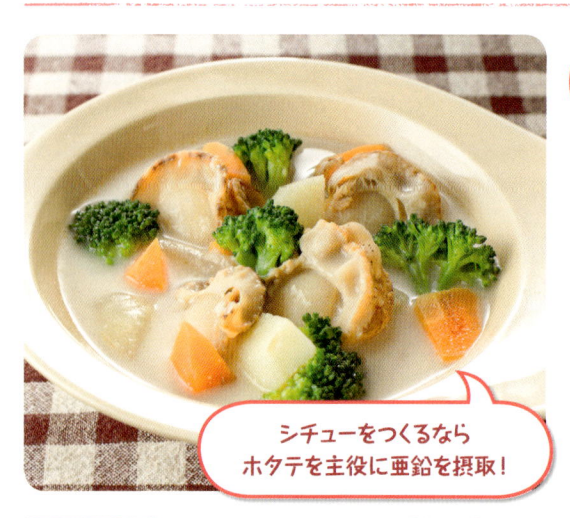

朝食

> エビ、イカは成長ホルモンの分泌を促すたんぱく質が豊富

主菜 魚　ホタテのシチュー

369 kcal

たんぱく質 / カルシウム / ビタミンD / ビタミンK / 亜鉛 / CT

材料[2人分]
- ホタテ（冷凍）300g ●にんじん40g ●じゃがいも100g ●玉ねぎ½個（100g）●ブロッコリー60g ●サラダ油小さじ1
- A《牛乳2カップ、水1カップ、バター大さじ½、顆粒コンソメ小さじ2、塩・こしょう各少々》

作り方
1. にんじん、じゃがいもは食べやすい大きさに、玉ねぎはくし型に切る。ブロッコリーは小房に切り、ゆでる。
2. 鍋に油を熱し、強火でホタテ、❶を炒め、Aを加えて10分程度煮込む。

> シチューをつくるならホタテを主役に亜鉛を摂取！

主菜 魚　アサリと卵の塩炒め

239 kcal

たんぱく質 / カルシウム / ビタミンD / ビタミンK / 亜鉛 / CT

材料[2人分]
- アサリむき身200g ●キャベツ40g ●卵3個 ●塩、粗びきこしょう各少々 ●サラダ油適量 ●炒りごま（白）大さじ2

作り方
1. キャベツは一口大に切る。
2. 卵は割りほぐし、塩、こしょうをふる。
3. フライパンに油を熱し、強火でアサリ、キャベツを炒める。野菜の汁気はそのままに残し、❷を回し入れ、卵が半熟状になったらごまをふる。

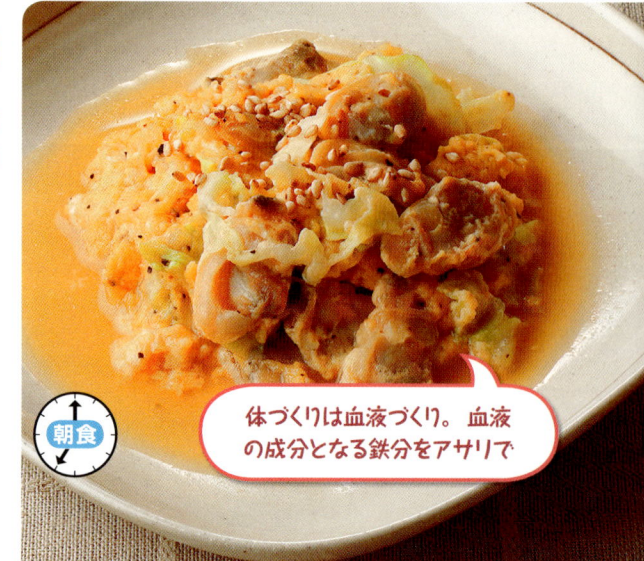

朝食

> 体づくりは血液づくり。血液の成分となる鉄分をアサリで

2章 基本の食事レシピ

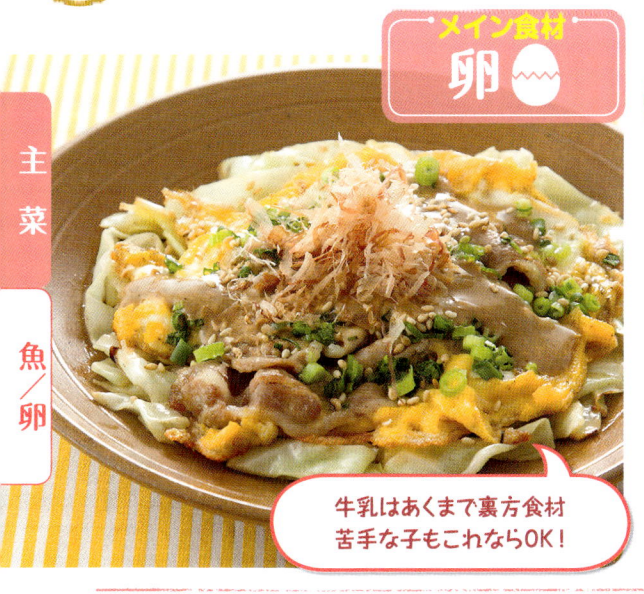

主菜 魚/卵

メイン食材
卵 🥚

主菜 卵 トンペイ焼き
386 kcal

たんぱく質 カルシウム ビタミンD ビタミンK 亜鉛 CT

材料[2人分]
●卵2個 ●キャベツ2枚（100g）●豚もも肉120g ●あさつき40g ●牛乳½カップ ●A《かつおぶし2g、炒りごま（白）大さじ4、中濃ソース大さじ1、マヨネーズ大さじ2》●オリーブオイル小さじ1 ●塩、こしょう各少々

作り方
❶ キャベツは細切りに、肉は一口大に、あさつきは小口切りにする。
❷ 卵は割りほぐし、牛乳を加えてよく混ぜる。
❸ フライパンにオリーブオイルを熱し、強火でキャベツを炒め、塩、こしょうで味をととのえ、器に取り出す。
❹ 続いて肉を炒め、色が変わったら❷、あさつきを加える。
❺ ❸の上に❹をのせ、よく混ぜた❷をAをかける。

牛乳はあくまで裏方食材
苦手な子もこれならOK！

主菜 卵 卵とトマトの中華炒め
142 kcal

たんぱく質 カルシウム ビタミンD ビタミンK 亜鉛 CT

材料[2人分]
●卵2個 ●長ねぎ100g ●きくらげ4枚 ●トマト2個（200g）●オリーブオイル小さじ1 ●顆粒中華だしの素小さじ1 ●塩、こしょう各少々

作り方
❶ 長ねぎ、きくらげは、食べやすい大きさに切る。
❷ 卵は割りほぐし、みじん切りにしたトマトと混ぜる。
❸ フライパンにオリーブオイルを熱し、強火で❶をさっと炒め、❷を加える。中華だしの素、塩、こしょうで味をととのえる。

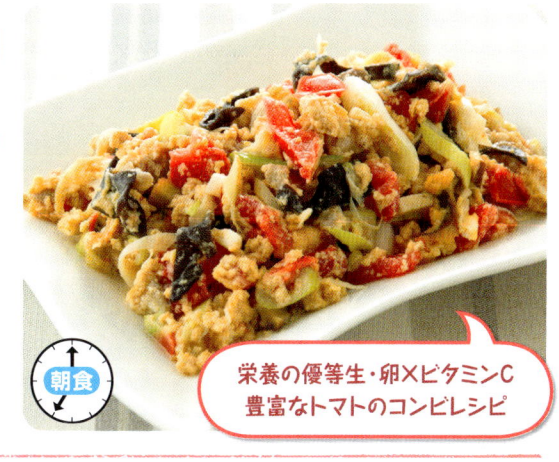

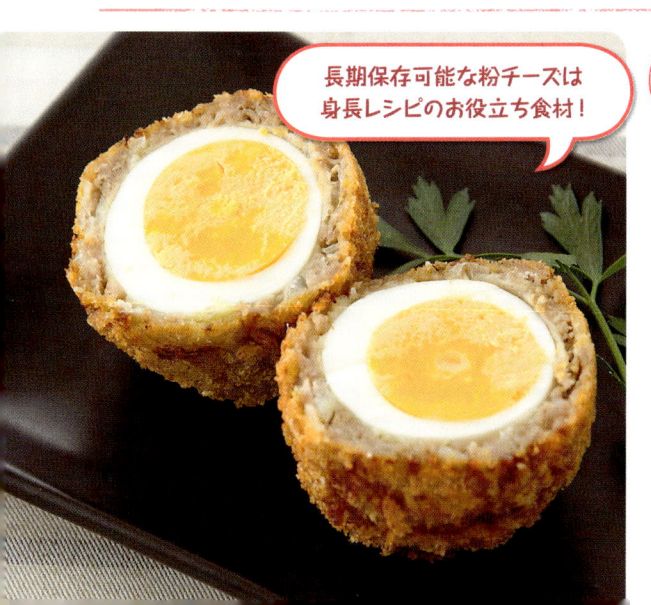

朝食

栄養の優等生・卵×ビタミンC
豊富なトマトのコンビレシピ

長期保存可能な粉チーズは
身長レシピのお役立ち食材！

主菜 卵 チーズスコッチエッグ
383 kcal

たんぱく質 カルシウム ビタミンD ビタミンK 亜鉛 CT

材料[2人分]
●ゆで卵2個 ●玉ねぎ40g ●パン粉適量 ●粉チーズ大さじ2 ●豚ひき肉80g ●牛乳大さじ4 ●小麦粉、卵、揚げ油適量

作り方
❶ 玉ねぎはみじん切りにする。
❷ パン粉、粉チーズを混ぜる。
❸ ボウルに玉ねぎ、肉、牛乳を入れて粘り気が出るまで混ぜ合わせ、成形できる固さになるまでパン粉を加える。
❹ ゆで卵を❸でくるみ、ボール状にする。小麦粉、溶き卵、❷の順で衣をつけ、約180℃の油で3分程度揚げる。

主菜 豆 ビーンズコロッケ

495 kcal

たんぱく質 / カルシウム / ビタミンD / ビタミンK / 亜鉛 / C・T

豆類たっぷり・たんぱく質を強化したヘルシーコロッケ

材料【2人分】
●枝豆むき身（ゆでたもの）60g ●じゃがいも200g ●大豆水煮40g ●豚ひき肉80g ●牛乳1/2カップ ●塩、こしょう各少々 ●小麦粉、パン粉、揚げ油各適量 ●卵1個 ●（お好みでサラダ菜適量）

作り方
❶ じゃがいもは、水から10～15分程度ゆで、熱いうちにマッシャーなどでつぶす。
❷ ボウルに❶、枝豆、大豆、肉、牛乳、塩、こしょうを入れて、粘り気が出るまで混ぜ合わせる。
❸ ❷を俵型に成形し、小麦粉、溶き卵、パン粉の順で衣をつけて、約180℃の油で3分程度カラッと揚げる。

ワンポイントMEMO
コロッケは子どもたちの大好物メニューです。具材に枝豆や大豆を使うことで、植物性たんぱく質やビタミンの摂取量を高めましょう。

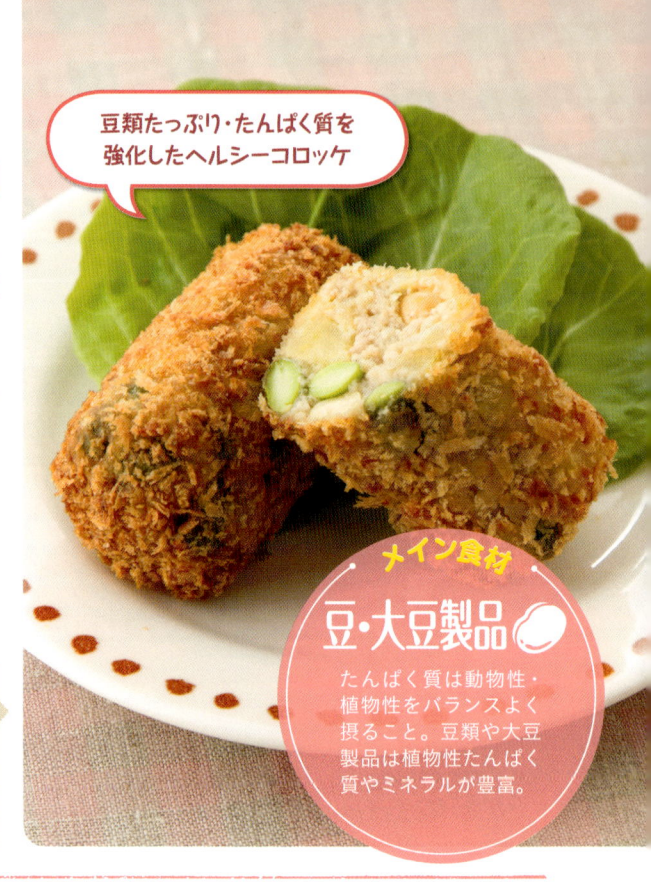

メイン食材 豆・大豆製品
たんぱく質は動物性・植物性をバランスよく摂ること。豆類や大豆製品は植物性たんぱく質やミネラルが豊富。

主菜 豆 枝豆のキッシュ

328 kcal

たんぱく質 / カルシウム / ビタミンD / ビタミンK / 亜鉛 / C・T

材料【2人分】
●枝豆むき身（ゆでたもの）60g ●ひじき（乾燥）2g ●卵2個 ●牛乳1/2カップ ●ピザ用チーズ80g ●マヨネーズ大さじ1 ●塩、こしょう各少々

作り方
❶ ひじきは水で戻し、水気を切る。
❷ ボウルに枝豆、❶、溶き卵、牛乳、チーズ、マヨネーズ、塩、こしょうを入れ、よく混ぜ合わせる。
❸ 耐熱皿に❷を流し入れ、180℃に予熱したオーブンで20分程度焼く。

キッシュの具材は枝豆＆ひじきでミネラル分UP！

ワンポイントMEMO
牛乳と卵がたっぷりのキッシュは調理も簡単で、見た目にも楽しい一品です！ 鉄分、Ca豊富な具材をたくさん盛り込んでみましょう。

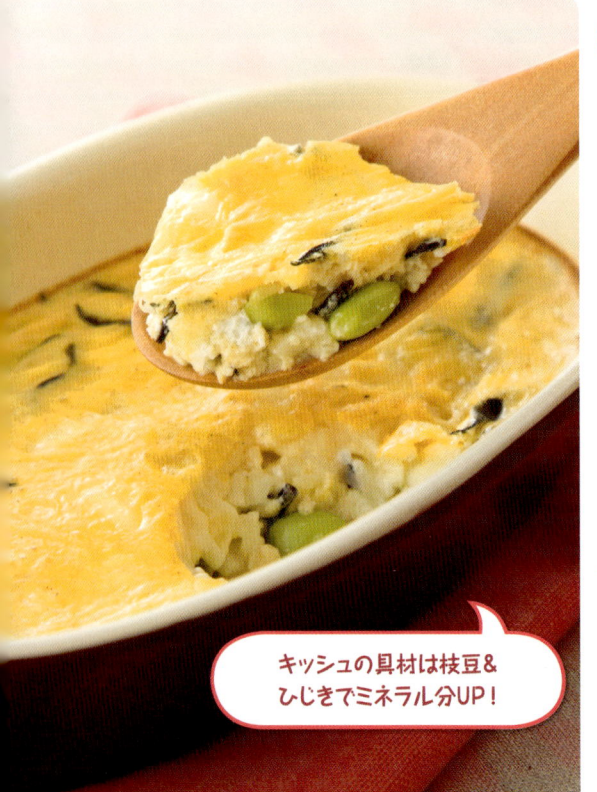

2章 基本の食事レシピ

たんぱく質、ビタミンC
Caがすべて摂れるメニュー

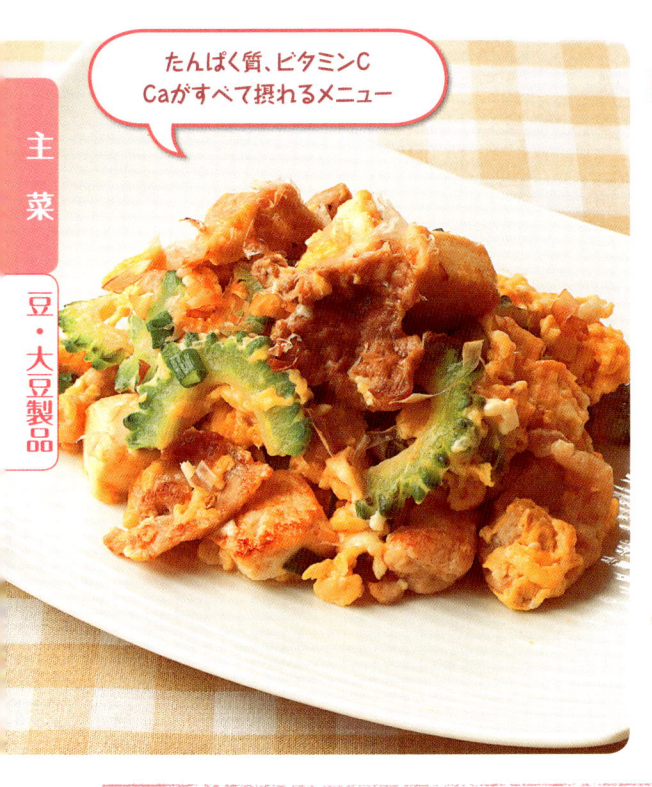

主菜 豆 ゴーヤチャンプルー 353kcal

たんぱく質 / カルシウム / ビタミンD / ビタミンK / 亜鉛 / T

材料[2人分]
●豆腐（木綿）200g ●ゴーヤ100g ●豚ロース薄切り肉100g ●サラダ油適量 ●塩、こしょう各少々 ●和風だし、しょうゆ小さじ2 ●卵2個 ●かつおぶし2g ●炒りごま（白）大さじ2

作り方
1. ゴーヤは半分に切り、種とワタをとって薄切りにし、塩（分量外）でもみ水洗いする。豆腐はよく水を切ってから2〜3cm角に、肉は食べやすい大きさに切る。
2. フライパンに油を熱し、強火で豆腐、肉を炒める。
3. ゴーヤを加えて炒め、塩、こしょうと和風だし、しょうゆで味をととのえる。
4. 溶き卵を回し入れて炒め、かつおぶしとごまをふる。

ワンポイントMEMO
豚肉・豆腐・卵のたんぱく質×ゴーヤのビタミンCというベストバランスメニューです。また、疲労回復に高い効果を発揮する一品でもあります。

主菜 豆 豆腐ツナハンバーグ 280kcal

たんぱく質 / カルシウム / ビタミンD / ビタミンK / 亜鉛 / T

材料[2人分]
●豆腐（木綿）200g ●ツナ（缶詰）60g ●豚ひき肉100g ●A《卵1個、牛乳大さじ4、小麦粉・パン粉各適量、塩・こしょう各少々》●サラダ油小さじ1 ●（お好みでサラダ菜、ミニトマト各適宜）

作り方
1. 豆腐は水気を、ツナは缶の油をしっかり切る。
2. ボウルに豆腐を手でちぎりながら入れる。肉、ツナ、Aを入れ、粘り気が出るまで混ぜて小判型に成形する。
3. フライパンに油を熱し、中火で片面に焼き色をつけてひっくり返し、フタをして弱火で8分程度焼く。

ワンポイントMEMO
子どもが大好きなハンバーグも、豚ひき肉の分量を減らし、豆腐を使うことで、高たんぱく質低脂肪の理想的なメニューになります。

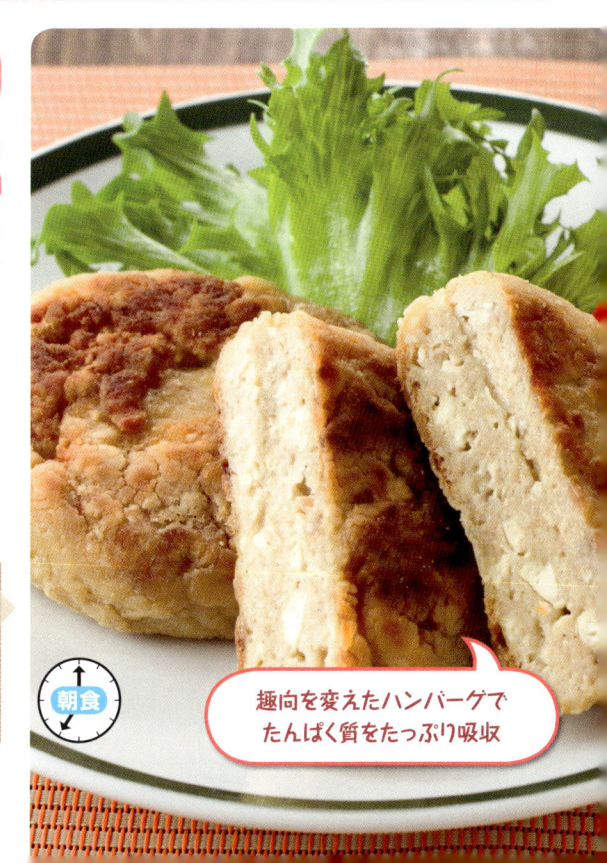

朝食

趣向を変えたハンバーグで
たんぱく質をたっぷり吸収

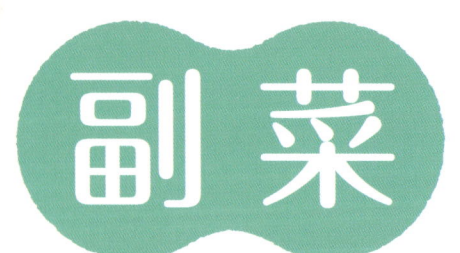

副菜レシピ
Side dish

主食や主菜で摂りきれない栄養素を補うのが副菜。定番のメニューも身長を伸ばす食材を加えて目先を変えます。

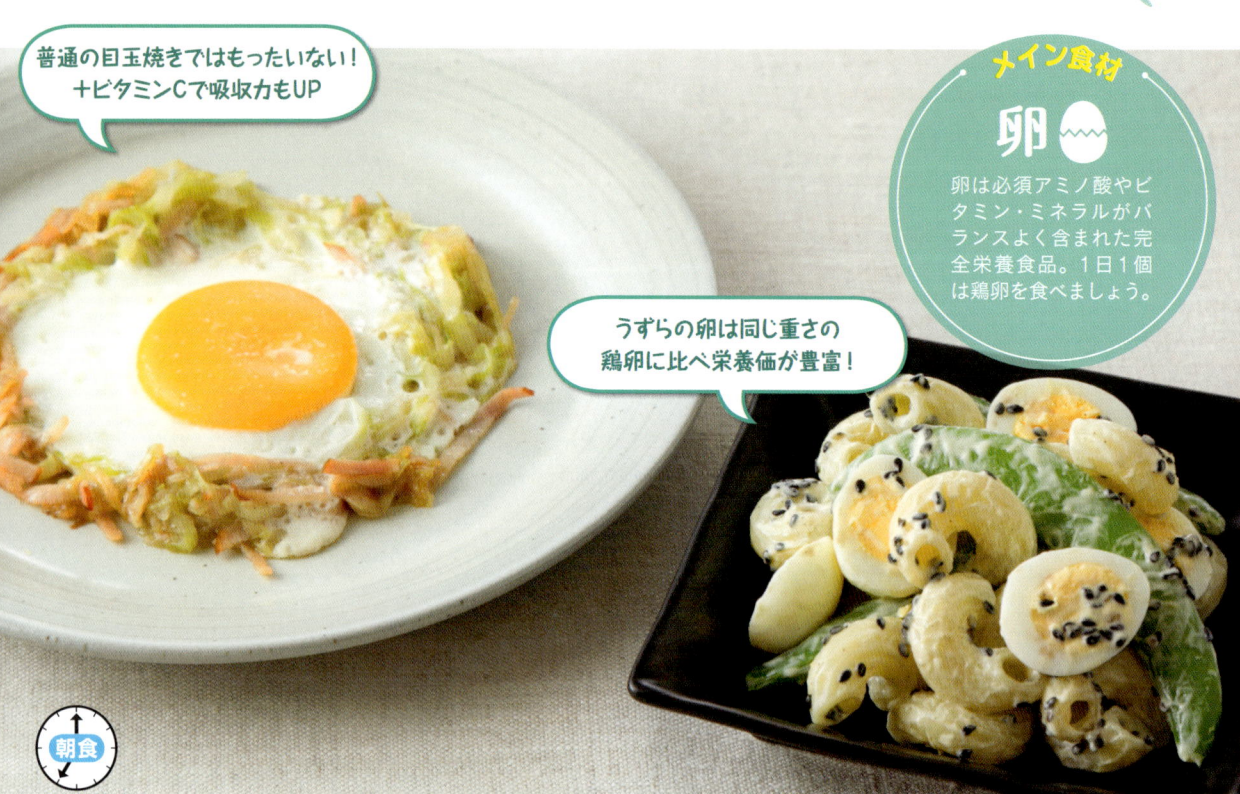

普通の目玉焼きではもったいない！
＋ビタミンCで吸収力もUP

メイン食材
卵
卵は必須アミノ酸やビタミン・ミネラルがバランスよく含まれた完全栄養食品。1日1個は鶏卵を食べましょう。

うずらの卵は同じ重さの鶏卵に比べ栄養価が豊富！

（朝食）

副菜 卵　巣ごもり卵　147kcal

たんぱく質 / カルシウム / ビタミンD / ビタミンK / 亜鉛 / C・T

材料【2人分】
●卵2個 ●キャベツ80g ●ロースハム4枚 ●オリーブオイル小さじ1 ●A《顆粒コンソメ小さじ1、塩・こしょう各少々》●水大さじ2

作り方
1. キャベツとハムは細切りにする。
2. フライパンにオリーブオイルを熱し、中火でハム、キャベツの順に入れて炒め、Aで味をととのえる。
3. 2で土手をつくり真ん中に卵を割り入れる。鍋肌から水を注ぎ、弱火でフタをして3分程度蒸し焼きにする。

副菜 卵　うずらの卵サラダ　260kcal

たんぱく質 / カルシウム / ビタミンD / ビタミンK / 亜鉛 / C・T

材料【2人分】
●うずらの卵6個 ●マカロニ（乾燥）30g ●スナップエンドウ10本 ●A《炒りごま（黒）大さじ3、マヨネーズ大さじ1、顆粒コンソメ小さじ1》

作り方
1. うずらの卵は3〜4分程度ゆで、殻をむいて、縦半分に切る。
2. マカロニは表示時間通りにゆでる。スナップエンドウはさっとゆでる。
3. ボウルに1と2を入れ、Aを加えてよく和える。

※栄養素アイコン　■1日の摂取目安量の1/6　■1/12の含有量、C＝コラーゲン、T＝トリプトファンの含有を表します。

2章 基本の食事レシピ

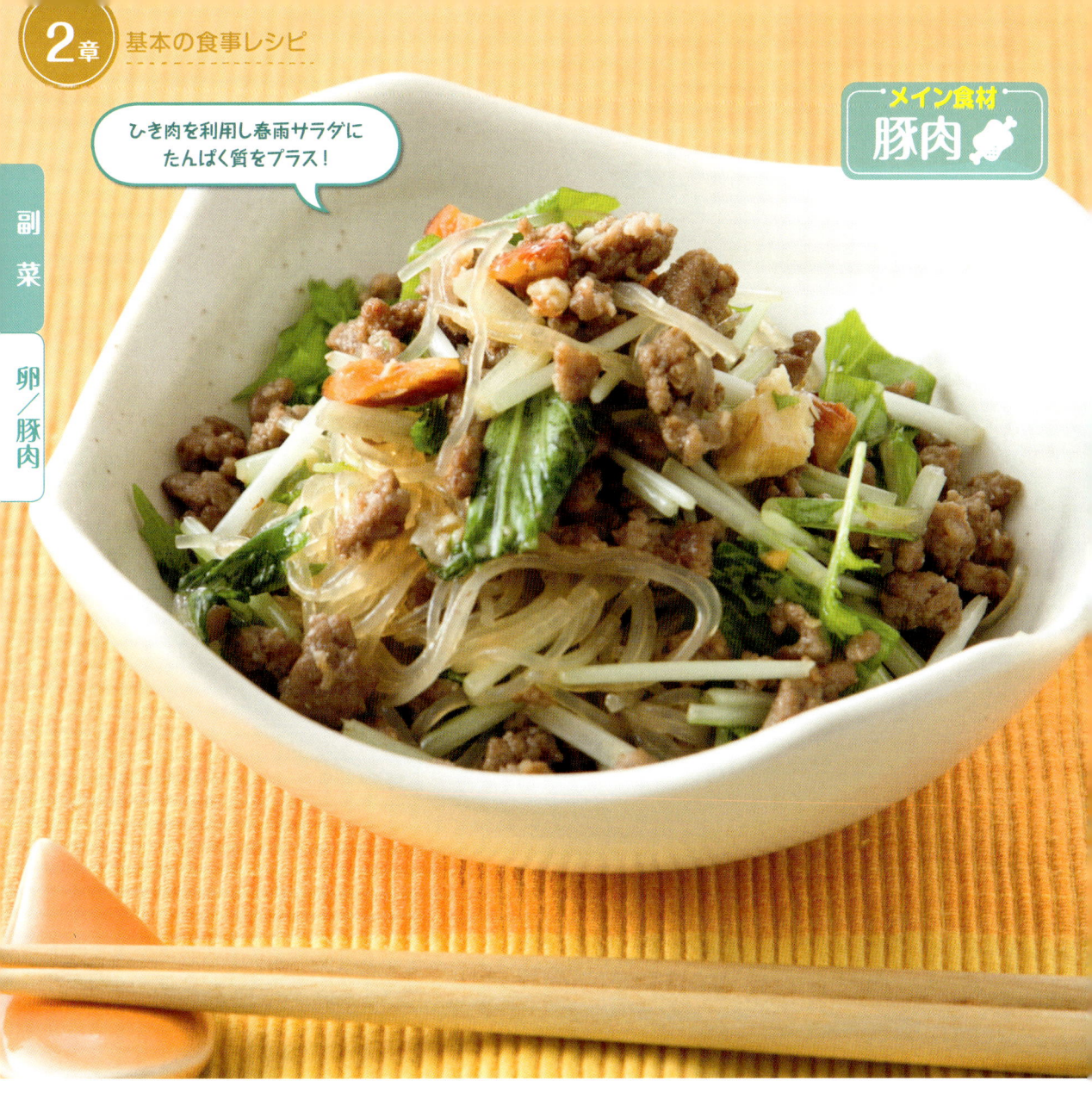

副菜 / 卵・豚肉

ひき肉を利用し春雨サラダに
たんぱく質をプラス！

メイン食材
豚肉

副菜 豚肉 春雨とひき肉のサラダ

247 kcal

材料 [2人分]
- 豚ひき肉100g ● 春雨100g ● 水菜50g ● ナッツ各種（アーモンド、くるみなど）10g ● オリーブオイル小さじ1 ● レモン1/2個 ● 柑橘系ドレッシング（市販品）大さじ2

作り方
1. 春雨は表示時間通りにゆで、5〜6cmの長さに切る。
2. 水菜は3cmの長さに、ナッツは適度な大きさに砕く。
3. フライパンにオリーブオイルを熱し、強火で肉を炒め、色が変わったら❶を加えて炒める。
4. ボウルに❸、水菜を入れ、レモンをしぼり、ナッツとドレッシングを加えてよく和える。

ワンポイントMEMO
サラダは糖質やビタミン野菜ばかりを摂るメニューとは限りません。ひき肉を混ぜ込むことで、たんぱく質もバランスよく摂取できます。

メイン食材
豆・大豆製品

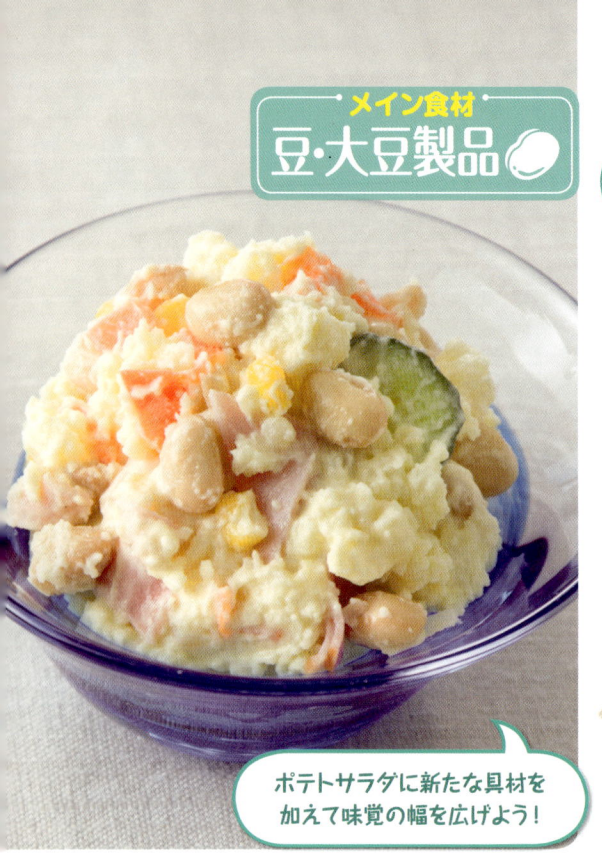

副菜 豆

大豆入りポテトサラダ

212 kcal

たんぱく質 / カルシウム / ビタミンD / ビタミンK / 亜鉛 / C・T

材料[2人分]
●大豆（水煮）30g ●じゃがいも2個（200g） ●にんじん20g ●きゅうり20g ●ロースハム2枚 ●A《マヨネーズ大さじ2、塩・こしょう各少々》

作り方
1. じゃがいもは水から10〜15分程度ゆで、熱いうちにマッシャーなどでつぶす。
2. にんじんは薄切りにし、さっとゆでる。きゅうりは板ずりし、薄切りにする。ハムは細切りにする。
3. ボウルに①、②、大豆、Aを入れ、よく混ぜ合わせる。

> ポテトサラダに新たな具材を加えて味覚の幅を広げよう！

ワンポイントMEMO
子どもが大好きなポテトサラダ。子どもが苦手な食材も細かくしてこっそりと加えてしまえば、気づかないまま食べられるようになるかもしれません。

副菜 豆

厚揚げのカレー煮

174 kcal

たんぱく質 / カルシウム / ビタミンD / ビタミンK / 亜鉛 / C・T

材料[2人分]
●厚揚げ200g ●絹さや10枚 ●だし汁《水2カップ、和風だし小さじ1》 ●カレー粉小さじ2

作り方
1. 厚揚げは熱湯をかけて油を抜き、一口大に切る。絹さやはさっとゆで、せん切りにする。
2. 鍋にだし汁、カレー粉、厚揚げを入れて、中火で10分程度煮込み、器に盛る。
3. 絹さやをのせる。

> カレー味に味付けすれば地味な具材も楽しく！

（朝食）

ワンポイントMEMO
厚揚げはたんぱく質、Ca、ビタミンEが豊富な食材です。油抜きのひと手間を加えることで、余分な脂肪分も減らすことができます。

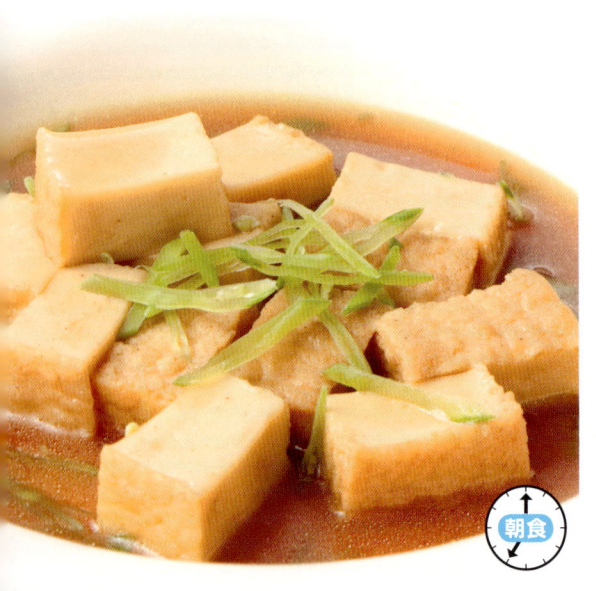

2章 基本の食事レシピ

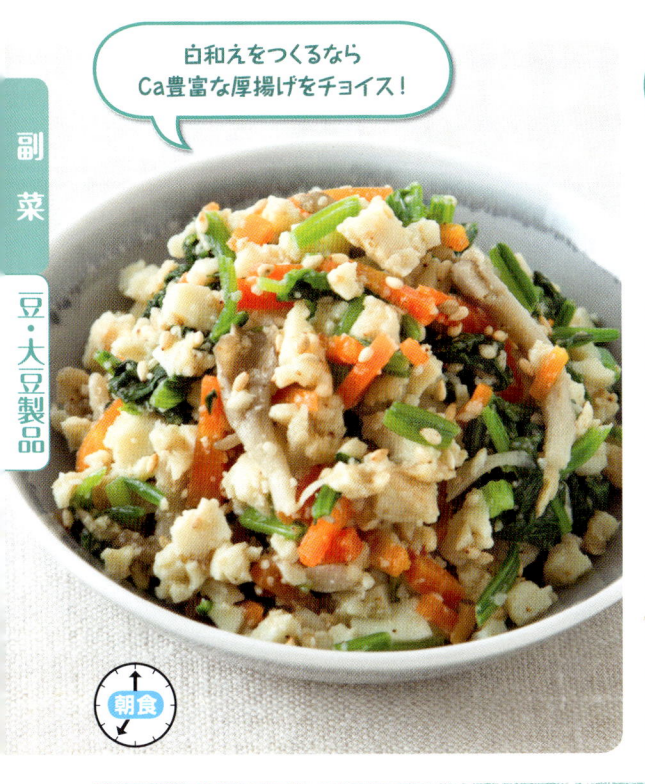

白和えをつくるなら
Ca豊富な厚揚げをチョイス！

副菜 豆 厚揚げの白和え　178kcal

たんぱく質・カルシウム・ビタミンD・ビタミンK・亜鉛

材料【2人分】
- 厚揚げ120g ●ほうれん草60g ●まいたけ30g ●にんじん20g
- A《三温糖大さじ1、しょうゆ大さじ1、すりごま大さじ2》

作り方
1. 厚揚げは熱湯をかけて油を抜き、すりこぎですりつぶす。
2. ほうれん草はゆで、3cmの長さに切る。
3. まいたけ、にんじんは細切りにする。
4. ①に、②、③、Aを入れ、よく和える。

ワンポイントMEMO
Caは大豆製品の中で比べると、絹ごし豆腐よりも木綿豆腐、木綿豆腐よりも厚揚げに多く含まれています。定番メニューにアレンジを加えた一品です！

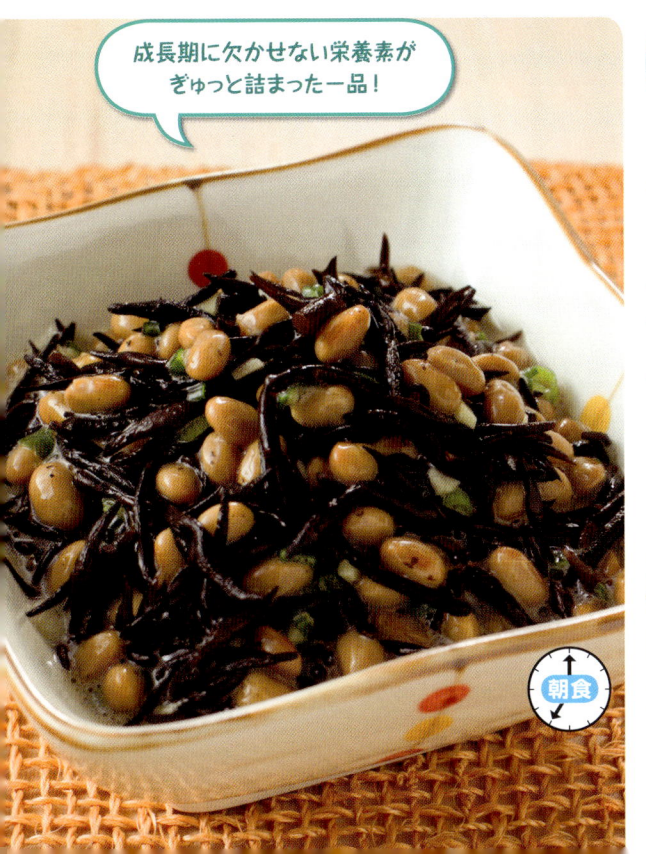

朝食

成長期に欠かせない栄養素が
ぎゅっと詰まった一品！

副菜 豆 ひじき納豆和え　110kcal

たんぱく質・カルシウム・ビタミンK・亜鉛

材料【2人分】
- 納豆2パック（タレなどは除く）●あさつき20g ●しょうが1片
- ひじき（乾燥）100g ●しょうゆ大さじ2

作り方
1. あさつきは小口切りにする。しょうがはすりおろす。ひじきは水で戻し、水気を切る。
2. ボウルに①、納豆、しょうゆを入れて、よく和える。

ワンポイントMEMO
納豆のビタミンKは骨を丈夫にし、ひじきの鉄分は血液の材料になります。また、しょうがには血流促進の作用もあります。まさに副菜にぴったりの一品です。

朝食

中華の定番・チンゲンサイ！
具材の組み合わせで変化を

メイン食材
野菜
野菜でビタミンやミネラルを補給しましょう。調理法に変化をつけて、毎食欠かさずに野菜を食べる工夫を。

朝食

副菜 野菜
中華風野菜炒め

79 kcal

材料[2人分]
●チンゲンサイ120g ●きくらげ4枚 ●白菜40g ●じゃがいも1個（100g）●パプリカ（赤）60g ●オリーブオイル小さじ1 ●A《顆粒中華スープの素小さじ1、塩・こしょう各少々》

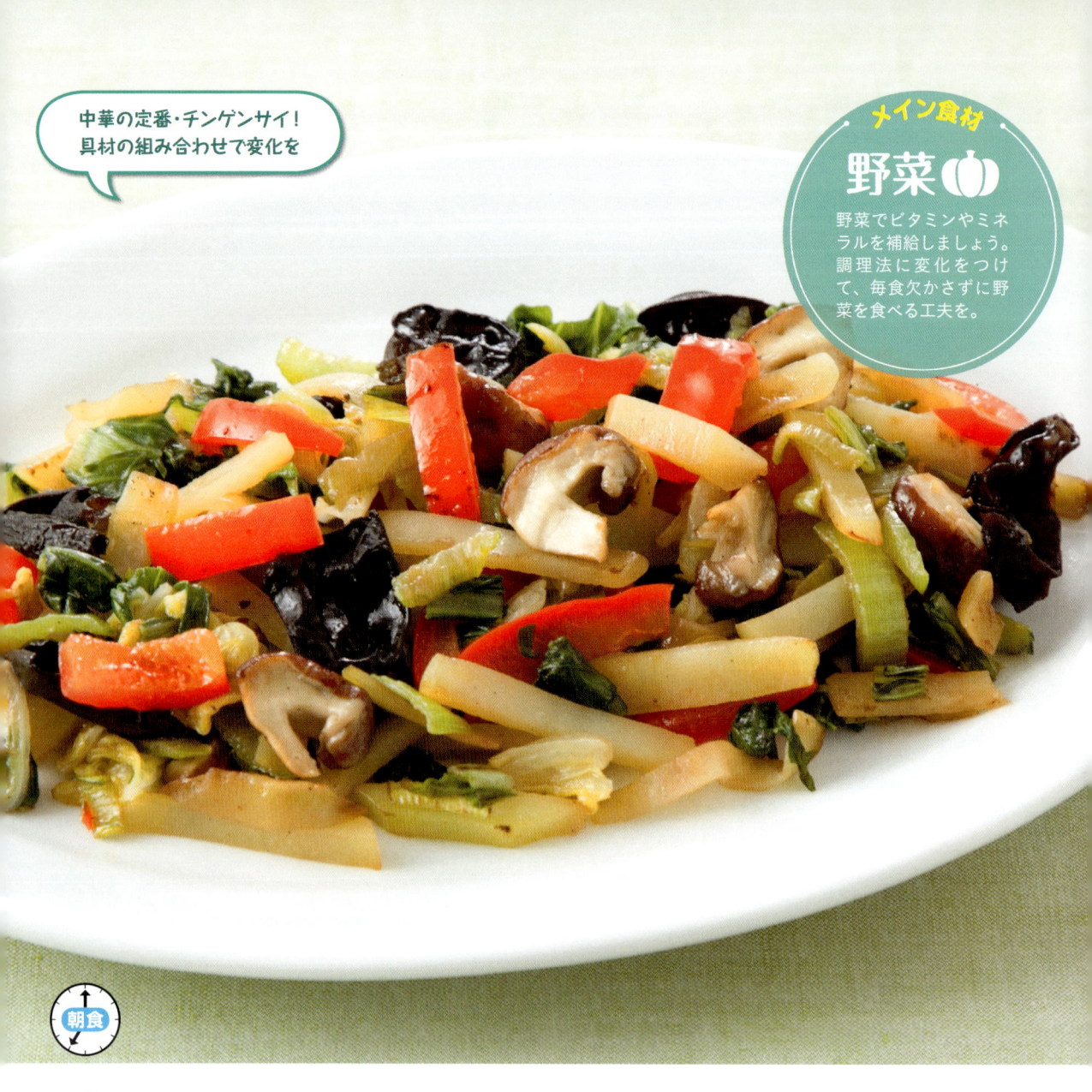

作り方
① チンゲンサイ、きくらげ、白菜は食べやすい大きさに、じゃがいも、パプリカは細切りにする。
② フライパンにオリーブオイルを熱し、強火でじゃがいもを炒める。
③ ②の色が変わったら、チンゲンサイ、きくらげ、白菜、パプリカを加えて炒め、Aで味をととのえる。

ワンポイントMEMO
チンゲンサイはCaや鉄分が豊富な食材。きくらげのビタミンD、野菜のビタミンCと組み合わせることで、ミネラルの吸収率が高まります。

※栄養素アイコン　■1日の摂取目安量の1/6　■1/12の含有量、C＝コラーゲン、T＝トリプトファンの含有を表します。

2章 基本の食事レシピ

副菜 野菜 いもとかぼちゃのマッシュ

247 kcal

たんぱく質 / カルシウム / ビタミンD / ビタミンK / C / T

材料[2人分]
● さつまいも160g ● かぼちゃ100g ● A《牛乳½カップ、顆粒コンソメ小さじ½、塩・こしょう各少々》● スライスアーモンド20g

作り方
① さつまいも、かぼちゃは一口大に切る。
② ①を水から15～20分程度ゆでて、熱いうちにマッシャーなどでつぶす。
③ ボウルに②、Aを入れてよく混ぜ合わせ、最後にアーモンドを加える。

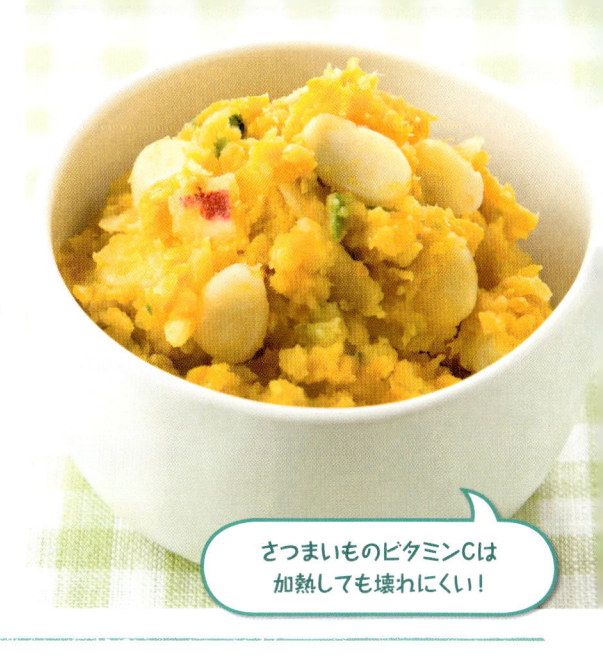

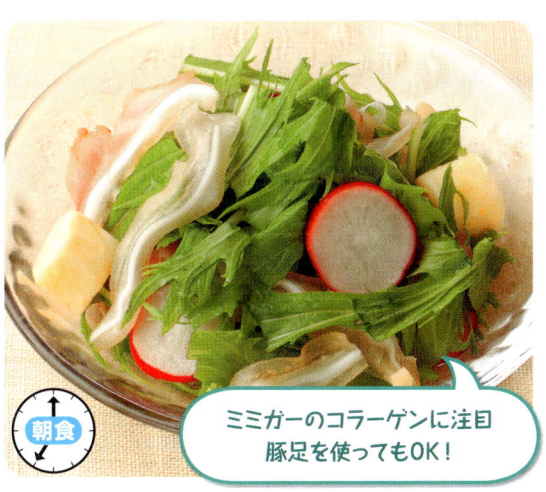

> さつまいものビタミンCは加熱しても壊れにくい！

副菜 野菜 ミミガーとチーズのサラダ

161 kcal

たんぱく質 / カルシウム / ビタミンD / ビタミンK / 亜鉛 / C / T

材料[2人分]
● 水菜60g ● ミミガー（薄切り）60g ● ラディッシュ4個 ● チーズ（ブロック）40g ● ドレッシング（市販品）20g

作り方
① 水菜は3cmの長さに、ラディッシュは薄切りに、チーズは1cm角に切る。
② 器に①、ミミガーを盛りつけて、ドレッシングをかける。

※ミミガーとは沖縄料理に使われる豚の耳の皮。スーパーなどでボイル済みの商品が購入可能です。

> ミミガーのコラーゲンに注目 豚足を使ってもOK！

（朝食）

副菜 野菜 切り干し大根のサラダ風

67 kcal

たんぱく質 / カルシウム / ビタミンD / ビタミンK / C / T

材料[2人分]
● 切り干し大根（乾燥）10g ● ひじき（乾燥）6g ● にんじん50g ● 炒りごま（黒）大さじ1 ● 和風ドレッシング（市販品）大さじ2

作り方
① 切り干し大根、ひじきは水で戻し、水気を切る。
② にんじんは細切りにする。
③ ボウルに①、②、ごま、ドレッシングを入れ、和える。

> 生大根よりCaが凝縮 多く食べたい切り干し大根！

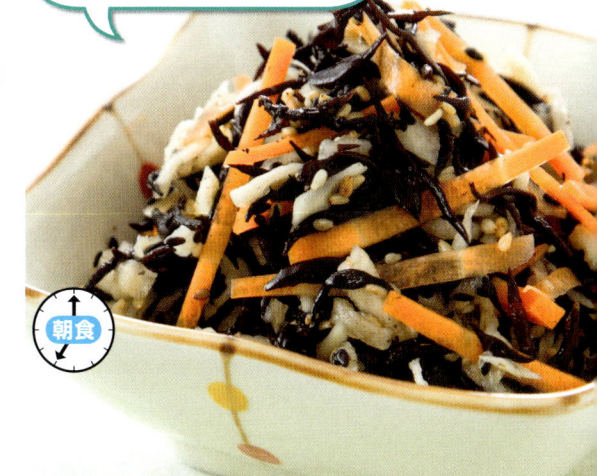

（朝食）

副菜 魚 牡蠣(かき)のマリネ

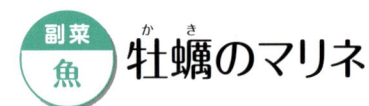

192 kcal

たんぱく質 / カルシウム / ビタミンD / ビタミンK / 亜鉛 / C / T

材料【2人分】
● 牡蠣むき身(冷凍)6個(120g) ●玉ねぎ½個 ●ブロッコリースプラウト40g ●A《酢小さじ2、ポン酢大さじ4、はちみつ大さじ2》

作り方
1. 牡蠣はさっと熱湯に通す。玉ねぎは薄切りにし、塩水に5分程度さらして、よく水気をしぼる。
2. ボウルに❶、ブロッコリースプラウト、Aを入れ、和える。
3. ❷を冷蔵庫で15分程度冷やす。

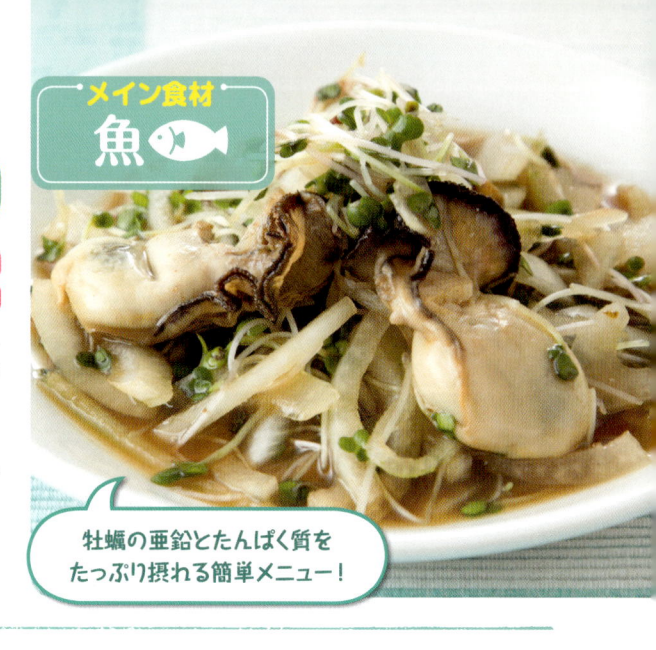

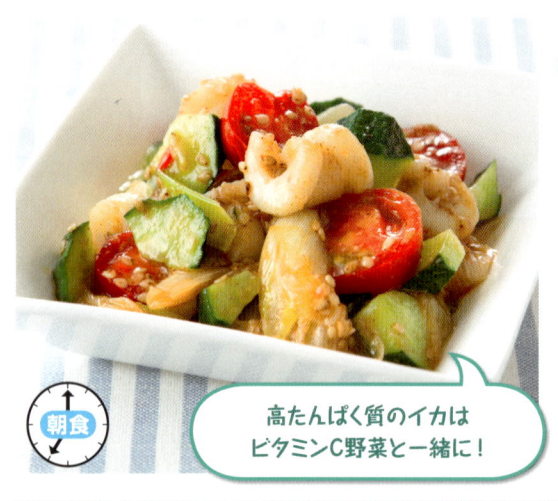

> メイン食材 魚
> 牡蠣の亜鉛とたんぱく質をたっぷり摂れる簡単メニュー！

副菜 魚 イカのねぎ塩

153 kcal

たんぱく質 / カルシウム / ビタミンD / ビタミンK / 亜鉛 / C / T

材料【2人分】
●イカ(冷凍)160g ●長ねぎ40g ●きゅうり½本(50g) ●ミニトマト6個 ●サラダ油小さじ1 ●A《炒りごま(白)、大さじ2、コチュジャン大さじ2、塩少々》

作り方
1. イカ、長ねぎ、きゅうりは食べやすい大きさに、ミニトマトは縦半分に切る。
2. フライパンに油を熱し、強火でイカ、長ねぎを炒める。
3. 火が通ったら、残りの材料とAを加えて、さっと炒める。

> 高たんぱく質のイカはビタミンC野菜と一緒に！

(朝食)

副菜 魚 サケユッケ風

245 kcal

たんぱく質 / カルシウム / ビタミンD / ビタミンK / 亜鉛 / C / T

材料【2人分】
●サケ(缶詰)100g ●キャベツ2枚(100g) ●長ねぎ40g ●A《牛乳大さじ4、炒りごま(黒)大さじ1、しょうゆ大さじ1、ごま油・コチュジャン・三温糖各小さじ1》●卵2個

作り方
1. キャベツはせん切りに、長ねぎは小口切りにする。
2. ボウルに長ねぎ、Aを混ぜ、缶の油をよく切ったサケの身をほぐして入れ、さらに混ぜ合わせる。
3. 器にキャベツを敷き、その上に❷で土手をつくり、真ん中に卵黄だけを落とす。

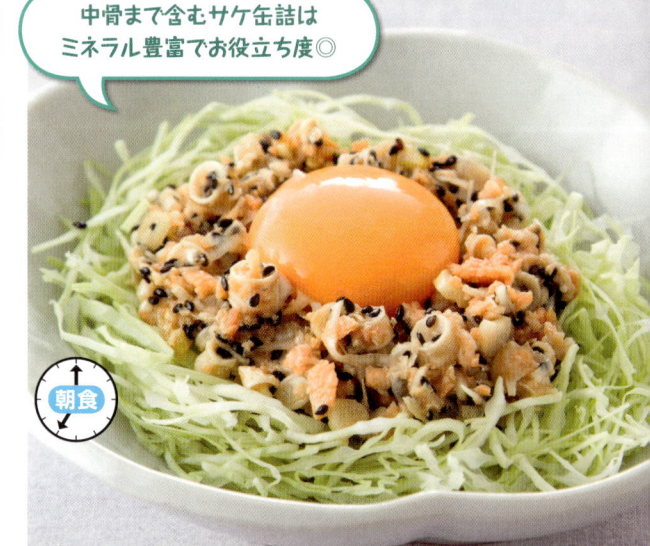

> 中骨まで含むサケ缶詰はミネラル豊富でお役立ち度◎

(朝食)

2章 基本の食事レシピ

副菜 / 魚 / 乳製品 / 鶏肉

メイン食材 鶏肉

コリコリとした食感が癖に楽しくコラーゲンを摂取！

メイン食材 乳製品

乳製品から摂るCaとたんぱく質は、身長を伸ばすために必須の栄養素。どんな料理にも使いやすい食材です。

朝食

日本人に不足しがちなCaを補うチーズづくしサラダ！

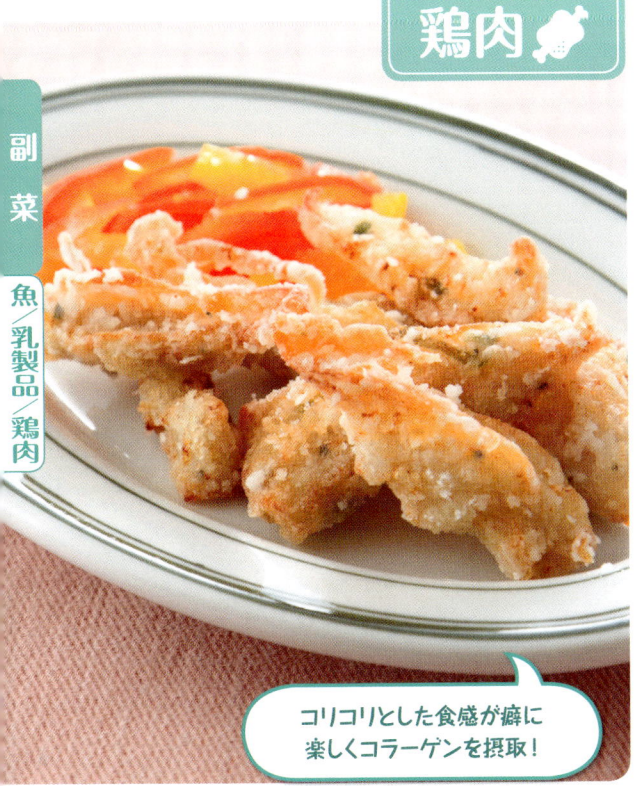

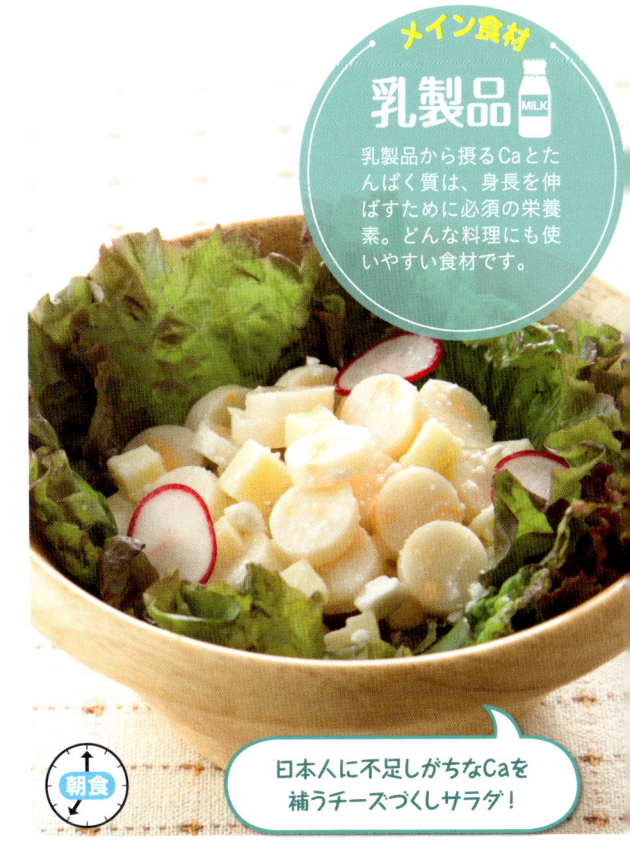

副菜 鶏肉 なんこつの唐揚げ　135 kcal

アイコン：たんぱく質／カルシウム／ビタミンD／ビタミンK／鉄／C／T

材料[2人分]
- 鶏なんこつ160g ●にんにく1片 ●パプリカ（赤・黄色）各20g ●塩、粗びきこしょう各少々 ●片栗粉、揚げ油適宜

作り方
1. にんにくはみじん切りに、パプリカは薄切りにする。
2. ビニール袋に肉とにんにく、塩、こしょうを入れ、よくなじませてから、片栗粉を入れてよくまぶす。
3. 約180℃の油で②を3分程度カラッと揚げ、パプリカを添える。

ワンポイントMEMO
鶏なんこつは他の部位に比べて、コラーゲンやビタミンKが豊富です。ビタミンC野菜と組み合わせれば、骨づくりに最適な副菜レシピになります！

副菜 乳製品 チーズサラダ　173 kcal

アイコン：たんぱく質／カルシウム／ビタミンD／ビタミンK／亜鉛／C／T

材料[2人分]
- **カッテージチーズ20g** ●サニーレタス4枚（200g）●チーズかまぼこ2本 ●ゴーダチーズ、チーズ（ブロック）各30g ●ラディッシュ2個 ●ドレッシング（市販品）大さじ1

作り方
1. サニーレタスは食べやすい大きさに手でちぎる。
2. チーズかまぼこは小口切りに、カッテージチーズ、ゴーダチーズは粗みじん切りに、ブロックチーズは1cm角に、ラディッシュは薄切りにする。
3. ボウルに②を入れ、ドレッシングを加えて和える。
4. 器にサニーレタスを敷き、③を盛る。

ワンポイントMEMO
100gのチーズには、牛乳約6本分のCaが含まれるといわれます。サラダにおやつに、味つけにと、どんどん利用したい食材です。

※栄養素アイコン　■1日の摂取目安量の1/6　■1/12の含有量、C＝コラーゲン、T＝トリプトファンの含有を表します。

汁物レシピ
Soup

味噌汁やスープなどの定番汁物も、骨付き肉や乳製品を加えることで身長伸ばしレシピに早変わりします！

味噌汁 🍲
豆腐、海藻類、野菜など栄養価豊かな具材が使える味噌汁。「食べる汁もの」を意識し、具だくさんにします。

すりごまの香りと味わいがポイントの具だくさん味噌汁

鶏手羽元のコラーゲンが味噌汁に溶け出した一品

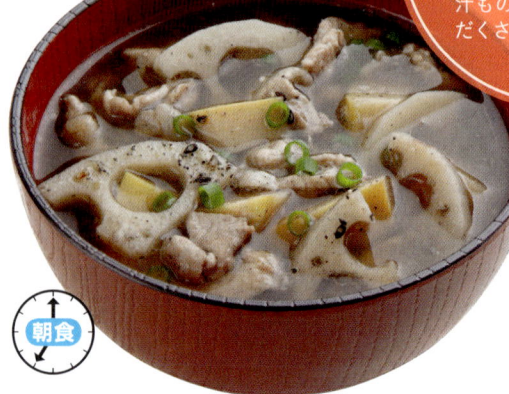

汁物 豚肉 ごま味噌汁　211kcal

（栄養素アイコン：たんぱく質／カルシウム／ビタミンD／ビタミンK／亜鉛／C・T）

材料【2人分】
- ●豚ロース肉100g ●れんこん50g ●たけのこ100g
- ●A《水3カップ、和風だし小1》●味噌24g ●すりごま（黒）大さじ1

作り方
1. 肉、れんこん、たけのこは一口大に切る。
2. 鍋にAと❶を入れ、強火で10分程度煮込む。
3. ❷に味噌を溶かし入れて火を止め、ごまを加える。

ワンポイントMEMO
ごまはCaやマグネシウムの含有量が多い優れた食品。子どもの食事には、とくに消化吸収のよいすりごまを使うのがポイントです。

汁物 鶏肉 鶏手羽汁　134kcal

（栄養素アイコン：たんぱく質／カルシウム／ビタミンD／ビタミンK／亜鉛／C・T）

材料【2人分】
- ●鶏手羽元4本 ●大根100g ●にんじん50g ●長ねぎ30g
- ●しょうが1片 ●水4カップ ●味噌24g ●しょうゆ小さじ2

作り方
1. 大根、にんじん、長ねぎは一口大に、しょうがはみじん切りにする。
2. 鍋に水、しょうが、肉、大根、にんじん、長ねぎを入れて火にかけ、強火で10分程度煮込む。
3. ❷に味噌を溶かし入れて火を止める。しょうゆを加えて味をととのえる。

ワンポイントMEMO
骨付き肉を煮込むとコラーゲンが煮汁に溶け出し、滋味豊かな味噌汁になります。最後まで残さずしっかりお汁をいただきましょう。

※栄養素アイコン　■1日の摂取目安量の1/6、■1/12の含有量、C＝コラーゲン、T＝トリプトファンの含有を表します。

2章 基本の食事レシピ

汁物 / 味噌汁

汁物 豆 野菜納豆汁　**90 kcal**

たんぱく質／カルシウム／ビタミンD／ビタミンK／／C・T

材料[2人分]
●納豆1パック（タレなどは除く）●にんじん50g ●白菜30g ●にら50g ●A《水3カップ、和風だし小さじ1》●味噌24g

作り方
1. にんじん、白菜は一口大に、にらは2cmの長さに切る。
2. 鍋にA、にんじん、白菜を入れ、強火で5分程度煮込む。
3. ②に、にらを加えてから、味噌を溶かし入れ、納豆を加えてすぐに火を止める。

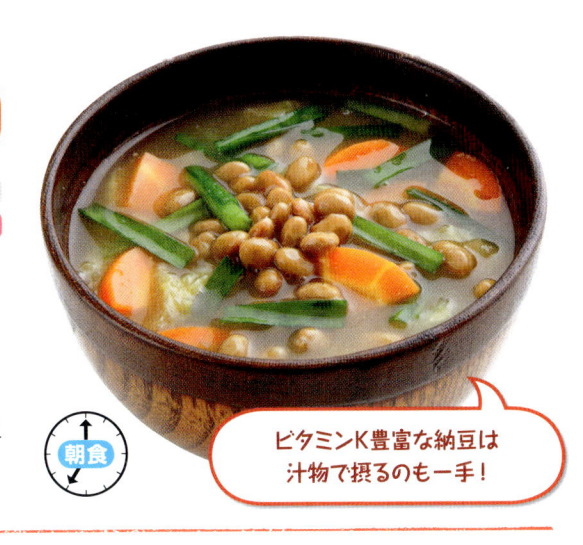

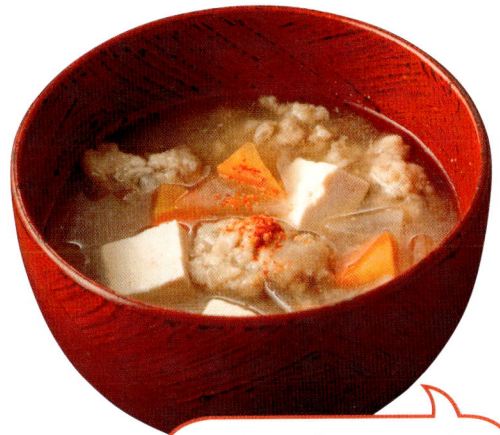

（朝食）

> ビタミンK豊富な納豆は汁物で摂るのも一手！

汁物 魚 つみれ汁　**272 kcal**

たんぱく質／カルシウム／ビタミンD／ビタミンK／亜鉛／T

材料[2人分]
●アジ1尾 ●大根60g ●にんじん40g ●豆腐（木綿）60g ●卵1個 ●片栗粉大さじ3 ●塩少々 ●だし汁《水3カップ、和風だし小さじ1》●味噌24g ●しょうゆ小さじ2 ●（お好みで一味唐辛子適宜）

作り方
1. 大根とにんじんは一口大に、豆腐は1.5cm角に切る。
2. アジは3枚におろし、包丁で身が細かくなるまでたたく。
3. ボウルに②、溶き卵、片栗粉、塩を入れて粘り気が出るまで混ぜ合わせ、一口大の団子にする。
4. 鍋にだし汁、大根、にんじんを入れて強火にかける。沸騰したら③を入れ、豆腐を加えて10分程度煮込む。
5. 味噌を溶かし入れて火を止め、しょうゆを加える。

> 青魚が苦手な子も、つみれ団子にすれば食べやすい！

汁物 魚 海鮮汁　**145 kcal**

たんぱく質／カルシウム／ビタミンD／ビタミンK／亜鉛／C・T

材料[2人分]
●魚介類（ホタテ、エビ、マグロなど）300g ●長ねぎ60g ●だし汁《水2カップ、和風だし小さじ1》●ひじき20g ●味噌24g

作り方
1. 魚介類は食べやすい大きさに、長ねぎは斜め切りにする。
2. 鍋にだし汁を入れて強火で沸騰させ、①、ひじきを加えて10分程度煮込む。味噌を溶かし入れ火を止める。

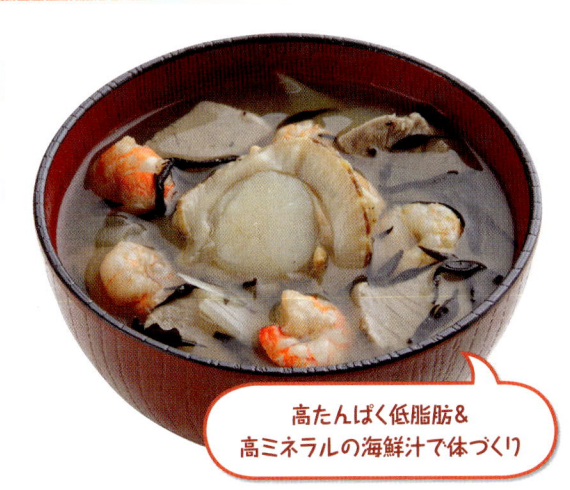

> 高たんぱく低脂肪＆高ミネラルの海鮮汁で体づくり

スープ

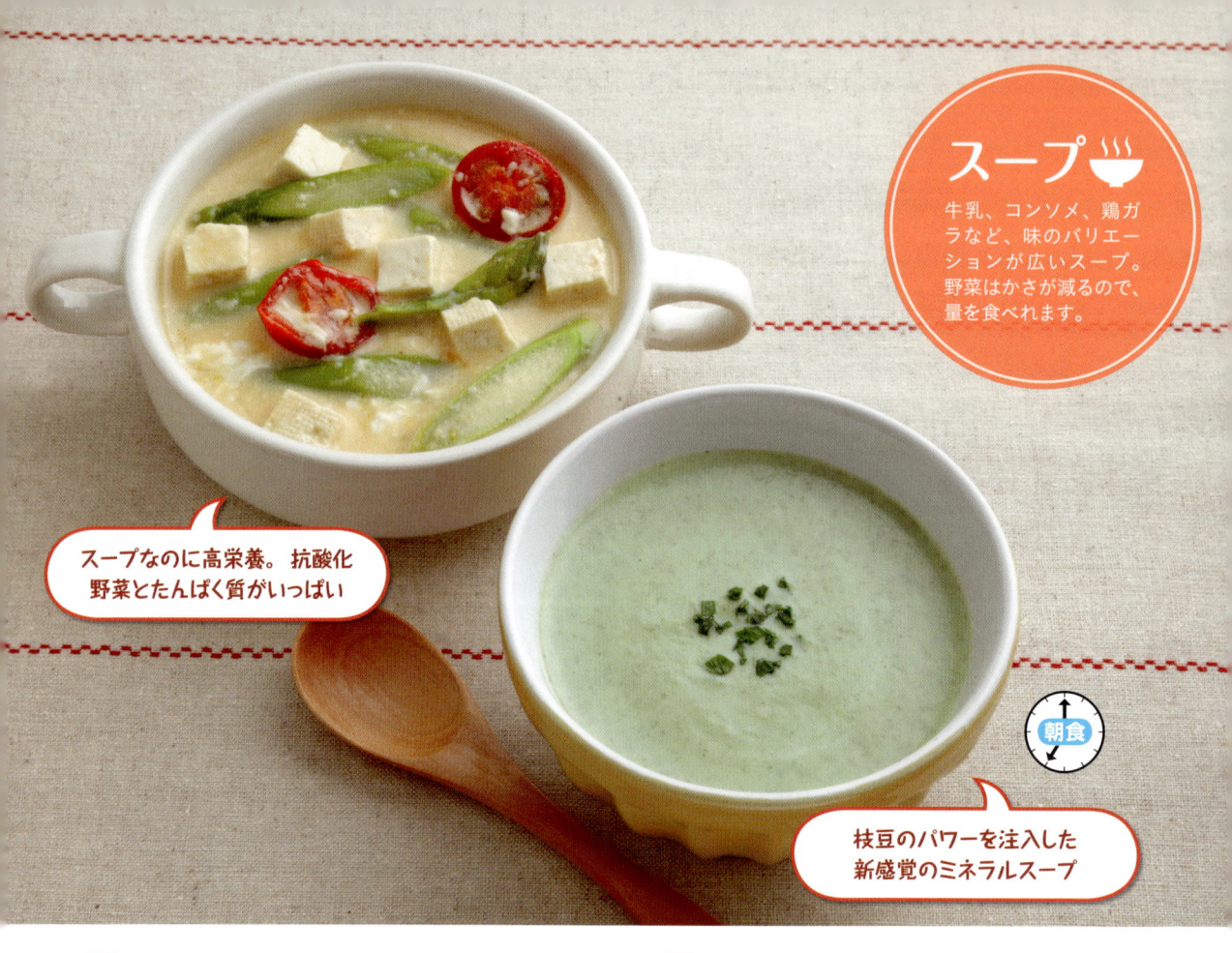

牛乳、コンソメ、鶏ガラなど、味のバリエーションが広いスープ。野菜はかさが減るので、量を食べれます。

スープなのに高栄養。抗酸化野菜とたんぱく質がいっぱい

枝豆のパワーを注入した新感覚のミネラルスープ

汁物 卵 ミルファンテ　130kcal

材料[2人分]
●卵2個　●粉チーズ大さじ2　●アスパラガス2本　●豆腐（絹ごし）50g　●ミニトマト2個　●水1カップ　●固形コンソメ1個　●塩、こしょう各少々

作り方
1. ボウルに卵を割りほぐし、粉チーズを加えてよく混ぜ合わせる。
2. アスパラガスは3cmの長さの斜め切りに、豆腐は1cm角に、ミニトマトは縦半分に切る。
3. 鍋に水、コンソメを入れて強火にかけ、沸騰したらアスパラガス、豆腐を入れて5分程度煮込む。
4. 3に1を回し入れ、中火でひと煮立ちさせ、塩、こしょうで味をととのえる。

※ミルファンテとは卵とチーズのスープ。

汁物 豆 ミルクビーンズスープ　139kcal

材料[2人分]
●枝豆むき身（ゆでたもの）100g　●牛乳1カップ　●水½カップ　●固形コンソメ1個　●塩、こしょう各少々　●パセリ5g

作り方
1. 牛乳、枝豆、水を合わせて2分程度ミキサーにかける。
2. 鍋に1、コンソメを入れて強火にかける。
3. 2をひと煮立ちさせ、塩、こしょうで味をととのえる。
4. 器に3を盛り、みじん切りにしたパセリをふる。

ワンポイントMEMO
乳製品に含まれる乳酸Caは、体への吸収率が高いのが特徴です。牛乳、チーズ、ヨーグルトなど複数の乳製品を組み合わせるのもいいでしょう。

※栄養素アイコン　■1日の摂取目安量の⅙　■1/12の含有量、C＝コラーゲン、T＝トリプトファンの含有を表します。

2章 基本の食事レシピ

汁物
スープ

豚足とビタミンC野菜の
コラーゲンスープ

きのこ類に豊富なビタミンDは
Caの吸収率を高める！

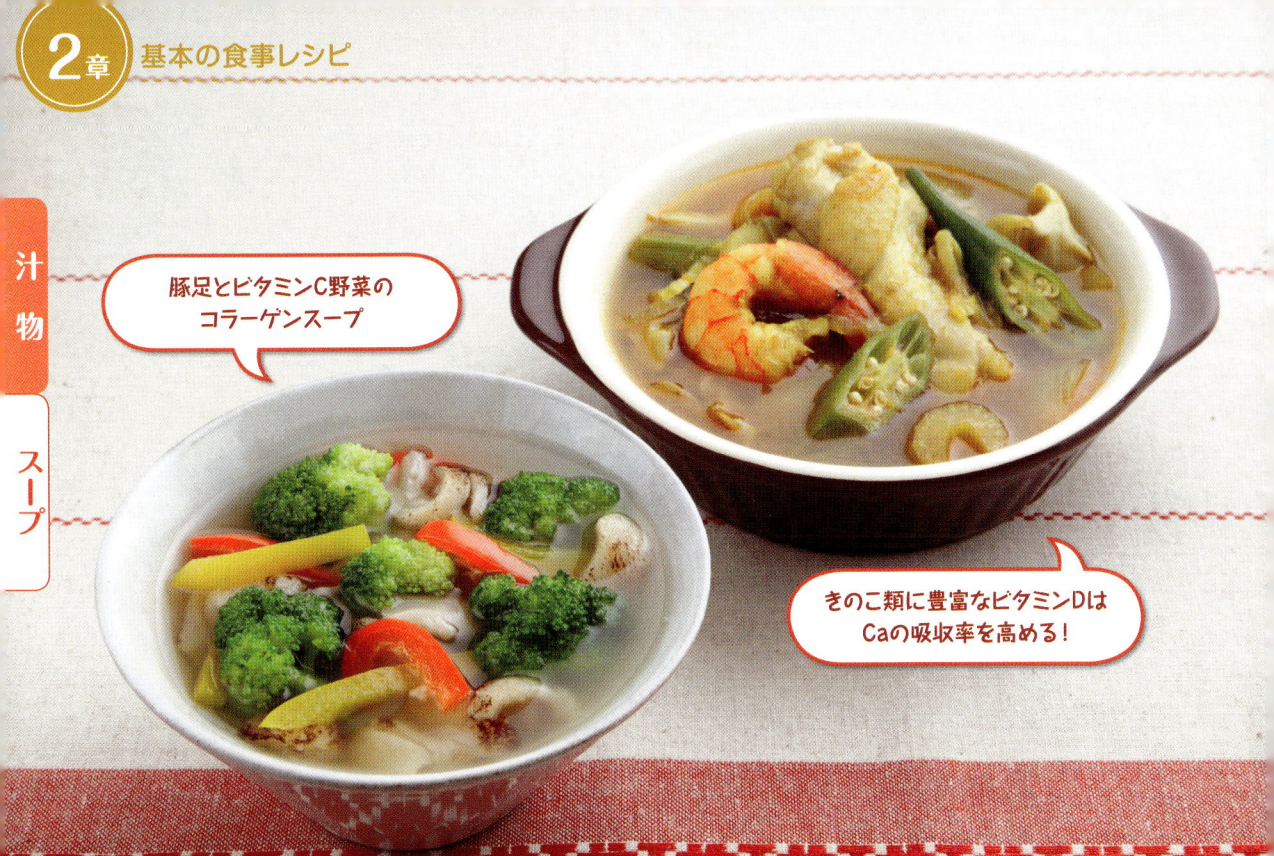

汁物 豚肉 豚足と野菜スープ　142kcal

たんぱく質／ビタミンD／ビタミンK／C／T

材料[2人分]
●豚足100g ●パプリカ（赤・黄色）各20g ●ブロッコリー100g ●水2カップ ●顆粒鶏ガラスープの素小さじ1½ ●塩、こしょう各少々

作り方
1. 肉は手で一口大にちぎる。パプリカは食べやすい大きさに、ブロッコリーは小房に切る。
2. 鍋に水、肉を入れ強火にかけ、15分程度煮込む。
3. ❷にパプリカ、ブロッコリーを加えて、3分程度煮込む。
4. ❸にスープの素を加えて、塩、こしょうで味をととのえる。

ワンポイントMEMO
豚足は下処理の済んだものがスーパーでも数多く市販されています。長時間煮込めば特有の臭みも消え、トロトロのゼラチン状になります。

汁物 鶏肉 スープカレー　211kcal

たんぱく質／ビタミンD／ビタミンK／亜鉛／C／T

材料[2人分]
●鶏手羽元2本 ●セロリ50g ●玉ねぎ½個（100g）●まいたけ50g ●オクラ2本 ●しょうが、にんにく各1片 ●バター小さじ1 ●エビ（殻付き）2尾 ●水3カップ ●A《カレー粉大さじ1、カレールウ1皿分、ケチャップ大さじ1、顆粒コンソメ少々》

作り方
1. セロリ、玉ねぎ、まいたけ、オクラは食べやすい大きさに、しょうが、にんにくはみじん切りにする。
2. フライパンにバターを熱し、中火でしょうがとにんにくを炒める。香りが立ったら肉を入れてさっと炒め、エビと❶を加えて炒める。
3. ❷に水を入れ、強火で15分程度煮込んだら、Aを加えてひと煮立ちさせる。

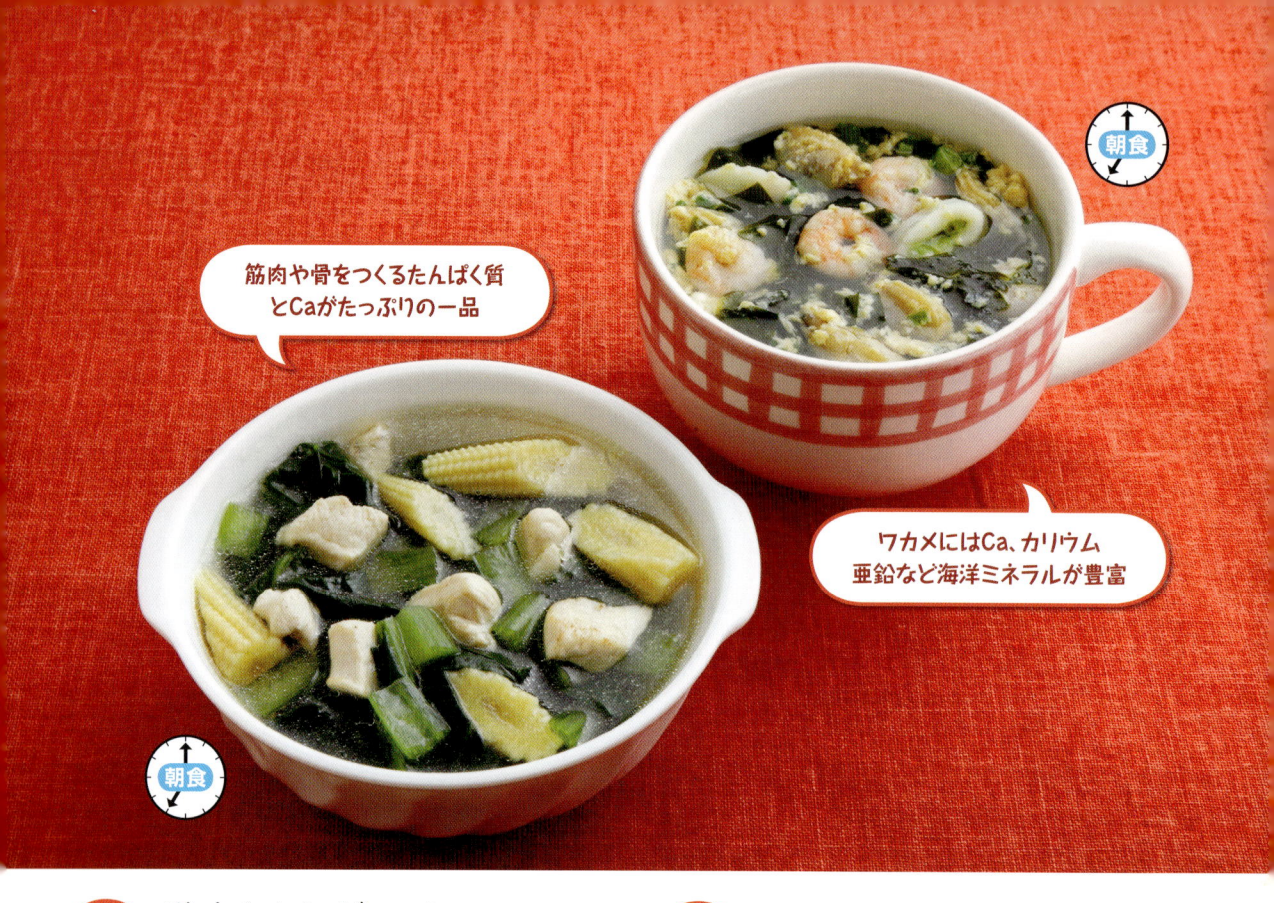

筋肉や骨をつくるたんぱく質とCaがたっぷりの一品

ワカメにはCa、カリウム亜鉛など海洋ミネラルが豊富

汁物 鶏肉　鶏肉とヤングコーンの中華スープ　83kcal

たんぱく質／カルシウム／ビタミンD／ビタミンK／／C／T

材料[2人分]
●鶏むね肉60g ●ヤングコーン4本 ●小松菜60g ●水2カップ ●顆粒鶏ガラスープの素小さじ2 ●塩、こしょう各少々

作り方
1. 肉、ヤングコーン、小松菜は一口大に切る。
2. 鍋に水とスープの素を入れ、強火にかける。
3. 沸騰したら❶を入れて10分程度煮込み、塩、こしょうで味をととのえる。

ワンポイントMEMO
鶏むね肉は、鶏肉の中でも低脂肪でたんぱく質が多い部位です。また、小松菜に含まれるCaとビタミンKが骨をつくります。

汁物 魚　ワカメスープ　114kcal

たんぱく質／カルシウム／ビタミンD／ビタミンK／亜鉛／C／T

材料[2人分]
●シーフードミックス100g ●ワカメ（塩蔵）20g ●長ねぎ30g ●水2カップ ●顆粒中華だしの素小さじ1 ●卵1個 ●炒りごま（白）大さじ1

作り方
1. ワカメは塩を洗い流して細かく刻む。長ねぎは2cmの長さに斜め切りする。
2. 鍋に水を入れて強火にかけ、沸騰したらシーフードミックスを加える。
3. ❷にワカメと長ねぎを入れ、中華だしの素を加える。
4. ❸に溶き卵を回し入れ、ごまをふる。

ワンポイントMEMO
ヘルシーな海藻の中でも、ワカメはもっともCaが豊富な食材です。口当たりもよく食べやすいので、汁物やサラダにどんどん活用しましょう。

※栄養素アイコン　■1日の摂取目安量の1/6　■1/12の含有量、C＝コラーゲン、T＝トリプトファンの含有を表します。

2章 基本の食事レシピ

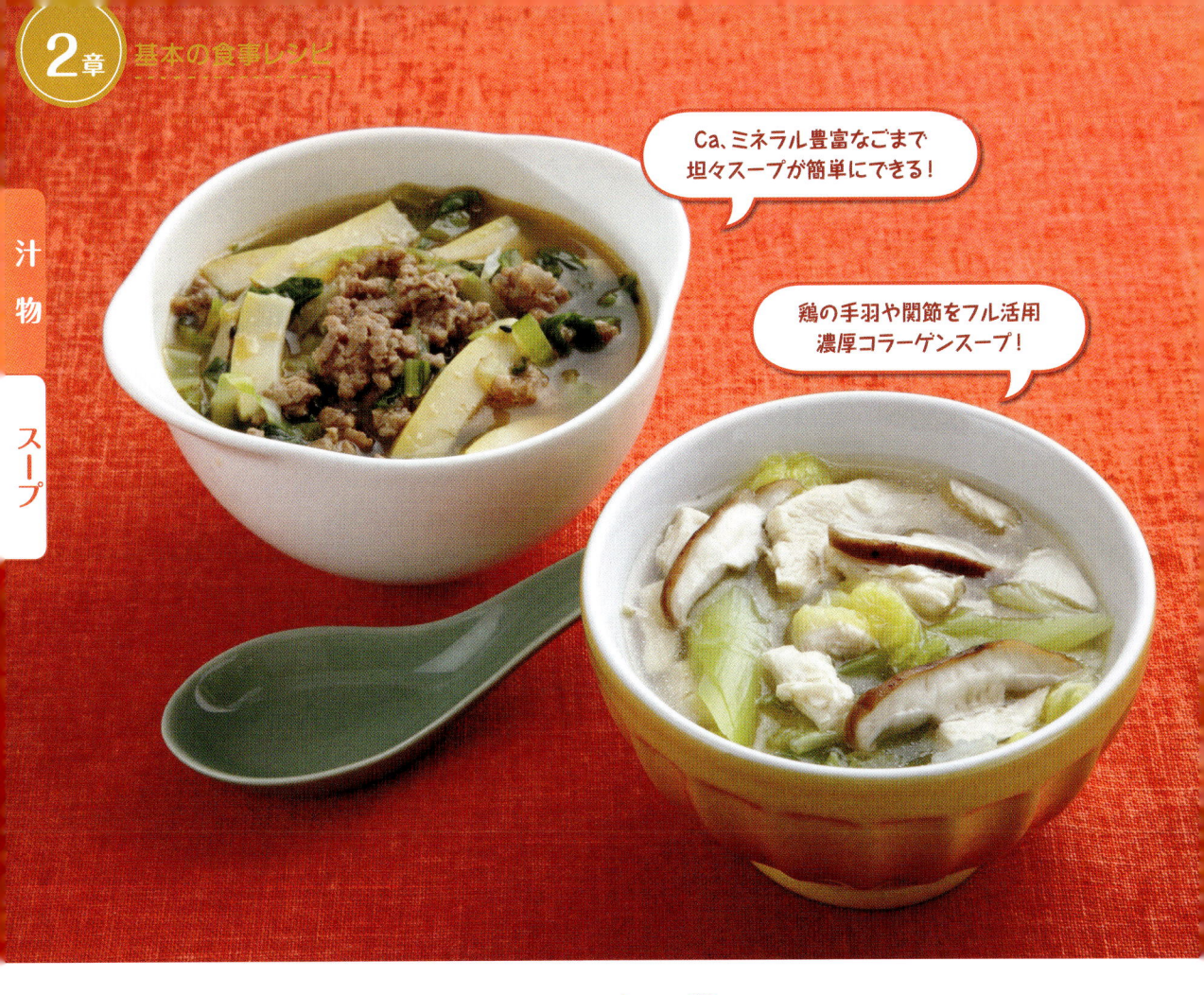

汁物 / スープ

> Ca、ミネラル豊富なごまで坦々スープが簡単にできる！

> 鶏の手羽や関節をフル活用濃厚コラーゲンスープ！

汁物 豚肉 坦々スープ　223kcal

材料[2人分]
●豚ひき肉120g ●キャベツ、たけのこ各100g ●チンゲンサイ50g ●にんにく1片 ●オリーブオイル小さじ1 ●水1カップ ●コチュジャン大さじ1 ●味噌12g ●すりごま（白）大さじ1

作り方
1. キャベツ、たけのこ、チンゲンサイは食べやすい大きさに、にんにくはみじん切りにする。
2. 鍋にオリーブオイルを熱し、強火でにんにくを入れ、香りが立ったら肉を加えて炒める。
3. ❷にキャベツ、たけのこ、チンゲンサイを加え、さっと炒める。
4. ❸に水を加え、沸騰したらコチュジャンと味噌を加えてひと煮立ちさせ、ごまをふる。

汁物 鶏肉 丸鶏スープ　133kcal

材料[2人分]
●鶏むね肉（骨付き）120g ●白菜、長ねぎ各50g ●しいたけ2枚 ●しょうが1片 ●水3カップ ●顆粒中華だしの素小さじ1 ●塩、こしょう各少々

作り方
1. 白菜は一口大に、長ねぎは5cmの長さに斜め切りに、しいたけは石づきを取って薄切りに、しょうがはみじん切りにする。
2. 鍋に水、しょうが、長ねぎを入れて強火にかけ、沸騰したら肉を丸ごと入れて15分程度煮込む。
3. 肉をいったん取り出し、白菜、しいたけ、中華だしの素を入れ、10分程度煮込む。
4. 取り出した肉は粗熱をとってから一口大に手で裂き、❸に戻し、塩、こしょうで味をととのえる。

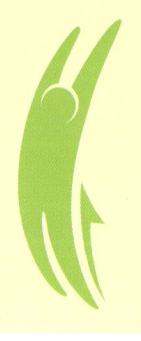

乳製品　果物
Dairy products　Fruit

献立の基本・6品目は乳製品と果物が入って完成します。食事の度に食べる習慣をつけましょう。

乳製品・果物の効果的な摂り方

乳製品

・牛乳・
牛乳を飲む習慣がないなら、フルーツと一緒にミキサーにかけたジュースやココアが飲みやすいでしょう。

・チーズ・
一口サイズや手で裂くタイプのチーズは、おやつにも最適。子どもも楽しんで食べられるでしょう。

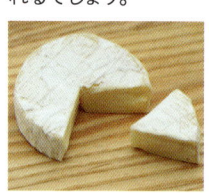

・ヨーグルト・
加糖タイプは子どもも食べやすいですが、無糖タイプに果物や野菜を加えて食べるのが最適です。

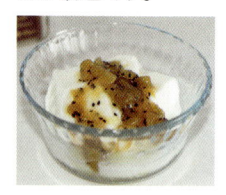

果物

果物は種類に関係なく全般的に、たんぱく質、コラーゲン、トリプトファンの吸収率を高めるビタミンCが豊富です。果物には糖質も多く含まれているため、エネルギー源になる一方で、食べ過ぎには注意が必要です。

旬の果物はカットしてそのままの味を楽しむのが一番ですが、ジュースやデザートにすると、子どもが喜んで食べられるでしょう。

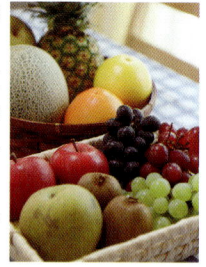

※レシピできちんとカルシウムやたんぱく質、ビタミンCやミネラルが摂取できている場合は、乳製品や果物を必ず毎食摂る必要はありません。

〔 1日の中で意識して「牛乳」を飲もう 〕

食事中の飲み物は牛乳
食事中の飲み物は、お茶やジュース、水ではなく、コップ1杯の牛乳にする習慣をつけましょう。1日のカルシウム摂取量が大きく変わってきます。

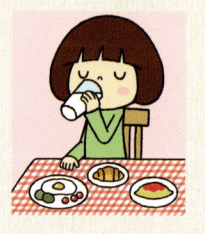

補食の飲物も牛乳に
おやつのときも、甘い炭酸飲料やジュースを飲む代わりに、牛乳を飲む習慣を。子どもにはできる限り甘い炭酸飲料の味を覚えさせないことが大切です。

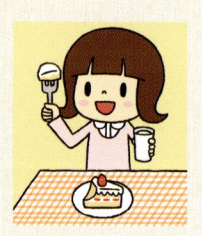

運動後の水分補給に
スポーツの後、とくに動いた直後30分以内の身体はカラカラに乾いたスポンジのようなもの。栄養の吸収率も高いため、ぜひとも牛乳を飲みたいものです。

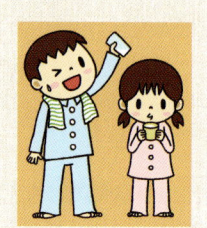

お風呂後、睡眠前に
牛乳には、睡眠を促進するトリプトファンも含まれます。お風呂上がりや寝る前に飲むと◎夏でも冷やし過ぎず、冬には温めると胃に優しくなります。

2章 基本の食事レシピ

栄養満点！乳製品・果物レシピ

乳製品/果物 バナナヨーグルト　294 kcal

[たんぱく質][カルシウム][ビタミンD][ビタミンK][亜鉛][C][T]

材料[2人分]
● プレーンヨーグルト200g　● バナナ2本　● スライスアーモンド大さじ2　● ハチミツ大さじ2　● すりごま（白）大さじ2　●（お好みでセルフィーユ適宜）

作り方
1. バナナは一口大に切る。
2. ボウルに❶、ヨーグルト、アーモンド、ハチミツ、ごまを入れ、混ぜ合わせる。

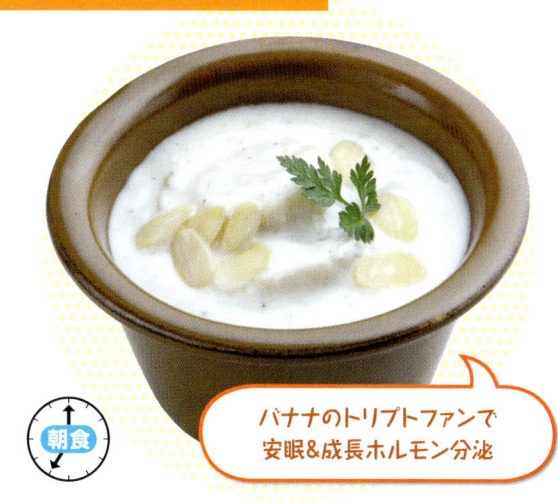

（朝食）

> バナナのトリプトファンで安眠＆成長ホルモン分泌

乳製品/果物 ミルクゼリー　182 kcal

[たんぱく質][カルシウム][ビタミンD][ビタミンK][亜鉛][C][T]

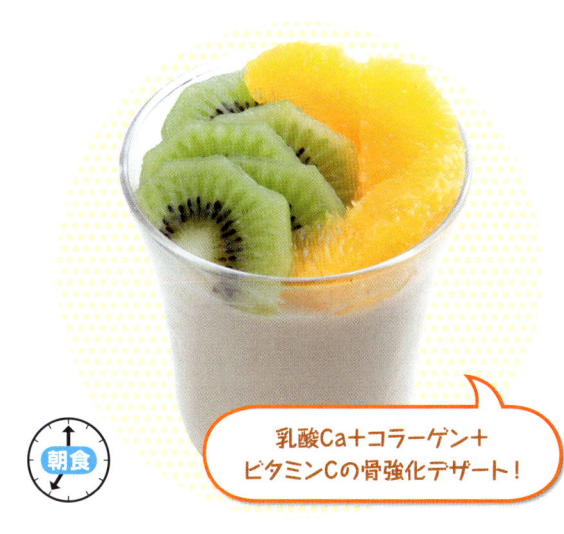

材料[2人分]
● 牛乳1½カップ　● キウイ1個　● オレンジ½個　● 水¼カップ　● ゼラチン5g　● 練乳10g

作り方
1. キウイとオレンジは食べやすい大きさに切る。
2. ボウルに80℃程度のお湯とゼラチンを入れて溶かす。
3. 鍋に牛乳を熱し、40℃程度になったら練乳を加え、❷を入れて混ぜる。
4. 器に❸を流し入れ、粗熱を取り、冷蔵庫に入れて約6時間程度冷やし固める。
5. ❶をのせる。

（朝食）

> 乳酸Ca＋コラーゲン＋ビタミンCの骨強化デザート！

果物 ミックスジュース　109 kcal

[たんぱく質][カルシウム][ビタミンD][ビタミンK][亜鉛][C]

材料[2人分]
● グレープフルーツ½個　● レモン½個　● パイナップル200g　● ゼラチン5g　● 水½カップ

作り方
1. グレープフルーツ、レモンは皮をむき、種を取り除いたら、適度な大きさに切る。パイナップルは皮をむき、適度な大きさに切る。
2. ❶、ゼラチン、水を合わせて1分程度ミキサーにかける。

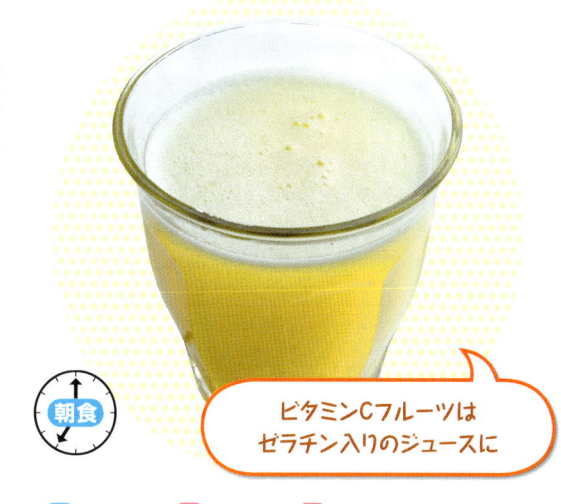

（朝食）

> ビタミンCフルーツはゼラチン入りのジュースに

※栄養素アイコン　■1日の摂取目安量の⅙　■1/12の含有量、**C**＝コラーゲン、**T**＝トリプトファンの含有を表します。

column2
加工食品の上手な摂り方

ゼロにはできない加工食品 選び方や調理法を上手に

加工食品に含まれるリン酸は体内のカルシウムを減らす困った存在。しかし、インスタントラーメンやスナック菓子に限らず、ウインナーソーセージ、魚の練り製品など身の周りには、加工食品があふれています。

とはいえ便利なので、全く利用しないわけにもいきません。購入時に原材料名を確かめてより少ないもの選ぶ、調理でリン酸を減らす工夫をするなど、上手な付き合い方をしましょう。

加工食品購入の際の確認項目

原材料名

品　名	ウインナーソーセージ
原材料名	豚肉、鶏肉、豚脂肪、大豆たん白、食塩、香辛料、砂糖、ポークエキス、加工でん粉、調味料（アミノ酸）、リン酸塩（Na）、保存料（ソルビン酸）、酸化防止剤（ビタミンC）、pH調整剤、発色剤（亜硝酸Na）、香辛料抽出物、くん液

名　　称：ポークソーセージ
原材料名：豚肉、でん粉、食塩、香辛料、砂糖

原材料名の表示は、食品添加物以外の原材料と食品添加物に分かれ、重量割合の多い順に記載されます。原材料名を見れば、何でつくられているか、どんな食品添加物が含まれているかがわかります。

上…食品添加物（ ）がたくさん使われています。
下…食品添加物は一切使われていません。

栄養成分表示

栄養成分表示[100gあたり]

エネルギー	157kcal
たんぱく質	15.3g
脂　　質	9.0g
炭水化物	3.7g
ナトリウム	957mg

最近では、たんぱく質、炭水化物、脂質など、含まれている栄養成分やカロリーを表示している加工食品も増えてきました。できるだけ高たんぱく質低カロリーになる賢い選び方を。

リン酸を減らすひと工夫

ボイルしてゆで汁は捨てる
ウインナーソーセージなどのリン酸は、ゆでると溶け出します。ゆで汁を捨てれば、身体に摂り込むリン酸を多少でも抑えられます。

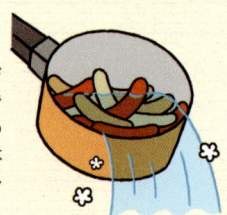

麺を戻した湯はスープにしない
カップ麺は麺を戻した湯を一度捨てます。その後で新しい湯を注いでスープの素を入れると、麺に含まれるリン酸を減らせます。

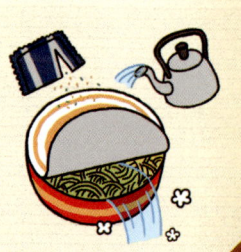

3章 お弁当・おやつレシピ

ここでは、お弁当・おやつ・ドリンクといったメニューを紹介していきます。身長を伸ばすための栄養素が詰まった補食（おやつ）づくりにも挑戦してみましょう。

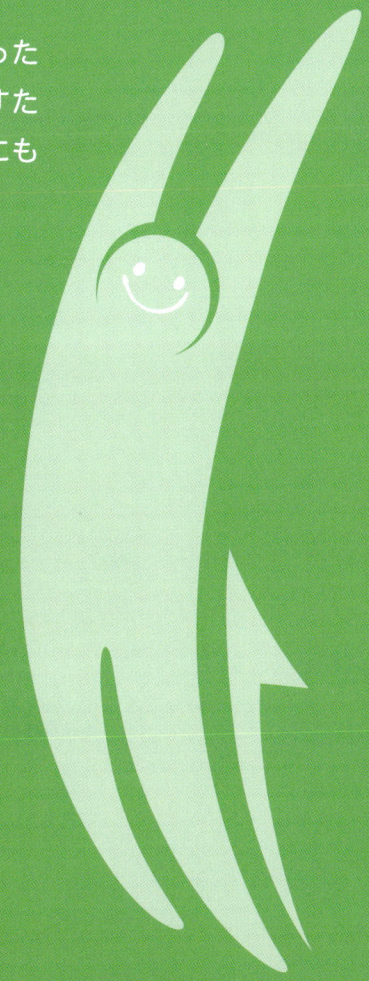

理想的なお弁当・おやつ

● ● ● お弁当は食事と同じ おやつ＝補食と考えよう

お弁当の中身は、意識しないと栄養が偏りがちになるので注意が必要です。「主食（ごはんやパン、麺）、主菜（肉や魚）、副菜（野菜や卵）、乳製品、果物」でつくるのが基本で、その考え方は、通常の食事と一緒になります。もちろん、汁物は持ち運びが難しいので、代わりに牛乳や果汁100％ジュースを飲むようにします。また、彩りや見た目のひとアレンジを加え、子どもが楽しく完食できるような工夫をしましょう。

「間食＝好きなお菓子を食べるおやつ」という認識を持たれている人がほとんどかと思います。しかし、間食は「おやつ」ではなく、あくまで3食では足りない栄養素を補うための「補食」だと考えましょう。スポーツをする子どもであれば、おにぎりやサンドイッチなどの軽食、デザートであれば、必要栄養素が摂取できる自家製のものを選びましょう。

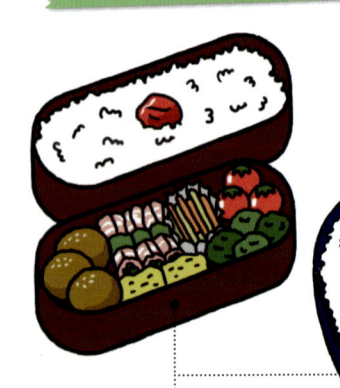

お弁当づくりのコツ

ごはんとおかずの バランスは5：5
炭水化物で半分、主菜、副菜で半分にすると、カロリー配分がうまくいきます。

お弁当箱サイズ 容量の目安として
お弁当箱に入る容量は ○○ml＝○○kcal という目安で選ぶと間違いがありません。

果物や乳製品は 別容器でプラス
ごはんやおかずの量を減らさないためにも、果物は別容器に詰めるとよいでしょう。

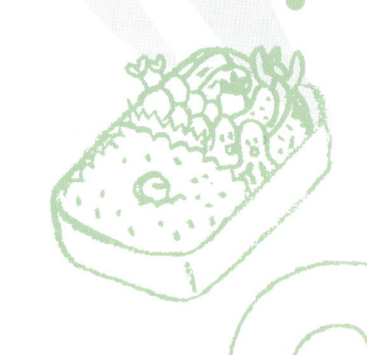

68

補食（おやつ）の考え方

理想的なおやつ
- 手づくりケーキ
- 牛乳
- 果物

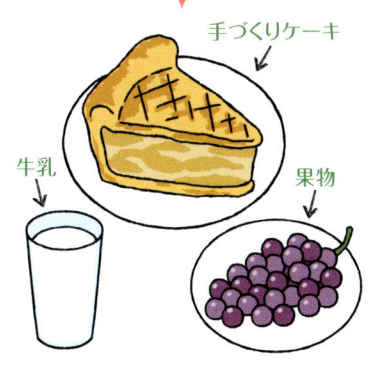

乳製品や果物を使った自家製ケーキや果物、牛乳といった補食は、たんぱく質やカルシウム、ビタミンが補給でき、リン酸摂取の心配がありません。

避けたいおやつ
- 糖分ばかりの菓子
- スナック菓子（ポテトチップス）
- 甘い炭酸飲料（COLA）

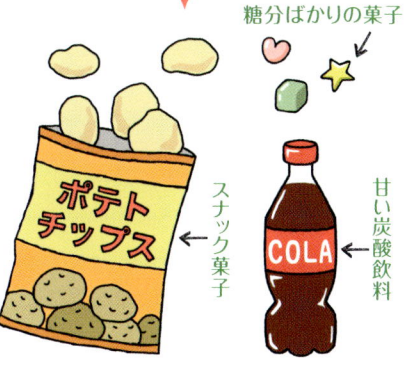

スナック菓子、糖分ばかりの菓子、甘い炭酸飲料には、リン酸が多く含まれています。多く摂取すると、せっかく吸収されたカルシウムを体外へ排出してしまうことに。

補食のエネルギー量（カロリー）は、1日の必要エネルギー量から、朝食・昼食・夕食の合計カロリー量を引いた余りの範囲にとどめること。スナック菓子や甘い炭酸飲料は、高いカロリーに対して、摂取できる栄養素がほとんどない面からも、おすすめできません。これら菓子や飲料の過剰摂取は、肥満の原因にも直結します。

おやつの時間は？

学校の授業終了後から、夕食までのできる限り早い時間帯が、補食タイムです。夕食に近づけば近づくほど、お腹が空かず夕食が食べられなくなります。

授業後に塾や部活がある子は、軽食的な補食ですぐさまエネルギーチャージ！ 夕ご飯の時間から逆算すると15時〜17時の間が補食タイムに！

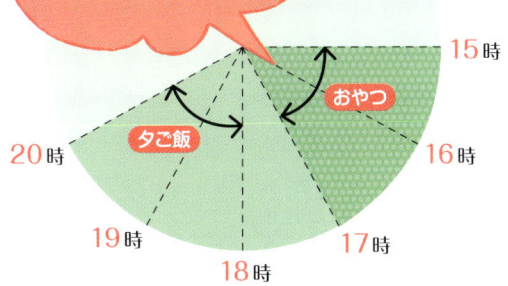

（時計図：15時・16時・17時 = おやつ／18時・19時・20時 = 夕ご飯）

市販の菓子は食べてはダメ？

もちろんすべてがダメではなく、市販の菓子も食べてよいものと、避けたいものにわかれます。生ケーキなどの**洋菓子は脂質とカロリーが多い**ので、避けたほうがベター。一方**和菓子は、糖質が多くて脂質が少ない**ので、エネルギー源になり◎

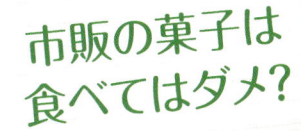

また、**プリンやアイスクリームは牛乳がベースなので、栄養豊富**ですが、カロリーに注意が必要です。**ポテトチップスは脂質が多く高カロリー**なので、なるべく避けます。

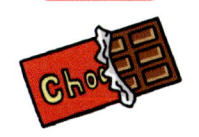

チョコレート
抗酸化力の高いポリフェノールやリラックス成分GABAが含まれるものをカロリーに注意して食べましょう。

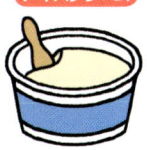

アイスクリーム
カルシウム、ビタミンA・B2などが含まれていますが、カロリーは牛乳の約3倍になるものも。食べ過ぎには注意。

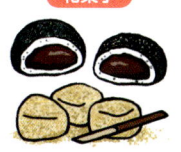

和菓子
和菓子に多いあんこやきな粉は豆が原料で、たんぱく質が豊富。ごまを使ったものも多く、ヘルシーです。

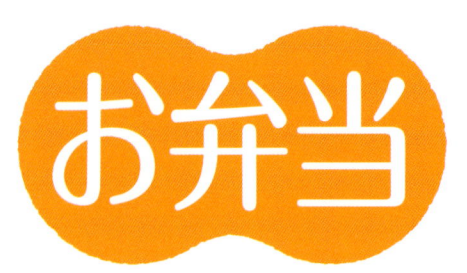

お弁当 レシピ Lunch

白米ごはんにミネラル食材を加えるだけで栄養価がアップ！ カルシウムおかずもバランスよく詰め込みましょう。

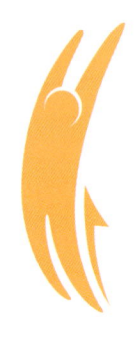

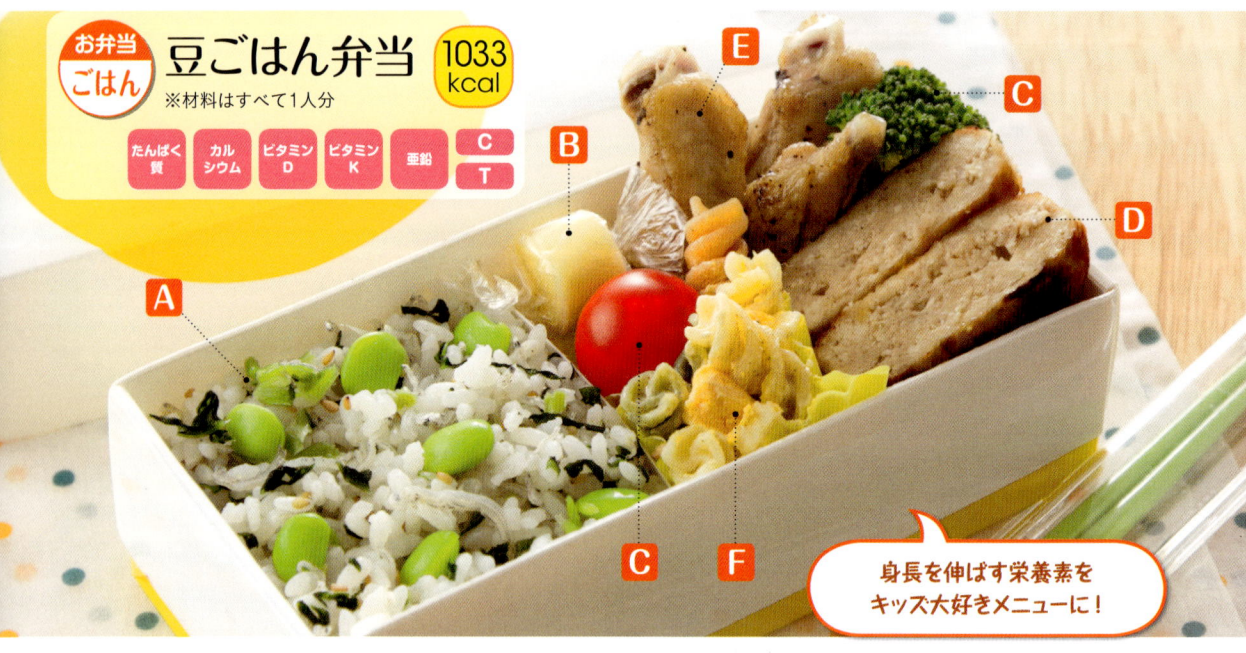

お弁当ごはん 豆ごはん弁当 1033kcal

※材料はすべて1人分

たんぱく質 / カルシウム / ビタミンD / ビタミンK / 亜鉛 / C / T

身長を伸ばす栄養素をキッズ大好きメニューに！

A 豆ごはん

- ごはん 120g
- 高菜 10g
- 枝豆むき身（ゆでたもの）30g
- しらす 大さじ1

作り方
1. 高菜は細かく刻む。
2. ボウルにごはん、①、枝豆、しらすを入れ、よく混ぜる。

B チーズ

- キャンディチーズ3個（30g）

C 野菜添え

- ブロッコリー 30g
- ミニトマト 3個

作り方
1. 小房に切ったブロッコリーを3分程度ゆで、ミニトマトはヘタを取る。

D 豆腐ハンバーグ

- 豆腐（木綿）50g
- 玉ねぎ 30g
- にんじん 10g
- しいたけ（乾燥）1g
- 豚ひき肉 80g
- A《溶き卵½個、味噌小さじ1、パン粉適宜、塩・こしょう各少々》
- 小麦粉適宜
- オリーブオイル小さじ1

作り方
1. 玉ねぎ、にんじんはみじん切りにする。しいたけは水で戻し、石づきを取りみじん切りにする。
2. ボウルに①、水気を切った豆腐、肉、Aを入れ粘り気が出るまで混ぜ、小判型に成形し、表面に小麦粉をつける。
3. フライパンにオリーブオイルを熱し、中火で片面に焼き色がついたらひっくり返し、フタをして弱火で10分程度蒸し焼きにする。

E 鶏手羽先のグリル

- 鶏手羽先 3本
- オリーブオイル 小さじ1
- 塩、こしょう各少々

作り方
1. フライパンにオリーブオイルを熱し、中火で肉を焼く。
2. 塩、こしょうで味をととのえる。

F 卵サラダ

- ゆで卵 ½個
- チーズ（ブロック）20g
- マカロニ 10g
- A《マヨネーズ大さじ1、塩・こしょう各少々》

作り方
1. ゆで卵は黄身をはずし、白身はみじん切りにする。
2. チーズは1cm角に切る。マカロニは表示時間通りにゆでる。
3. ボウルに①、②、Aを入れ、よく和える。

※栄養素アイコン ■1日の摂取目安量の⅙ ■1/12の含有量、C＝コラーゲン、T＝トリプトファンの含有を表します。

3章 お弁当・おやつレシピ

お弁当

肉と魚のたんぱく質を野菜のビタミンCで効率よく吸収!

A じゃこ・ごまごはん

- ごはん120g ●じゃこ10g ●炒りごま(黒)大さじ1
- かつおぶし2g ●しょうゆ大さじ1 ●のり1枚

作り方
1. ボウルにごはん、じゃこ、ごま、かつおぶし、しょうゆを入れ、よく混ぜる。
2. ①の上にのりをのせる。

B 焼き魚

- サケ切り身50g ●塩少々

作り方
1. サケに軽く塩をふる。
2. グリルで7分程度焼く。

C ちくわ磯辺焼き

- ちくわ½本 ●青のり大さじ1 ●小麦粉大さじ3 ●水大さじ2 ●卵½個 ●オリーブオイル適宜

作り方
1. ちくわは食べやすい長さで斜め切りにする。
2. ボウルに青のり、小麦粉、水、溶き卵を入れ、だまにならないようによく混ぜる。①を入れて衣をつける。
3. フライパンに多めのオリーブオイルを熱し、強火で②を表面がカリッとするまで揚げる。

D 野菜炒め

- 豚もも肉50g ●キャベツ、チンゲンサイ各10g ●オリーブオイル小さじ½ ●粒コーン(缶詰)20g ●桜エビ3g
- 塩、こしょう各少々

作り方
1. 肉、キャベツ、チンゲンサイを2cm幅に切る。
2. フライパンにオリーブオイルを熱し、強火で①、汁気を切ったコーン、桜エビを炒める。
3. 塩、こしょうで味をととのえる。

E 焼きウインナー

- ウインナーソーセージ2本

作り方
1. ソーセージは斜めに切り込みを入れる。
2. フライパンを熱し、ソーセージを転がしながら、焼き色がつくまで中火で焼く。

F ミニトマト

- ミニトマト2個

G チーズ

- チーズ(ブロック)

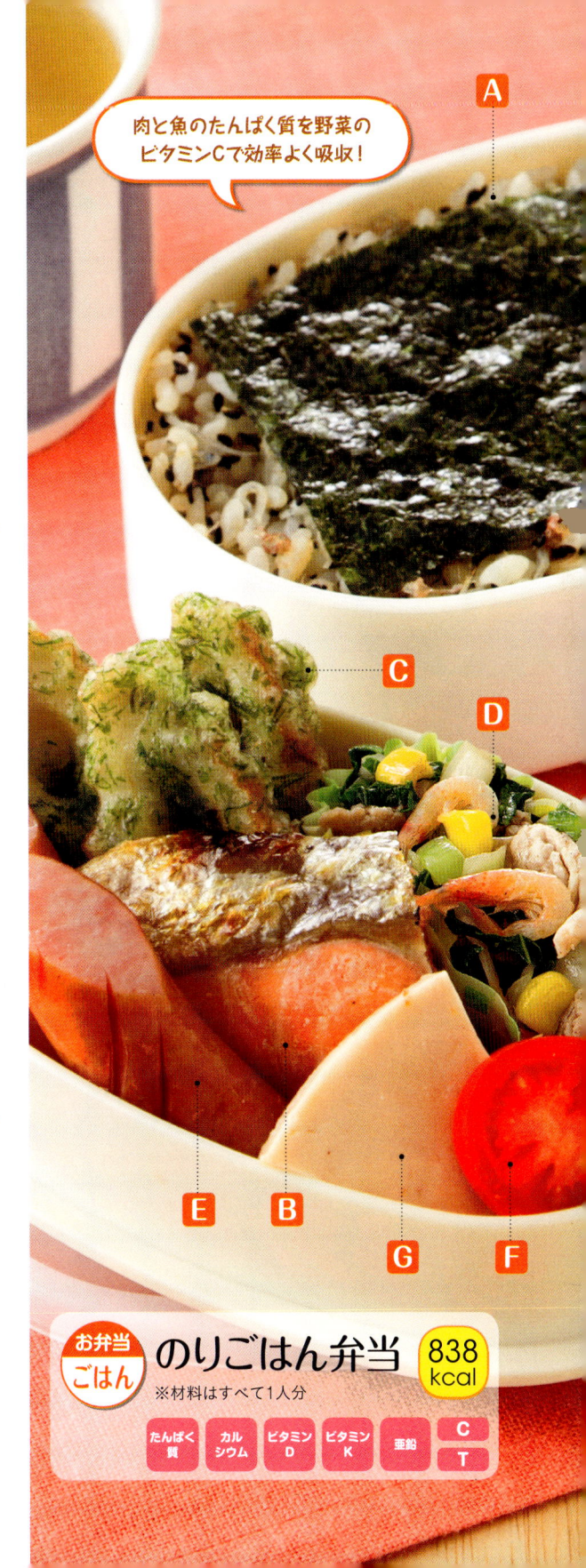

お弁当ごはん のりごはん弁当 838kcal
※材料はすべて1人分

たんぱく質 / カルシウム / ビタミンD / ビタミンK / 亜鉛 / C / T

A 野菜ペンネ

- ●ペンネ50g ●ミニトマト3個 ●ピーマン¼個（13g） ●パプリカ（赤・黄）各10g ●ロースハム1枚 ●オリーブオイル小さじ½ ●A《ケチャップ大さじ2、中濃ソース小さじ1》

作り方
1. ペンネは表示時間通りにゆでる。
2. ミニトマトは半分に、ピーマン、パプリカ、ハムは細切りにする。
3. フライパンにオリーブオイルを熱し、2を中火でさっと炒め、1を加える。軽く混ぜ合わせて、Aで味をととのえる。

B チーズ

- ●かまぼこチーズ（市販品）3個

C 干しエビの卵炒め

- ●卵1個 ●干しエビ10g ●牛乳大さじ2 ●塩、こしょう各少々 ●オリーブオイル小さじ½

作り方
1. 干しエビは水で戻し、水気を切る。
2. ボウルに1、卵、牛乳、塩、こしょうを入れて、よく混ぜる。
3. フライパンにオリーブオイルを熱し、弱火で2をスクランブルエッグにする。

D ほうれん草のごま和え

- ●ほうれん草30g ●炒りごま（白）大さじ1 ●めんつゆ小さじ1

作り方
1. ほうれん草はゆでて、3cmの長さに切る。
2. ボウルに1、ごま、めんつゆを入れて和える。

E コロコロサラダ

- ●グリンピース（冷凍）、にんじん、じゃがいも各20g ●カシューナッツ10g ●マヨネーズ大さじ½

作り方
1. にんじんとじゃがいもは1cm角に切り、3分程度ゆでる。
2. グリンピースは熱湯をかける。カシューナッツは細かく砕く。
3. ボウルに1、2を入れ、マヨネーズで和える。

F エビフライ

- ●エビ（殻付き）2尾 ●A《パン粉適宜、粉チーズ大さじ1》 ●小麦粉適宜 ●卵½個 ●揚げ油適宜

作り方
1. Aは混ぜて、エビは殻をむき、背ワタを取る。
2. エビに小麦粉、溶き卵、1の順で衣をつけ、約180℃の油で3分程度カラッと揚げる。

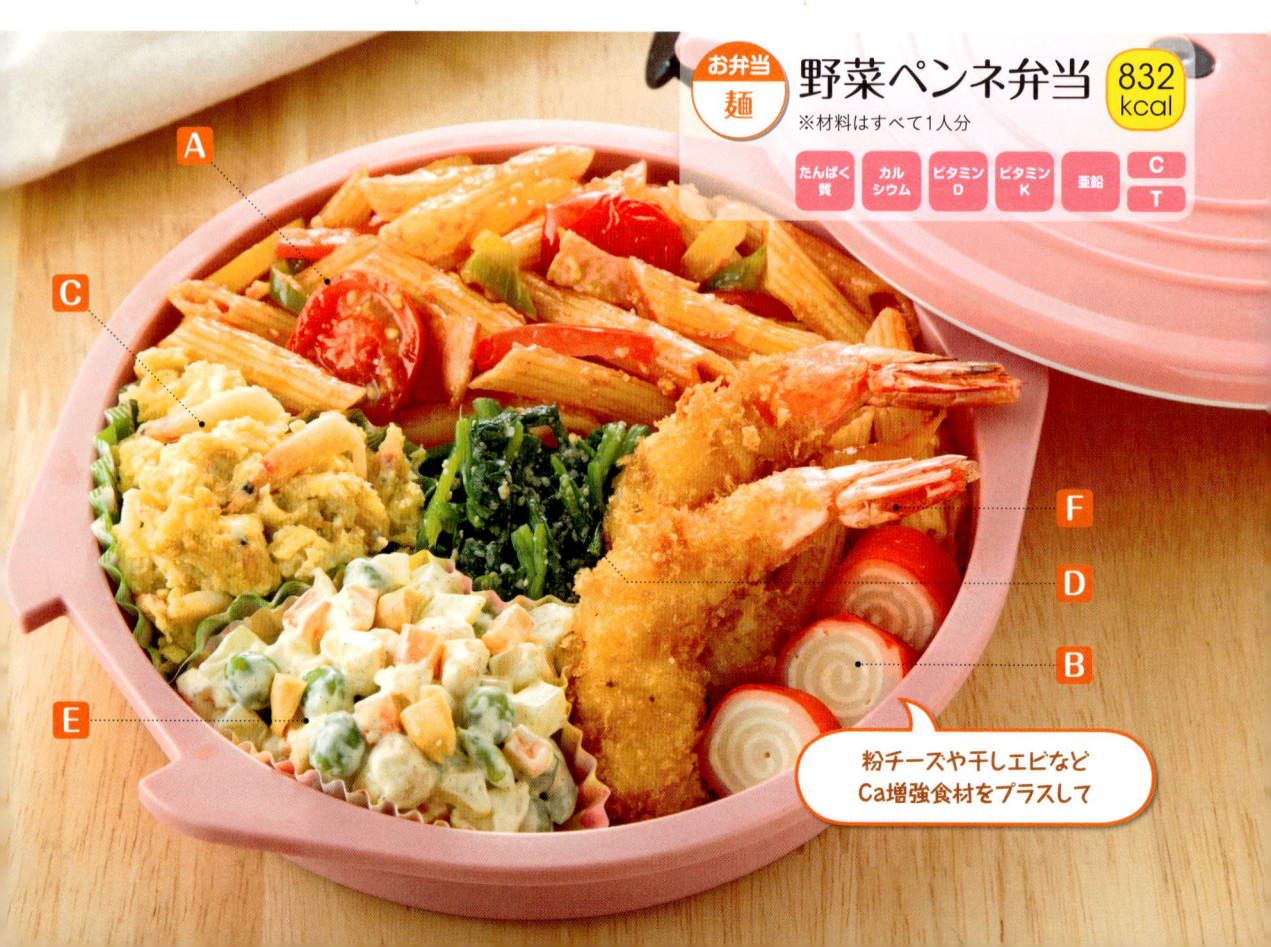

お弁当 麺　野菜ペンネ弁当　832kcal

※材料はすべて1人分

たんぱく質 ／ カルシウム ／ ビタミンD ／ ビタミンK ／ 亜鉛 ／ C/T

粉チーズや干しエビなどCa増強食材をプラスして

3章 お弁当・おやつレシピ

お弁当

A なすそぼろごはん

- ●ごはん120g ●なす¼本 ●オリーブオイル小さじ1
- ●鶏ひき肉50g ●A《塩・こしょう各少々、めんつゆ大さじ1》

作り方
1. なすは2cm角に切る。
2. フライパンにオリーブオイルを熱し、①、肉を中火で炒め、Aで味をととのえる。
3. お弁当箱にごはんを詰め、②をのせる。

B 豚チーズ巻き

- ●豚ロース肉2枚 ●塩、こしょう各少々 ●スライスチーズ2枚 ●さやいんげん30g ●オリーブオイル小さじ½

作り方
1. 肉は塩、こしょうをし、チーズとさやいんげんを手前側に置いて巻く。
2. フライパンにオリーブオイルを熱し、①を転がしながら、焼き色がつくまで中火で焼く。

C シーフードごま焼き

- ●エビ（殻付き）2尾 ●ホタテ1個 ●塩、こしょう各少々 ●片栗粉、水各適宜 ●炒りごま（白）、炒りごま（黒）各大さじ1 ●オリーブオイル小さじ½

作り方
1. エビ、ホタテに塩、こしょうをする。
2. ①を水溶き片栗粉にくぐらせ、ごまをまぶす。
3. フライパンにオリーブオイルを熱し、②を並べて中火で焼く。

D かぼちゃサラダ

- ●かぼちゃ80g ●牛乳大さじ2 ●塩、こしょう各少々 ●スライスアーモンド3g

作り方
1. かぼちゃは水から15～20分程度ゆで、熱いうちにマッシャーなどでつぶす。
2. ①に牛乳、塩、こしょうを加えて混ぜ合わせる。
3. アーモンドを加えて、さっと混ぜる。

E 温野菜

- ●ブロッコリー20g

作り方
1. 小房に切ったブロッコリーを3分程度ゆでる。

F カニ風味かまぼこ

- ●カニ風味かまぼこ（市販品）1本

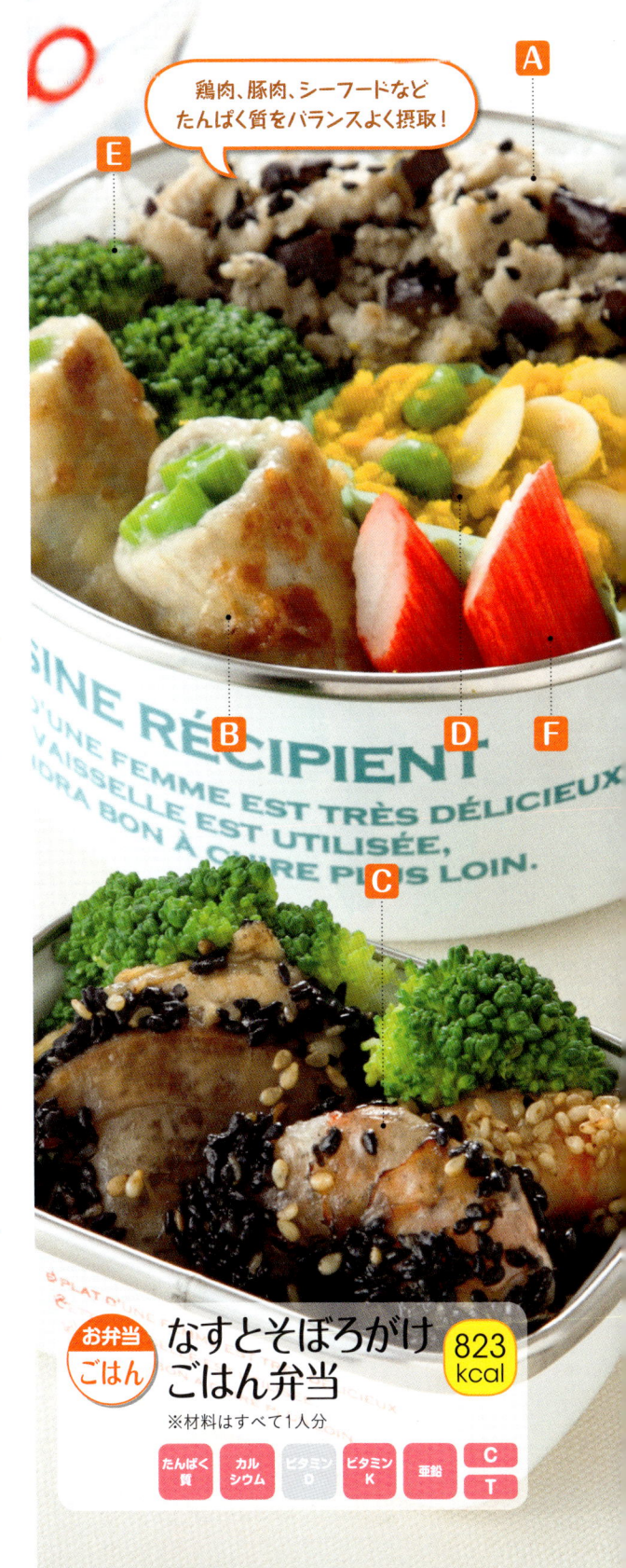

鶏肉、豚肉、シーフードなどたんぱく質をバランスよく摂取！

お弁当ごはん なすとそぼろがけごはん弁当 823kcal

※材料はすべて1人分

たんぱく質 / カルシウム / ビタミンD / ビタミンK / 亜鉛 / C / T

かんたん楽しい！栄養素もぎっしり おにぎりバリエーション

おにぎりといえばごはん（糖質）中心と思いがちですが、ひと工夫すれば、たんぱく質やミネラルもプラスできる栄養価の高い一品に。白米を玄米に変えれば、ビタミンやミネラル、食物繊維も摂取できます。

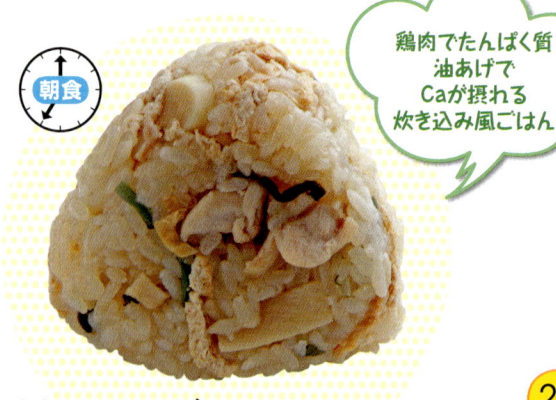

炊き込みにぎり

朝食

鶏肉でたんぱく質
油あげでCaが摂れる
炊き込み風ごはん

255 kcal

たんぱく質 / カルシウム / ビタミンD / ビタミンK / 亜鉛 / C / T

材料【2個分】
●玄米ごはん240g ●油あげ5g ●鶏もも肉30g ●たけのこ20g ●山菜（瓶詰）10g ●A《めんつゆ大さじ2、酒大さじ1、水½カップ》

作り方
1. 油あげは熱湯をかけて油抜きし、細切りにする。肉、たけのこは食べやすい大きさに切る。
2. 鍋に①、山菜、Aを入れて、中火で水気がなくなるまで煮詰める。
3. ボウルにごはん、②を入れて混ぜ、食べやすい大きさに握る。

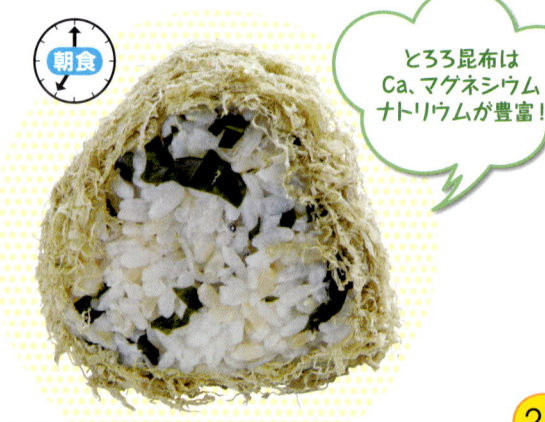

とろろワカメにぎり

朝食

とろろ昆布は
Ca、マグネシウム
ナトリウムが豊富！

212 kcal

たんぱく質 / カルシウム / ビタミンD / ビタミンK / 亜鉛 / C / T

材料【2個分】
●玄米ごはん240g ●ワカメ（塩蔵）10g ●じゃこ20g ●とろろ昆布3g

作り方
1. ワカメは塩を洗い流して、みじん切りにする。
2. ボウルに①、ごはん、じゃこを入れてよく混ぜる。
3. 食べやすい大きさに握る。
4. 皿にとろろ昆布を敷き、その上で③を転がす。

※材料はすべて〔2人／2個分〕になります。

3章 お弁当・おやつレシピ

お弁当 / おにぎり

納豆ひじき巻き 261kcal
朝食

納豆に含まれるビタミンK＆ひじきの鉄分を摂取！

材料【2本分】
●玄米ごはん240g ●ひじき（乾燥）5g ●納豆1パック（タレなどは除く） ●しょうゆ大さじ1 ●すし用焼きのり1枚

作り方
1. ひじきは水で戻し、水気を切る。
2. ボウルに①と納豆、しょうゆを入れ、よく混ぜる。
3. 巻きすにのりを置き、ごはんを広げながらのせる。
4. ③の手前側に②をのせて巻きすをしっかりと巻き、食べやすい長さに切る。

ウインナー巻き 274kcal
朝食

ウインナーソーセージのたんぱく質を上手に活用して！

材料【2個分】
●玄米ごはん240g ●すし用焼きのり1枚（50g） ●しょうゆ大さじ1 ●ウインナーソーセージ2本 ●レタス1枚

作り方
1. 巻きすにのりを置き、ごはんを広げながらのせる。
2. ①の手前側にレタスを敷き、上にしょうゆをつけたソーセージを置いて、巻きすをしっかりと巻く。
3. 食べやすい長さに切る。

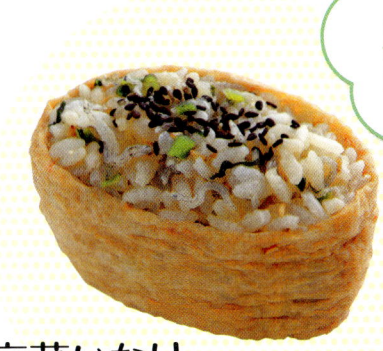

高菜いなり 343kcal

油あげはCaやたんぱく質豊富　高菜、ごまとの相性も◎！

材料【2個分】
●玄米ごはん240g ●高菜20g ●油あげ1枚 ●酢大さじ1 ●A《しょうゆ大さじ1、きび砂糖、みりん各大さじ1、水¼カップ》 ●炒りごま（黒）大さじ2

作り方
1. 高菜はみじん切りに、油あげは半分に切り、熱湯をかけて油抜きをする。
2. ごはんは酢、高菜を入れて混ぜ合わせる。
3. 鍋にA、油あげを入れて5分程度煮込む。
4. ③に②を詰め、ごまをふる。

イエローおにぎり 292kcal
朝食

サケ、卵、牛乳　たんぱく質など豊富な具材を混ぜ合わせ！

材料【2本分】
●玄米ごはん240g ●卵1個 ●牛乳大さじ2 ●塩、こしょう各少々 ●サラダ油小さじ1 ●粒コーン（缶詰）20g ●サケフレーク30g ●炒りごま（白）小さじ2

作り方
1. ボウルに卵、牛乳、塩、こしょうを入れて混ぜる。
2. フライパンに油を熱し、①を入れ、弱火で炒り卵をつくる。
3. ボウルに②、ごはん、汁気を切ったコーン、サケフレーク、ごまを入れてよく混ぜ、食べやすい大きさに握る。

※栄養素アイコン　■1日の摂取目安量の1/6、■1/12の含有量、C＝コラーゲン、T＝トリプトファンの含有を表します。

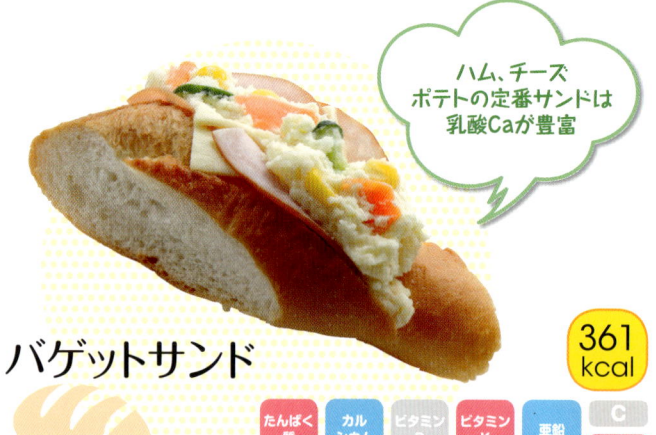

サンドイッチバリエーション

パンの種類の変化で楽しさも倍増！

子どもがおやつ感覚で食べられるサンドイッチ。さまざまな具材やパンを使い、多彩な味と食感を試してみましょう。とくにチーズは牛乳の栄養分を凝縮した、サンドイッチレシピに必ず取り入れたい食材です。

バゲットサンド

ハム、チーズ、ポテトの定番サンドは乳酸Caが豊富

361 kcal

たんぱく質 / カルシウム / ビタミンD / ビタミンK / 亜鉛 / C / T

材料【2個分】
●バゲット（100g）●じゃがいも100g ●にんじん10g ●マヨネーズ大さじ2 ●炒りごま（白）大さじ1 ●塩、こしょう各少々 ●スライスチーズ2枚 ●ロースハム1枚

作り方
1. じゃがいもは10分程度ゆで、熱いうちにマッシャーなどでつぶす。
2. にんじんは薄くイチョウ切りにし、火が通るまでゆでる。
3. ボウルに❶、❷、マヨネーズ、ごまを入れ、よく混ぜ合わせ、塩、こしょうで味をととのえる。
4. 2等分にしたバゲットに深く切れ目を入れ、チーズ、半分に切ったハム、❸をはさむ。

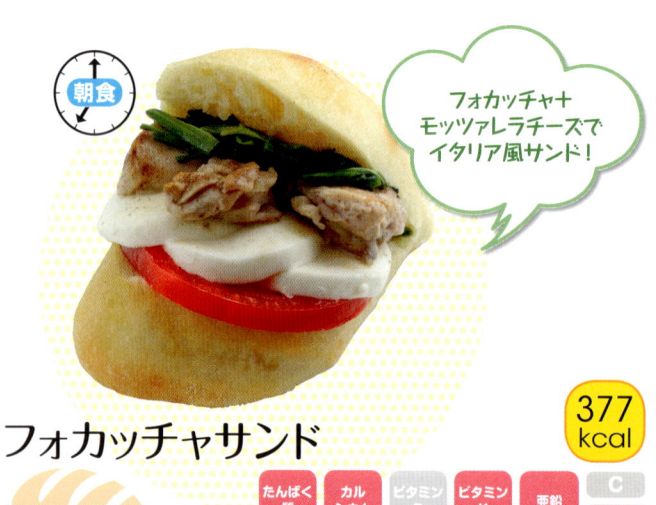

フォカッチャサンド

朝食

フォカッチャ＋モッツァレラチーズでイタリア風サンド！

377 kcal

たんぱく質 / カルシウム / ビタミンD / ビタミンK / 亜鉛 / C / T

材料【2個分】
●フォカッチャ2個 ●トマト1個（100g）●ほうれん草40g ●モッツァレラチーズ50g ●鶏もも肉120g ●塩、こしょう各少々 ●オリーブオイル小さじ1

作り方
1. トマトは薄く輪切りに、ほうれん草は3cmの長さに、チーズは5mm幅に切る。肉は一口大のそぎ切りにし、塩、こしょうする。
2. フライパンにオリーブオイルを熱し、肉を焼き、取り出す。同じフライパンでほうれん草を炒め、塩、こしょうする。
3. 深く切れ目を入れたパンに具材をはさむ。

※材料はすべて〔2人／2個分〕になります。

3章 お弁当・おやつレシピ

お弁当 サンドイッチ

魚肉ロールサンド　236kcal

朝食

魚肉ソーセージは高たんぱく低脂肪でCaが豊富！

たんぱく質	カルシウム	ビタミンD	ビタミンK		C
					T

材料【2本分】
- 食パン（6枚切り）2枚 ● すし用焼きのり1枚 ● 魚肉ソーセージ1本 ● しょうゆ少々

作り方
1. パンの耳を切り落とす。
2. 巻きすの手前側にパン、のり、ソーセージの順でのせる。
3. ②にしょうゆをかけ、巻きすをしっかりと巻き、食べやすい長さに切る。

ヨーグルトサンド　266kcal

朝食

フルーツには発酵食品のヨーグルトを加え栄養価をUP！

たんぱく質	カルシウム	ビタミンD	ビタミンK		C
					T

材料【2個分】
- ホットドッグ用パン2本 ● オレンジ、りんご各¼個 ● プレーンヨーグルト60g ● ハチミツ 大さじ2

作り方
1. オレンジは薄切りにし、皮をむく。
2. りんごは種と芯を取り除き、3mm幅の薄切りにする。
3. ボウルに①、②、ヨーグルト、ハチミツを入れ、よく混ぜる。
4. 深く切れ目を入れたパンに③をはさむ。

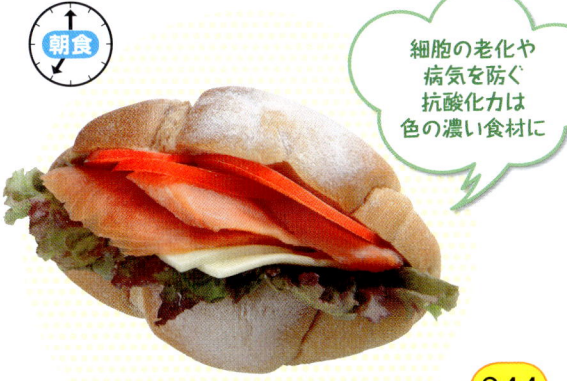

スモークサーモンサンド　244kcal

朝食

細胞の老化や病気を防ぐ抗酸化力は色の濃い食材に

たんぱく質	カルシウム	ビタミンD	ビタミンK	亜鉛	C
					T

材料【2個分】
- 米粉ロールパン2個 ● パプリカ（赤）½個 ● スモークサーモン80g ● スライスチーズ2枚 ● サニーレタス2枚（100g） ● マヨネーズ小さじ1

作り方
1. パプリカは細切りに、サーモン、チーズ、レタスは食べやすい大きさに切る。
2. 深く切れ目を入れたパンにマヨネーズを塗り、具材をはさむ。

マスカルポーネサンド　296kcal

朝食

チーズは栄養価も食感も豊富いろいろな種類を楽しんで！

たんぱく質	カルシウム	ビタミンD	ビタミンK	亜鉛	C
					T

材料【2個分】
- ライ麦バゲット（120g） ● グレープフルーツ、キウイフルーツ各½個 ● マスカルポーネチーズ50g ● レモン¼個

作り方
1. バゲットを1cm幅に切る。
2. グレープフルーツは皮をむき、食べやすい大きさに、キウイは5mm幅に切る。
3. ボウルにチーズを入れてレモンをしぼり、よく混ぜる。
4. ①に③を塗り、具材をはさむ。

※栄養素アイコン ■1日の摂取目安量の⅙ ■1/12の含有量、C＝コラーゲン、T＝トリプトファンの含有を表します。

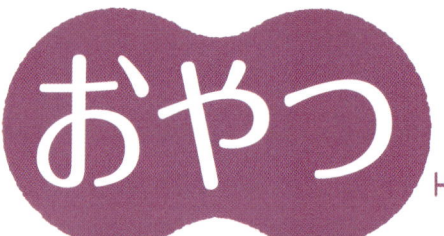

おやつ レシピ
Handmade Snack

おやつ＝補食。補食も含めて各栄養素の1日の摂取目安量を摂れるように考えます。自家製おやつで健康的に。

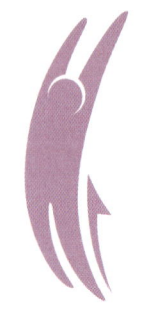

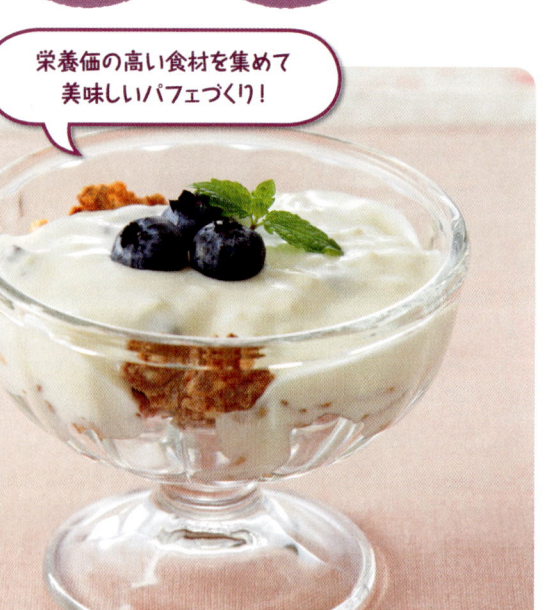

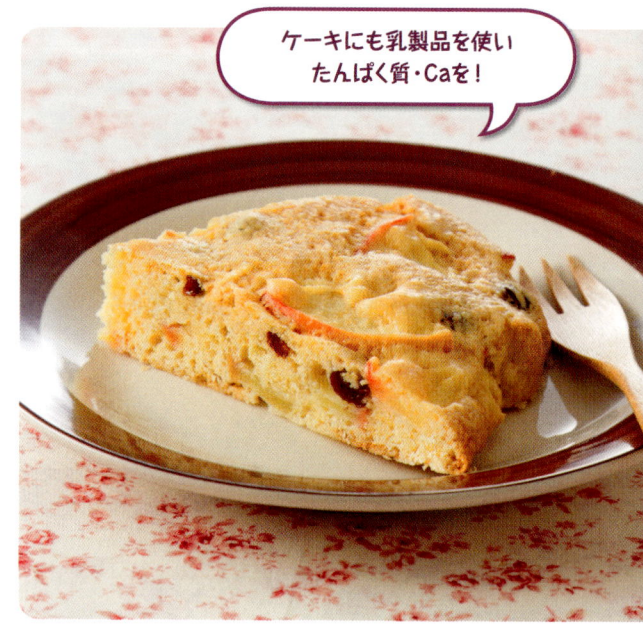

栄養価の高い食材を集めて美味しいパフェづくり！

ケーキにも乳製品を使いたんぱく質・Caを！

おやつ 乳製品 レアチーズパフェ　318kcal

| たんぱく質 | カルシウム | ビタミンD | ビタミンK | 亜鉛 | C / T |

材料【2人分】
●クリームチーズ80g ●プレーンヨーグルト160g ●ドライフルーツ（プルーン、レーズンなど）20g ●コーンフレーク50g ●ブルーベリー10g ●（お好みでミントの葉適宜）

作り方
1. ボウルにチーズ、ヨーグルト、ドライフルーツを入れ、よく混ぜ合わせ、冷蔵庫で10分程度冷やす。
2. 容器にコーンフレークを敷き、①を盛り、ブルーベリーをのせる。

ワンポイントMEMO
コーンフレークといっても種類はさまざまです。成分表示をチェックし、低カロリーでカルシウム、マグネシウムが多く含まれるものを選びます。

おやつ 果物 りんごケーキ　292kcal

| たんぱく質 | カルシウム | ビタミンD | ビタミンK | 亜鉛 | C / T |

材料【4人分】
●りんご1個 ●レモン½個 ●レーズン20g ●はちみつ大さじ1 ●牛乳大さじ3 ●小麦粉120g ●ベーキングパウダー3g ●バター20g ●卵1個 ●三温糖50g

作り方
1. りんごは皮のまま薄切りにし、レモンをしぼる。
2. 耐熱皿にレーズンとはちみつ、牛乳を入れて混ぜ合わせ、①を加えて、電子レンジで3分程度加熱する。
3. 小麦粉にベーキングパウダーを加え、ふるう。
4. バターをレンジで1～2分温め、溶かす。
5. ボウルに④を入れ、卵、三温糖を少量ずつ加えながら泡立て器でかき混ぜる。
6. ⑤がよく混ざったら、③を少しずつ加え、木べらで切るようにさっくりと混ぜ合わせる。
7. クッキングペーパーを敷いた型に、⑥を平らに流し込み、180℃に予熱したオーブンで30分程度焼く。

※栄養素アイコン　■1日の摂取目安量の1/6　■1/12の含有量、C＝コラーゲン、T＝トリプトファンの含有を表します。

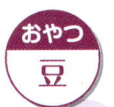

3章 お弁当・おやつレシピ

おやつ 豆 ずんだ白玉

241 kcal

たんぱく質 / カルシウム / ビタミンD / ビタミンK / 亜鉛 / CT

材料【2人分】
- 枝豆むき身（ゆでたもの）100g ●白玉粉40g ●水大さじ2強
- マスカルポーネチーズ50g ●塩少々 ●きび砂糖大さじ1

作り方
1. ボウルに白玉粉を入れ、少しずつ水を加えながら、耳たぶぐらいの固さになるまでこね、直径2cm程度に丸める。
2. ①を3分程度ゆで、浮き上がってきたら冷水にとる。水気を切り、器に盛る。
3. 枝豆、チーズ、塩、きび砂糖を合わせて、枝豆の形を残す程度にミキサーをかける。
4. ②に③をかける。

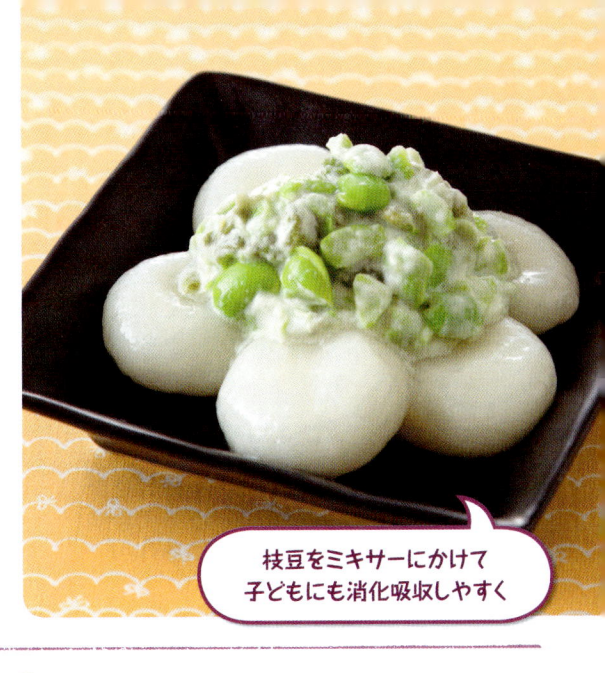

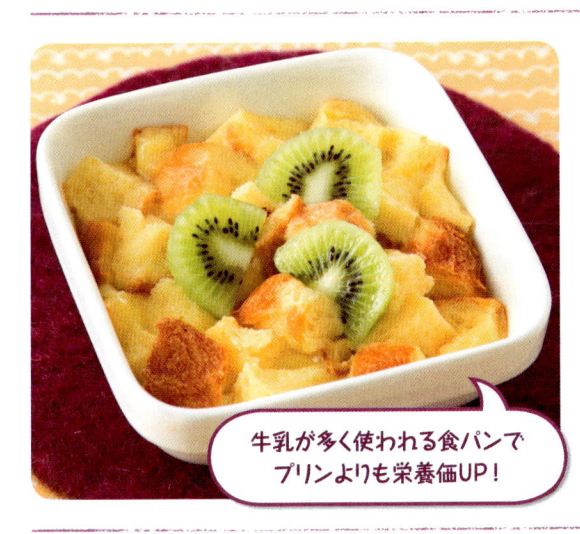

> 枝豆をミキサーにかけて子どもにも消化吸収しやすく

おやつ 乳製品 パンプディング

353 kcal

たんぱく質 / カルシウム / ビタミンD / ビタミンK / CT

材料【2人分】
- クリームチーズ50g ●卵1/2個 ●砂糖20g ●牛乳120ml ●食パン（8枚切り）1枚 ●バター小さじ1 ●キウイフルーツ1/2個

作り方
1. ボウルにチーズ、卵、砂糖を入れて泡立て器でよく混ぜる。牛乳を少量ずつ加えて伸ばす。
2. パンを一口大に切る。
3. 耐熱容器にバターを薄く塗り、②の上から①を流し入れ、170℃に予熱したオーブンで30分程度焼く。
4. 薄切りにしたキウイフルーツをのせる。

> 牛乳が多く使われる食パンでプリンよりも栄養価UP！

おやつ 野菜 にんじんゼリー

113 kcal

たんぱく質 / カルシウム / ビタミンD / ビタミンK / C / T

材料【2人分】
- にんじん60g ●ゼラチン4g ●水大さじ2 ●オレンジジュース2カップ ●オレンジ3切れ ●（お好みでミントの葉適宜）

作り方
1. にんじんはすりおろす。
2. ゼラチンを水でふやかす。
3. 鍋にオレンジジュースを入れて中火にかけ、人肌程度に温めたら②を加えて溶かす。①を加えてよく混ぜる。
4. 容器に③を流し入れ、冷蔵庫で6時間程度冷やし固める。
5. オレンジをのせる。

> ゼラチン＝コラーゲン！＋ビタミンCで吸収率UP

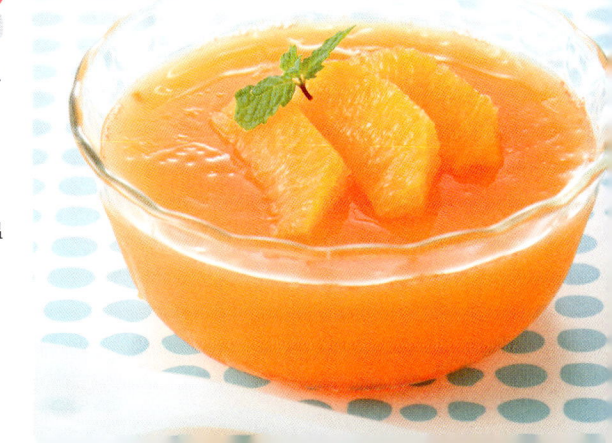

ドリンク レシピ
Drinks

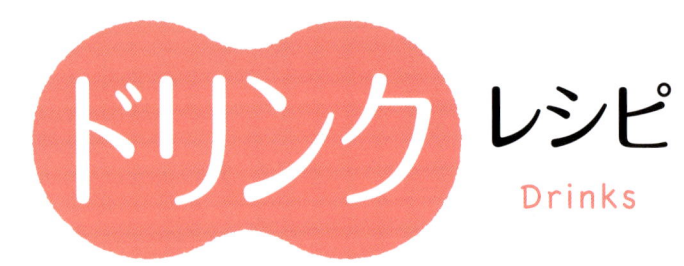

乳製品やコラーゲン、果物、野菜を用いることで必要な栄養素を効率よく吸収できる立派な一品になります。

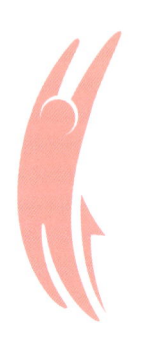

トリプトファン豊富なバナナジュースは睡眠の30分前に！

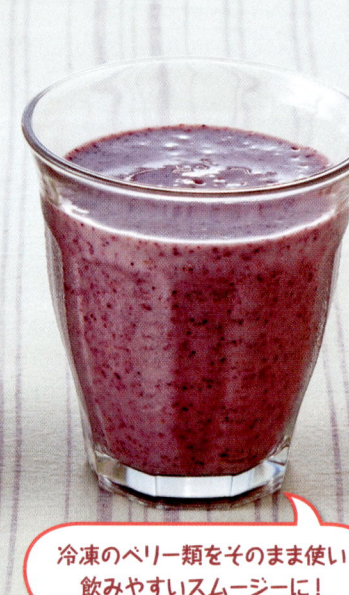

冷凍のベリー類をそのまま使い飲みやすいスムージーに！

乳製品は飲むことでCaとマグネシウムの吸収率UP！

バナナジュース 271kcal

| たんぱく質 | カルシウム | ビタミンD | ビタミンK | 亜鉛 | C / T |

材料[1人分]
- バナナ1本　●牛乳1/2カップ　●ゼラチン2g　●すりごま（白）、ハチミツ、レモン汁各大さじ1

作り方
1. バナナは皮をむき、半分に切る。
2. 牛乳、1、ゼラチン、ごま、ハチミツ、レモン汁を合わせて、30秒程度ミキサーにかける。

ベリースムージー 105kcal

| たんぱく質 | カルシウム | ビタミンD | ビタミンK | 亜鉛 | C / T |

材料[1人分]
- ラズベリー（冷凍）50g　●ブルーベリー（冷凍）35g　●牛乳1/2カップ　●ゼラチン2g

作り方
1. ラズベリー・ブルーベリー（冷凍のまま）、牛乳、ゼラチンを合わせて、30秒程度ミキサーにかける。

きな粉ラッシー 212kcal

| たんぱく質 | カルシウム | ビタミンD | ビタミンK | 亜鉛 | C / T |

材料[1人分]
- きな粉大さじ2　●プレーンヨーグルト50g　●牛乳1/2カップ　●ゼラチン2g　●ハチミツ大さじ1

作り方
1. ヨーグルト、牛乳、ゼラチン、きな粉、ハチミツを合わせて、30秒程度ミキサーにかける。

※栄養素アイコン　■1日の摂取目安量の1/6　■1/12の含有量、C＝コラーゲン、T＝トリプトファンの含有を表します。

3章 お弁当・おやつレシピ

ドリンク

酢はCaの吸収をUP
食事どきの飲み物に最適！

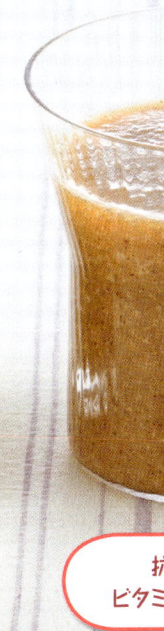

牛乳たっぷり、りんごココア
おやすみ前のホットドリンクに

抗酸化作用を高める
ビタミンC食材を幅広く活用！

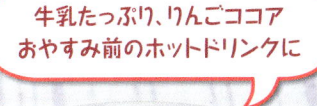

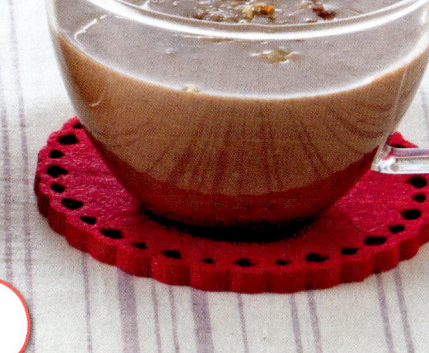

サワードリンク 141kcal

たんぱく質 カルシウム ビタミンD ビタミンK 鉄分 **C T**

材料[1人分]
- グレープフルーツ½個 ●酢大さじ1
- ハチミツ大さじ1 ●ゼラチン2g ●水½カップ

作り方
1. グレープフルーツは皮をむき、適度な大きさに切る。
2. ①、酢、ハチミツ、ゼラチン、水を合わせて30秒程度ミキサーにかける。

キウイジュース 145kcal

たんぱく質 カルシウム ビタミンD ビタミンK 鉄分 **C T**

材料[1人分]
- キウイフルーツ1個 ●トマト½個
- 豆腐（絹ごし）50g ●オレンジジュース½カップ ●ゼラチン2g

作り方
1. キウイフルーツとトマトは皮をむき、適度な大きさに切る。豆腐は水を切る。
2. オレンジジュース、ゼラチン、①を合わせて30秒程度ミキサーにかける。

りんごココア 241kcal

たんぱく質 カルシウム ビタミンD ビタミンK 鉄分 **C T**

材料[1人分]
- りんご¼個 ●A《牛乳⅔カップ、ココア大さじ1、ハチミツ大さじ1、ゼラチン2g》●ナッツ5g

作り方
1. 鍋にAを入れて混ぜ、中火で70℃程度に温める。
2. りんごは皮をむいてすりおろし、ナッツは砕く。
3. ①に②を加える。

column3
時短メニューを取り入れよう

おすすめの時短メニュー

つくりおきが可能
『ふりかけ』
白いごはんが苦手な子どもが大好きなふりかけ。一度にまとめてつくってしまいましょう。**びんや密閉容器に入れれば、冷蔵庫なら1週間、冷凍庫なら1か月は保存可能に。**

材料を一度に煮込む
『鍋料理』
工程が複数に及んだり、複雑になればなるほど、料理時間は長く面倒なものになります。その点、鍋料理は材料を切って、一度に煮込めば完成してしまうお手軽メニューです。

ありもの食材を使う
『余りものレシピ』
買い物に行く暇がないときなど、冷蔵庫の残りものでつくれてしまうレシピは重宝します。残りがちな野菜や常備している肉を使うメニューでも、レパートリーはたくさんあります。

時短メニュー❶『ふりかけ』

黒ふりかけ
304 kcal

[たんぱく質] [カルシウム] [ビタミンD] [ビタミンK] [亜鉛] [C] [T]

材料
- じゃこ20g ●ひじき(乾燥)3g ●炒りごま(黒)大さじ5 ●めんつゆ(2倍希釈)大さじ2

作り方
1. ひじきを水で戻し、水気を切る。
2. フライパンを熱し、じゃこ、ごまをさっと炒めてから、❶を加えて炒める。
3. めんつゆで味をととのえる。

サケふりかけ
134 kcal

[たんぱく質] [カルシウム] [ビタミンD] [ビタミンK] [亜鉛] [C] [T]

材料
- サケフレーク50g ●粉チーズ大さじ2 ●かつおぶし3g

作り方
1. ボウルにサケフレーク、粉チーズ、かつおぶしを入れ、よく和える。

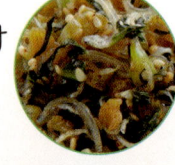

緑ふりかけ
210 kcal

[たんぱく質] [カルシウム] [ビタミンD] [ビタミンK] [亜鉛] [C] [T]

材料
- 小松菜、大根の葉各50g ●ごま油小さじ1 ●しらす大さじ2 ●炒りごま(白)大さじ2 ●かつおぶし1g ●A《しょうゆ大さじ1、酒大さじ1》

作り方
1. 小松菜と大根の葉はみじん切りにする。
2. フライパンに油を熱し、❶としらす、ごまを入れ、よく炒める。
3. ❷にかつおぶしとAを入れ、味をととのえる。

※栄養素アイコン　■1日の摂取目安量の1/6　■1/12の含有量、C＝コラーゲン、T＝トリプトファンの含有を表します。

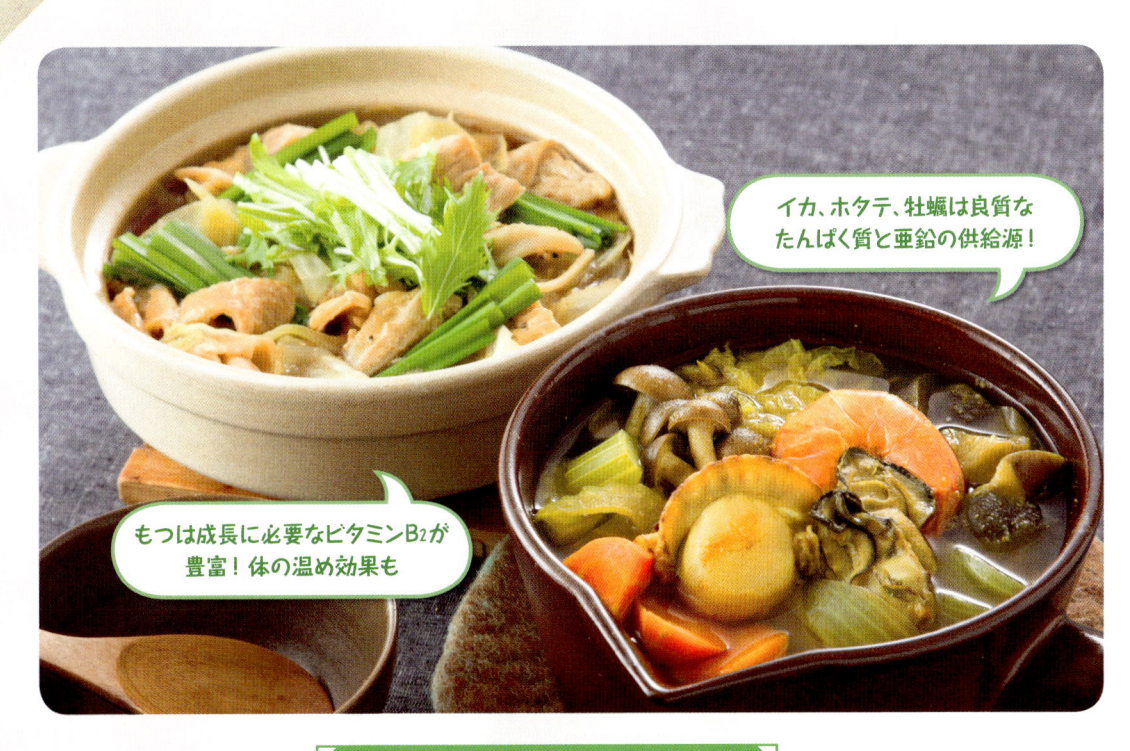

> イカ、ホタテ、牡蠣は良質な
> たんぱく質と亜鉛の供給源！

> もつは成長に必要なビタミンB₂が
> 豊富！体の温め効果も

時短メニュー❷『鍋』

主食 牛肉 もつ煮込み鍋　198kcal

|たんぱく質|カルシウム|~~ビタミンD~~|ビタミンK|亜鉛|C/T|

材料【2人分】
●牛もつ160g ●キャベツ4枚（200g）●にら40g ●水菜60g ●にんにく1片 ●水4カップ ●鶏なんこつ60g ●A《味噌大さじ3、しょうゆ大さじ2》

作り方
❶ キャベツは食べやすい大きさに、にらと水菜は3cmの長さに切る。にんにくはみじん切りにする。
❷ 鍋に水とにんにくを入れ、火にかける。沸騰したら、牛もつ、鶏なんこつ、キャベツ、にら、水菜、Aを入れ、あくを取り除きながら15〜20分程度煮込む。

ワンポイントMEMO
もつに含まれるビタミンB₂は「成長のビタミン」とも呼ばれ、たんぱく質の合成を促進します。たっぷりの余り野菜と組み合わせ、鍋で煮込みましょう。

主食 魚 スープカレー鍋　328kcal

|たんぱく質|カルシウム|ビタミンD|ビタミンK|亜鉛|C/T|

材料【2人分】
●ホタテ（冷凍）大2個（200g）●玉ねぎ½個（100g）●にんじん60g ●なす½本（50g）●しめじ40g ●白菜60g ●オリーブオイル小さじ1 ●イカ（冷凍）100g ●牡蠣（冷凍）大2個（160g）●エビ（殻付き）2尾 ●だし汁4カップ ●A《カレールウ2皿分、カレー粉小さじ1、ケチャップ大さじ2、塩・こしょう各少々》

作り方
❶ 玉ねぎはくし型に、にんじん、なす、しめじ、白菜は食べやすい大きさに切る。
❷ 鍋にオリーブオイルを熱し、中火でイカ、ホタテ、牡蠣、エビ（殻のまま）を焼き色がつくまで炒める。
❸ ❷にだし汁を加え、ひと煮立ちしたら火を止める。Aを入れて、よく混ぜ溶かす。
❹ ❸に野菜を入れたら、弱火で15〜20分程度煮込む。

時短メニュー❸『余りものレシピ』

副菜 野菜 半日分の野菜とチーズ炒め

232 kcal

| たんぱく質 | カルシウム | ビタミンD | ビタミンK | 亜鉛 | C / T |

緑黄色野菜125g、淡黄色野菜50gもチーズで炒めればペロリ！

【朝食】

材料［2人分］
●キャベツ2枚（100g）●チンゲンサイ50g ●ピーマン½個（25g）●もやし20g ●にんじん50g ●にら30g ●豚もも肉100g ●サラダ油小さじ1 ●チーズ（ブロック）20g ●塩、こしょう各少々 ●ピザ用チーズ40g

作り方
① キャベツ、チンゲンサイ、ピーマン、もやし、肉は一口大に、にんじんは細切りに、にらは3cmの長さに切る。
② フライパンに油を熱し、強火で❶、チーズ（ブロック）を炒め、塩、こしょうで味をととのえる。ピザ用チーズをふり、チーズが溶けたら火からおろす。

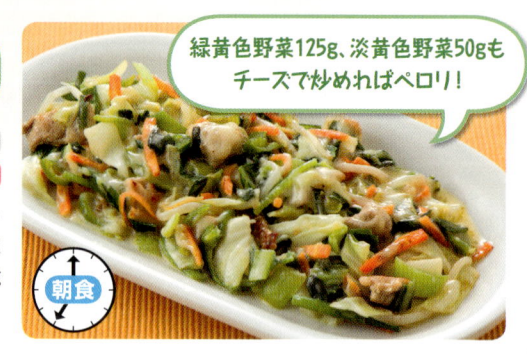

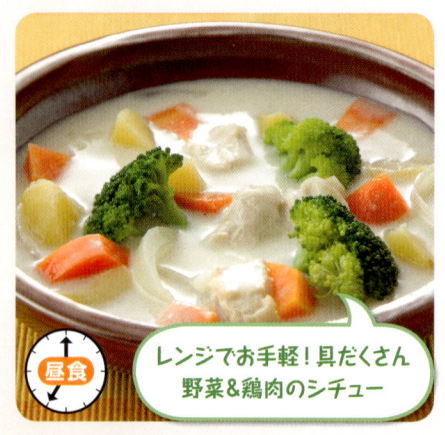

副菜 鶏肉 レンジシチュー

391 kcal

| たんぱく質 | カルシウム | ビタミンD | ビタミンK | 亜鉛 | C / T |

レンジでお手軽！具だくさん野菜&鶏肉のシチュー

【昼食】

材料［2人分］
●鶏もも肉160g ●玉ねぎ、じゃがいも½個（100g）●にんじん40g ●ブロッコリー60g ●A《水1カップ、牛乳2カップ、顆粒コンソメ小さじ1、バター小さじ1、塩・こしょう各少々》

作り方
① 玉ねぎはくし型に、肉、じゃがいも、にんじんは一口大に、ブロッコリーは小房に切る。
② 耐熱皿に❶を入れ、電子レンジで5分程度温める。Aを注ぎ、電子レンジで5分程度温め、よくかき混ぜる。

副菜 野菜 エビ入りお好み焼き

418 kcal

| たんぱく質 | カルシウム | ビタミンD | ビタミンK | 亜鉛 | C / T |

生地に桜エビのミネラルを加えれば美味しさもUP！

【朝食】

材料［2人分］
●キャベツ2枚（100g）●豚ロース薄切り肉80g ●桜エビ20g ●小麦粉60g ●卵2個 ●水1カップ ●サラダ油小さじ2 ●ピザ用チーズ40g

作り方
① キャベツはせん切りに、肉は食べやすい大きさに切る。
② ボウルにキャベツ、桜エビ、小麦粉、溶き卵、水を入れて、だまにならないように混ぜ合わせる。
③ フライパンに油を熱し、中火で肉をさっと炒め、❷をお玉で平らに流し入れ、弱火で片面に焦げ色がつくまで焼く。
④ 裏返してチーズをのせ、チーズが溶けるまで焼く。

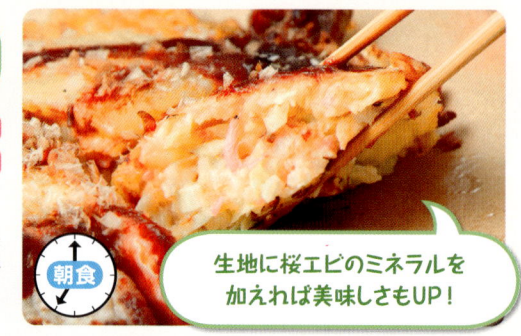

※栄養素アイコン　■1日の摂取目安量の1/6　■1/12の含有量　C＝コラーゲン、T＝トリプトファンの含有を表します。

4章
ライフスタイル別食事レシピ

各家庭で大きくライフスタイルが異なる昨今。ライフスタイルの影響で、身長が伸びなくなることがないよう、基本の食事にもアレンジを加えていきましょう。

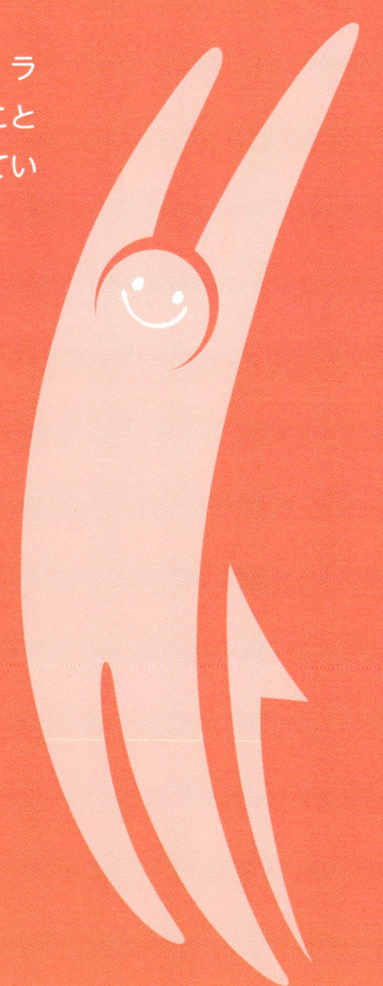

生活スタイルに合わせた食事

日本人の身長は低下中？
身長が伸びない環境が蔓延

日本人の平均身長は、戦後一貫して増加してきましたが、1990年以降は横ばい状態が続いており、年齢によっては、低下傾向も見られるようになっています。なぜ、日本人の平均身長は低下しはじめたのでしょうか？

現代の日常生活の中で、身長増加の邪魔をする要因は、大きく4つ考えられます。まず「食生活の乱れ」。飽食の時代、身長の伸びる時期の栄養の偏り、小食、過食による肥満が拡大しています。次に塾通いやTV・ゲームの普及による「運動不足」。

ここに、受験勉強やいじめ、家庭崩壊などによる「ストレス環境」も加わり、子どもの成長には、非常に好ましくない状況がそろってしまっているといえるでしょう。子どもの生活環境をカバーすべく、子どもの食事も上手にアレンジを加えていくことが重要なのです。

日本人児童の平均身長の推移

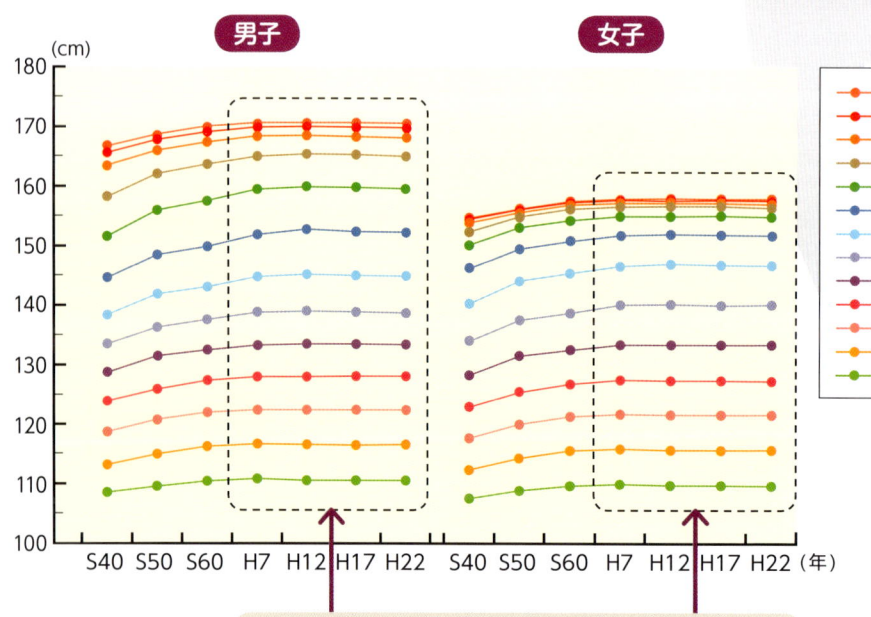

凡例: 17歳, 16歳, 15歳, 14歳, 13歳, 12歳, 11歳, 10歳, 9歳, 8歳, 7歳, 6歳, 5歳

（左：男子／右：女子　横軸：S40 S50 S60 H7 H12 H17 H22（年）　縦軸：(cm) 100〜180）

1990年以降、男女ともに平均身長の伸びの傾向は頭打ちになっている！

（政府統計の総合窓口(e-stat)「就学児童等の身体発育状況，年齢×年度別」参照）

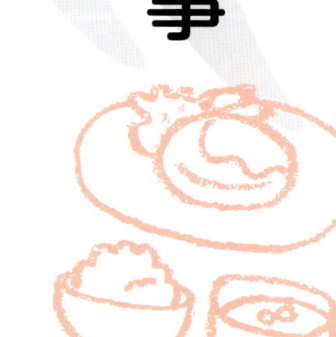

4章 ライフスタイル別 食事レシピ

平均身長が伸びなくなった3大要因？

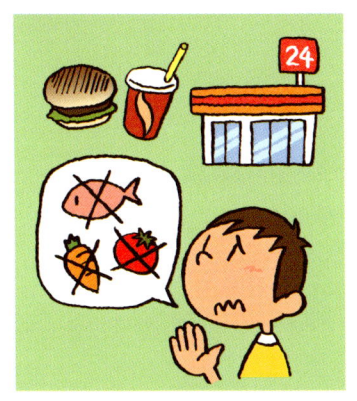

❶ 食生活の乱れ

コンビニエンスストアやファストフードの普及により、食べたいものだけを食べる習慣が加速。そのため、栄養の偏りと成長に必要な栄養素の摂取が不足しています。

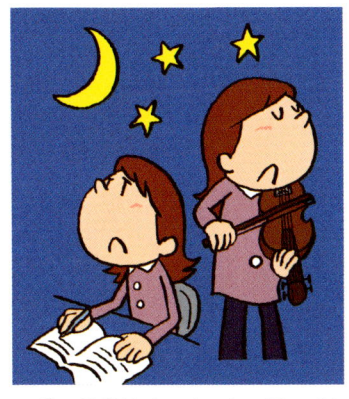

❷ 睡眠時間の低下

幼い時期からいくつもの習いごとや受験勉強をする子が増えており、睡眠時間が減っています。TV・漫画・ゲームも睡眠時間の低下に拍車をかけています。

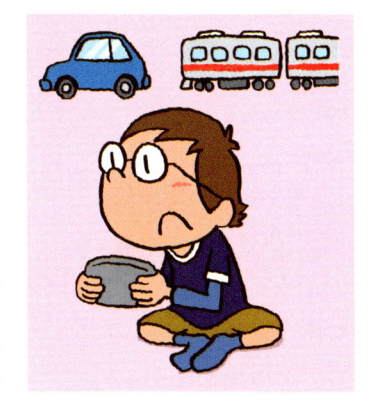

❸ 運動不足

インフラや生活家電の発達、外から室内へと遊び場の変化、ゲームやインターネットの普及などが重なって、慢性的に運動不足という子どもが増えています。

子どもの食事は生活に合わせたアレンジが必要

生活スタイルの多様化によって、各子どもの食事に求められる内容も一辺倒ではいかなくなっています。身長を伸ばすレシピも各家庭で子どもに合わせたアレンジが重要なのです。

Life style 1
スポーツを頑張っている
▶ P88～P95

Life style 2
食事の時間帯に問題アリ
▶ P96～P99

Life style 3
食生活の傾向に問題アリ
▶ P100～P109

Life style 4
ストレスを感じやすい
▶ P110

Life style【スポーツ】

瞬発力系スポーツを頑張っている

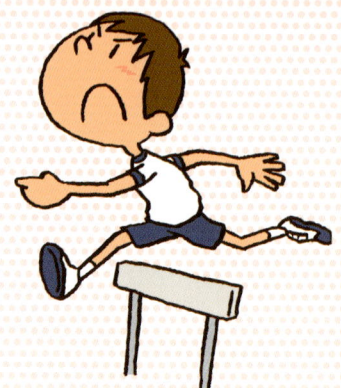

骨づくりに使われる分のたんぱく質とカルシウムを確保

部活動などスポーツに励む子どもは、身長を伸ばすためのスポーツに加えて、スポーツで失われる栄養素やカロリー分を考えて摂取しなければなりません。消耗する栄養素を補給できないと、成長のために使うべき栄養素が身体を動かすために使われてしまうのです。

瞬発力系スポーツに関わるのは、カルシウムとたんぱく質。さらにマグネシウムは神経の伝達に作用し、脳の情報を素早く筋肉へ伝えることに貢献します。カルシウムとたんぱく質は、骨づくりの核となる栄養素でもありますから、他の子どもよりも、さらに意識して摂取する必要があります。また、カルシウムの吸収を促すために、ビタミンD、ビタミンKと一緒に摂取することもポイントです。

【瞬発力系スポーツとは…】
瞬間的に全力に近い力を発揮したり、短距離でスピードを競ったりするスポーツを指す。

- 短距離走
- ハードル走
- 水泳(短距離)
- 走り幅跳び
- 棒高跳び
- レスリング
- スピードスケート
- 空手
- 柔道
- インターバルトレーニング
（速いペースとゆっくりのペースを交互にくり返して走る）

基本レシピでおすすめ！　魚介のケチャップ炒め (P45)

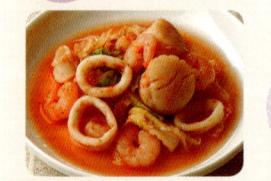

動物性たんぱく質が摂れるシーフードたっぷりの1品は瞬発力UPにも最適です。

基本レシピに足し算！　厚揚げのカレー煮 (P52)

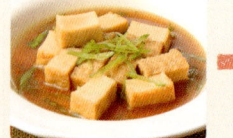

Caとたんぱく質を両方摂取することができる、厚揚げの分量を30g増やしましょう。

スポーツの特性と求められる動き
一瞬が勝負のキレのよさ

瞬間的にスピードを出したり、短時間で最大限のパフォーマンスを発揮したり、敵の動きに瞬時に反応することが求められます。そのため、筋肉の機敏な収縮と弛緩が必要になります。

+αで摂るべき栄養素

強く細かくスピーディーに筋肉を動かすために消耗される、カルシウムとたんぱく質を。さらにカルシウムは、汗と一緒に流れ出てしまうため、牛乳などで積極的に摂取するべきです。

カルシウム	たんぱく質
乳製品、魚介類、豆・大豆製品、野菜、ごま・ナッツ類	豚もも肉、牛もも肉、鶏ささ身肉、マグロの赤身、乳製品、卵、豆・大豆製品

※栄養素アイコン　■1日の摂取目安量の1/6　■1/12の含有量　C＝コラーゲン、T＝トリプトファンの含有を表します。

4章 ライフスタイル別 食事レシピ

「瞬発力系スポーツに励む子」おすすめレシピ

たくさんの具材もパスタなら◎ ソースにはもちろん乳製品を

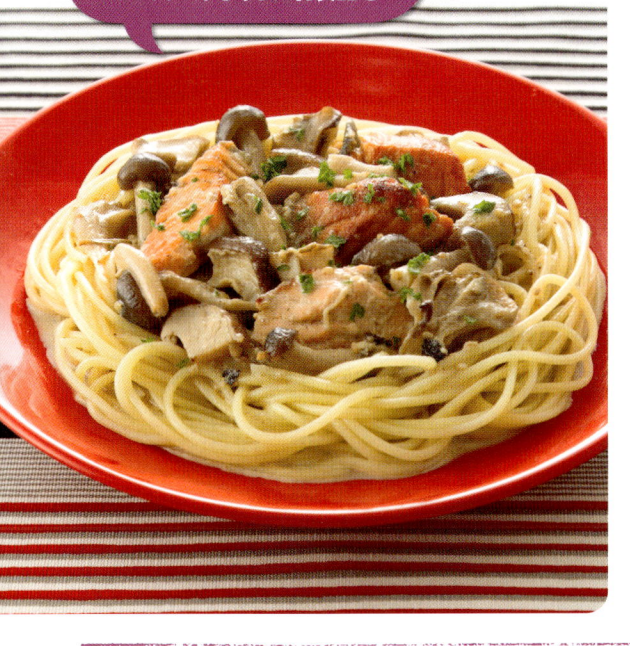

主食 麺 きのことサケのクリームパスタ

670 kcal

たんぱく質 / カルシウム / ビタミンD / ビタミンK / 亜鉛 / C / T

材料【2人分】
- スパゲッティ 160g ●サケ 100g ●まいたけ 60g ●しめじ 40g
- しいたけ 2枚 ●オリーブオイル小さじ1 ●A《牛乳2カップ、顆粒コンソメ小さじ1》●塩、こしょう各少々 ●粉チーズ 60g
- 炒りごま(白)大さじ1

作り方
1. スパゲッティは表示時間通りにゆでる。
2. サケ、まいたけ、しめじは一口大、しいたけは石づきを取り薄切りにする。
3. 鍋にオリーブオイルを熱し、中火で②を炒め、Aを加えてひと煮立ちさせ、塩、こしょうで味をととのえる。
4. ③に湯切りした①を入れ、粉チーズとごまを加えて混ぜる。

> Caを摂取するなら、ビタミンDと組み合わせること。吸収率がアップします。サケや乳製品からCa、きのこからビタミンDを。パスタならたくさんの具材も食べられます。

主食 ごはん 納豆チャーハン

568 kcal

たんぱく質 / カルシウム / ビタミンD / ビタミンK / 亜鉛 / C / T

材料【2人分】
- ごはん 300g ●玉ねぎ½個(100g) ●あさつき 20g ●アーモンド 40g ●オリーブオイル小さじ1 ●大豆(水煮)40g ●じゃこ 20g
- 納豆 2パック(タレなどは除く) ●A《顆粒中華だしの素小さじ1、しょうゆ大さじ1》●ブロッコリースプラウト 20g

作り方
1. 玉ねぎはみじん切りに、あさつきは小口切りにする。アーモンドは細かく砕く。
2. フライパンにオリーブオイルを熱し、中火で玉ねぎ、大豆、じゃこを炒める。ごはん、納豆、Aを加えて炒める。
3. ②にあさつき、アーモンドを加えて炒める。
4. ③を器に盛り、ブロッコリースプラウトをのせる。

> 摂取したいCaとマグネシウムが両方含まれるのが大豆。子どもが好きなチャーハンの具にすれば、違和感なく食べられます。ナッツやじゃこの歯ごたえも食を進ませます。

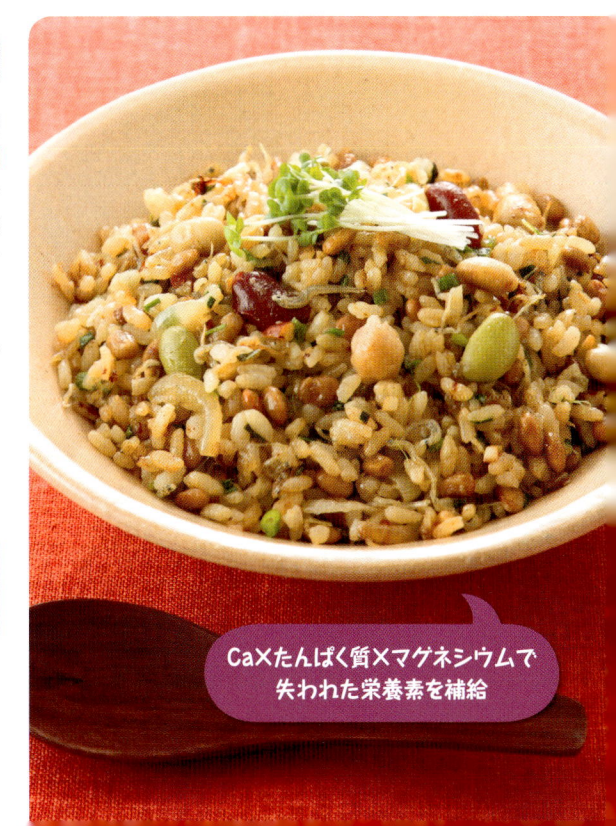

Ca×たんぱく質×マグネシウムで失われた栄養素を補給

Life style【スポーツ】
持久力系スポーツを頑張っている

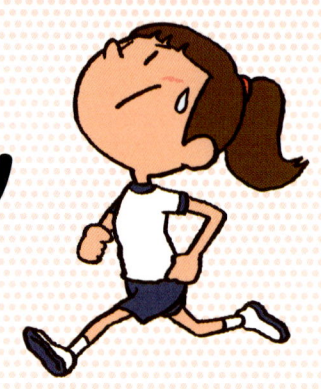

エネルギーとなる糖質とビタミンB1が大切

長時間のトレーニングや試合を乗り切らなければならないのが持久力系スポーツです。消耗が激しいエネルギー源となる糖質（炭水化物）を、1日3食、十分に摂ります。その際、糖質がエネルギーに分解されるのを助けるビタミンB1も一緒に補いましょう。

もちろん必要なのは糖質だけではなく、筋肉を動かす度にたんぱく質が消耗され、汗を流す度にカルシウムが消えていってしまいます。スポーツをする子どもが身長を伸ばしたいなら、日常生活のための栄養素＋成長のための栄養素＋スポーツのための栄養素＋身長を伸ばすための栄養素が必要に。スポーツをしない子どもに比べ、量も質も充実した食事を取らなければならないのです。

【持久力系スポーツとは…】
試合が長時間に及んだり、休憩を入れずに動き続ける、スタミナが必要なスポーツを指す。

- 長距離走　● マラソン
- 長距離水泳
- 長距離スケート
- トライアスロン
- クロスカントリー
- 走り込みトレーニング
- 競歩　● 自転車競技

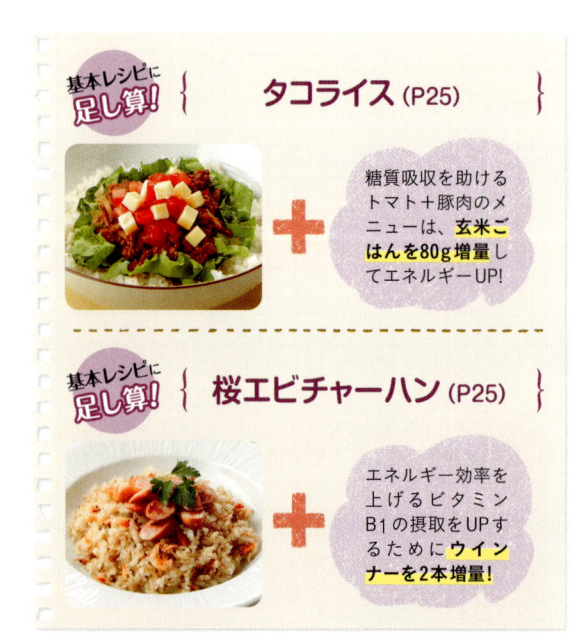

スポーツの特性と求められる動き

運動を続けるスタミナが必要

マラソンや長距離水泳など、長時間、一定の力を出して運動し続ける持久力系スポーツでは、エネルギーの消費量が多いのが特徴です。走り込みトレーニングを行う場合も同様。

+αで摂るべき栄養素

炭水化物は、米よりも小麦粉や米粉などを加工した麺類のほうが、効率よくエネルギーへ転換されます。ビタミンB1でさらにエネルギー効率UP。長時間の運動で不足する鉄分も。

炭水化物	ビタミンB1	鉄分
そば、うどん、パスタ、ひやむぎ、そうめん、ビーフンなどの麺	豚ヒレ肉、生ハム、豚もも肉、ロースハム、焼豚、たらこ、ウナギ（蒲焼き）	レバー、ひじき、アサリ、ほうれん草、カツオ、納豆

基本レシピに足し算！　タコライス (P25)

＋ 糖質吸収を助けるトマト＋豚肉のメニューは、**玄米ごはんを80g増量**してエネルギーUP！

基本レシピに足し算！　桜エビチャーハン (P25)

＋ エネルギー効率を上げるビタミンB1の摂取をUPするために**ウインナーを2本増量！**

※栄養素アイコン　■1日の摂取目安量の1/6　■1/12の含有量、C＝コラーゲン、T＝トリプトファンの含有を表します。

4章 ライフスタイル別 食事レシピ

「持久力系スポーツに励む子」おすすめレシピ

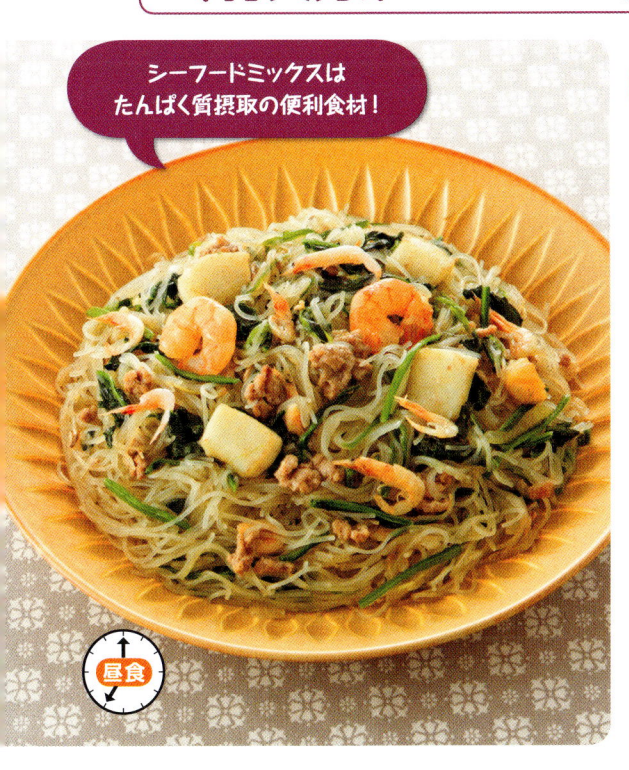

シーフードミックスはたんぱく質摂取の便利食材！

主食 麺 焼きビーフン 554kcal

たんぱく質／カルシウム／ビタミンD／ビタミンK／亜鉛／T

材料【2人分】
●ビーフン160g ●ほうれん草100g ●玉ねぎ½個（100g）●にんにく1片 ●オリーブオイル小さじ1 ●豚ひき肉100g ●シーフードミックス（冷凍）100g ●もやし100g ●干しエビ大さじ4 ●A《顆粒中華だしの素小さじ1、塩・こしょう各少々》

作り方
① ビーフンは水で戻し、水気を切る。
② ほうれん草、玉ねぎは一口大、にんにくはみじん切りにする。
③ フライパンにオリーブオイルを熱し、中火でにんにく、玉ねぎを炒め、色が変わったら、肉、シーフードミックスを加えて炒める。
④ ③に①、もやし、ほうれん草、干しエビを加えて炒め、Aで味をととのえる。

昼食

炭水化物を摂る場合も、すぐエネルギーへと変わる食材を選ぶこと。なかでもビーフンはエネルギー効率のいい糖質を含みます。思いきり具だくさんにして他の栄養素も補給！

主食 麺 そばサラダ 473kcal

たんぱく質／カルシウム／ビタミンD／ビタミンK／亜鉛／T

材料【2人分】
●そば200g ●きゅうり1本（100g）●焼き豚（脂肪分が少ないもの）100g ●水菜40g ●チーズ（ブロック）40g ●豆腐（木綿）60g ●和風ドレッシング（市販品）大さじ2

作り方
① そばは表示時間通りにゆで、冷水で冷やす。水気を切り、10cmの長さに切る。
② きゅうりは薄い輪切りに、焼き豚は細切りに、水菜は3cmの長さに切る。チーズと豆腐は1cm角に切る。
③ ボウルに①、②、ドレッシングを入れて和える。

そばもエネルギーに変わりやすい炭水化物。焼き豚のビタミンB₁で吸収率をアップさせます。そばをサラダ風にすることで、野菜、乳製品も一度にたくさん摂取できます。

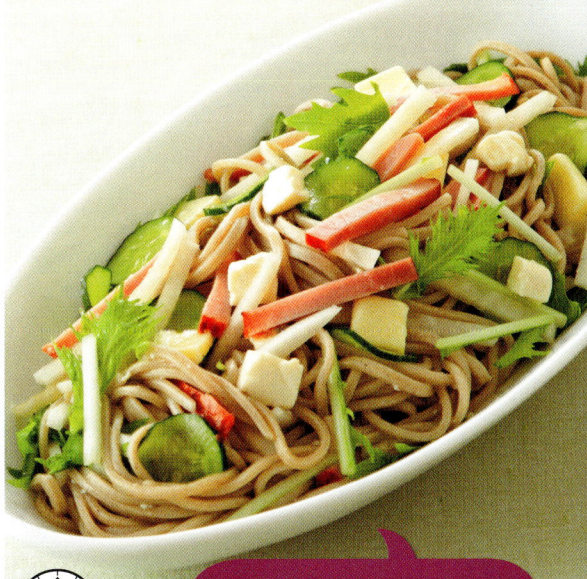

昼食

野菜は多めがポイント！冷やしそばが食欲をそそる

Life style【スポーツ】

混合系スポーツを頑張っている

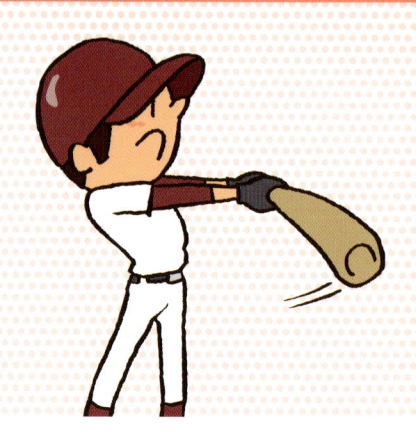

糖質、たんぱく質をはじめバランスよくたっぷりと

瞬発力、持久力、筋力と総合的な運動能力を求められるのが混合系スポーツの特徴です。筋力を強くするたんぱく質、持久力を高める糖質（炭水化物）、ビタミンB1、鉄分、瞬発力を高めるカルシウムが消耗されます。また、コラーゲンも腱や靱帯など身体のパーツを強化するために使われます。

なかでもたんぱく質、カルシウム、コラーゲンは、骨の成長に使うためにも、とくに意識して摂取しましょう。1Lの汗には、約50mgのカルシウムが含まれているとされます。カルシウムは、汗を流す度に消えてしまうと考えてください。よほど意識してカルシウムを摂取しないと、骨を伸ばすどころか、完全にカルシウム不足となり、骨のケガにもつながってしまいます。

【混合系スポーツとは…】
長時間動き回り、全力で走ったり投げたり、キックする瞬発力が必要なスポーツを指す。

- 野球
- サッカー
- バスケットボール
- バレーボール
- 卓球
- テニス
- バドミントン
- アイスホッケー
- ラグビー

基本レシピに足し算！
アボカド漬け丼（P38）
＋
ビタミン摂取をUPさせるために、**かいわれ10g、大葉2枚、レタス20g**を増量。

基本レシピでおすすめ！
きな粉ラッシー（P80）
乳製品とたんぱく質を一度に摂れる飲み物。練習前後や補食など、こまめに取るのが◎

スポーツの特性と求められる動き

総合的な運動能力がカギに

長く運動を続けるスタミナも、一瞬のキレのよい動きも求められますから、総合的な運動能力が必要とされます。多くの球技は、この混合系スポーツに該当します。

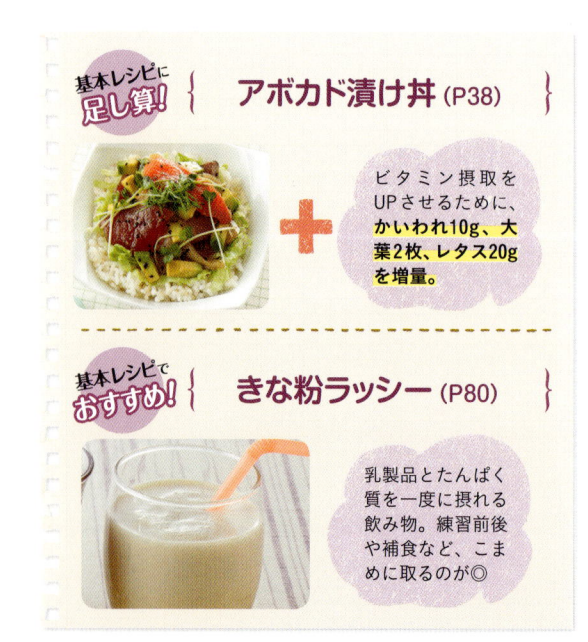

＋αで摂るべき栄養素

効率のよいエネルギー源となる炭水化物、良質な筋肉をつくる材料になるたんぱく質を中心に、ビタミンB1やカルシウムも1食ごとにまんべんなくたっぷりと摂るのが理想的です。

- 炭水化物
- ビタミンB1
- 鉄分
- カルシウム
- マグネシウム
- たんぱく質

※栄養素アイコン　1日の摂取目安量の1/6　1/12の含有量、C＝コラーゲン、T＝トリプトファンの含有を表します。

4章 ライフスタイル別 食事レシピ

「混合系スポーツに励む子」おすすめレシピ

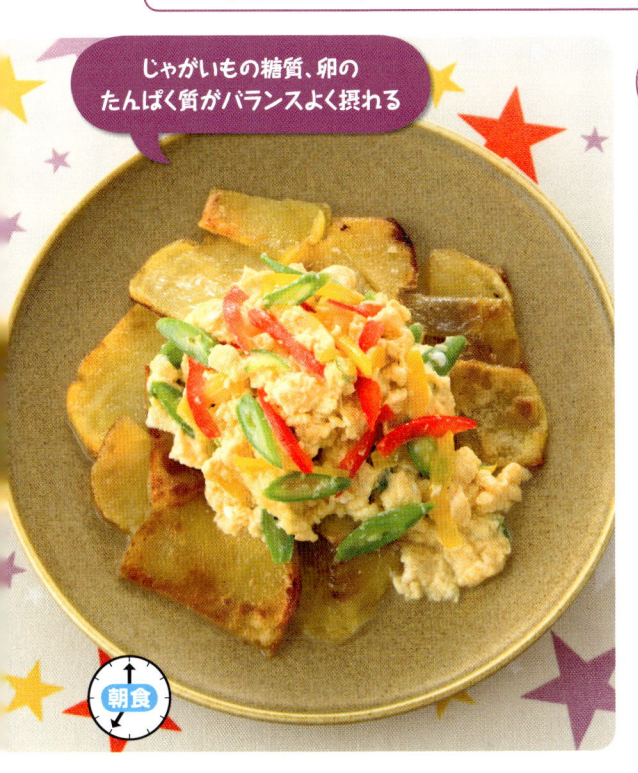

じゃがいもの糖質、卵の
たんぱく質がバランスよく摂れる

副菜 野菜 じゃがいものガレット

239 kcal

たんぱく質 / カルシウム / ビタミンD / ビタミンK / 亜鉛

材料[2人分]
●じゃがいも2個（200g）●さやいんげん20g ●パプリカ(赤、黄)各20g ●A《片栗粉大さじ1、ナツメグ・塩・こしょう各少々》●オリーブオイル小さじ1 ●バター小さじ1 ●卵2個 ●塩・こしょう各少々

作り方
1. じゃがいもは5mm幅に切って半分に、さやいんげんは2cmの長さに斜め切り、パプリカは細切りにする。
2. ボウルにじゃがいも、Aを入れ、よく混ぜる。
3. フライパンに半量のオリーブオイルを熱し、❷を全体に広げるように並べ、フライ返しで押さえつけながら中火で両面をカリっと焼き、バターをのせて溶けたら、器に盛る。
4. ボウルに卵を割りほぐし、さやいんげん、パプリカ、塩、こしょうを入れて、よく混ぜる。
5. フライパンに残りのオリーブオイルを熱し、弱火で❹を入れてかき混ぜながら半熟状になるまで焼き、❸にのせる。

（朝食）

主食 麺 コーンクリームパスタ

698 kcal

たんぱく質 / カルシウム / ビタミンD / ビタミンK / 亜鉛

材料[2人分]
●スパゲッティ160g ●玉ねぎ½個（100g）●トマト1個（100g）●ウインナーソーセージ4本 ●にんにく1片 ●オリーブオイル小さじ1 ●粒コーン（冷凍）60g ●クリームコーン（缶詰）100g ●A《牛乳2カップ、顆粒コンソメ小さじ2、バター小さじ1》●（お好みでイタリアンパセリ適宜）

作り方
1. スパゲッティは表示時間通りにゆでる。
2. 玉ねぎとトマトは細切りに、ソーセージは斜め切りに、にんにくはみじん切りにする。
3. フライパンにオリーブオイルを熱し、中火でにんにくを炒め、香りが立ったら玉ねぎ、ソーセージ、トマトを炒める。
4. ❸に粒コーン、クリームコーン、Aを加えて、中火で5分程度煮込む。
5. ❹に❶を加えて、混ぜる。

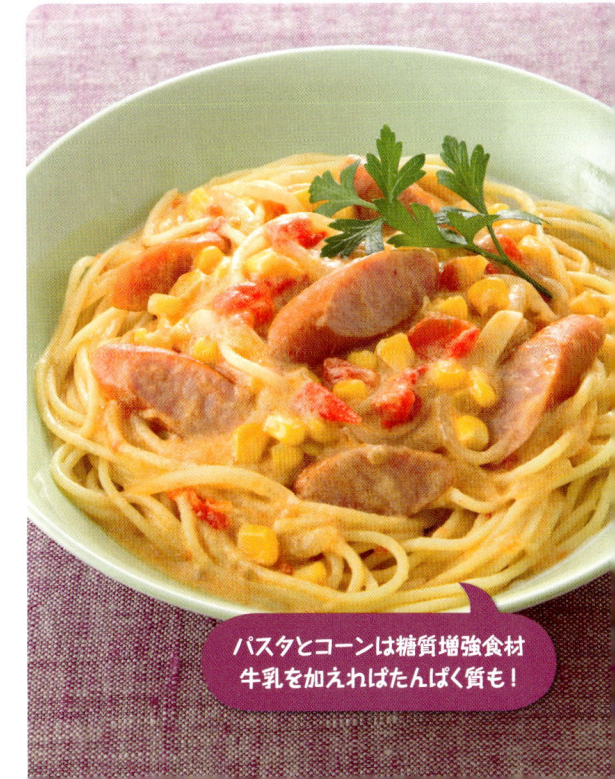

パスタとコーンは糖質増強食材
牛乳を加えればたんぱく質も！

Life style【スポーツ】
筋力系スポーツを頑張っている

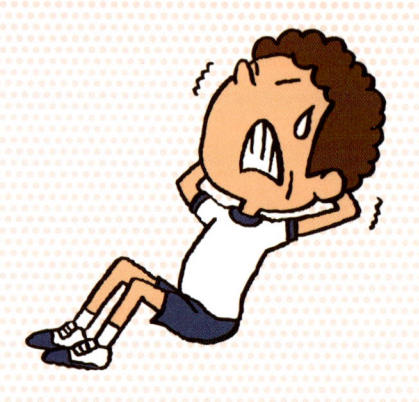

【筋力系スポーツとは…】
瞬間で身体の筋肉を一気に使ったり、筋肉が太いほど大きな力を発揮するスポーツを指す。

- 砲丸投げ
- ハンマー投げ
- ウエイトリフティング
- 体操　● 格闘技
- 競輪
- ボディビルダー
- 筋力トレーニング

たんぱく質は筋肉も骨もビタミンB_6・Cと一緒に

私たちの身体は、筋肉はもちろん、骨、血液、皮膚、毛髪、ホルモンとあらゆるパーツがたんぱく質によってつくられています。なかでも筋肉は、水分を除くと、その約80％がたんぱく質からできているのです。

筋力系スポーツはトレーニングなどで筋肉を酷使します。そして、傷ついた筋繊維を修復するために、身体はたんぱく質をどんどん消耗します。骨の成長のためにたんぱく質を使いたいならば、より多くのたんぱく質を摂取しなければなりません。

その際にポイントになるのが、吸収率を高めるビタミンB_6、ビタミンCを一緒に摂ること、脂肪過多にならないよう、高たんぱく低脂肪食に注意していく点になります。

基本レシピに足し算！　**つみれ汁**（P59）

＋　より強い筋肉をつくるために、栄養素を強化。**すべての具の材料を1.5倍増**にします。

基本レシピに足し算！　**ゴーヤチャンプルー**（P49）

＋　たんぱく質もビタミンも摂取できる優秀メニューは、**肉を60g増やして**さらに強化。

スポーツの特性と求められる動き

強い筋力はスポーツの基本

筋力は筋肉が太くなるほど強くなり、一瞬で発揮できる力も大きくなります。また、どんなスポーツにも筋力は必要とされ、筋肉をいかに鍛えるかが、基礎体力のベースになります。

＋αで摂るべき栄養素

たんぱく質はできるだけ複数の食品から摂取することが大切です。たんぱく質のもとになるアミノ酸を補い合えるからです。ビタミンB_6、ビタミンCを加えれば吸収もよくなります。

たんぱく質
肉類、魚介類、豆・大豆製品、乳製品と複数のたんぱく質を摂取

ビタミンC
キャベツ、ブロッコリー、オレンジ、キウイフルーツ、じゃがいも

ビタミンB_6
カツオ、サンマ、マグロ、サケ、サバ、カジキ、レバー、鶏ささ身肉

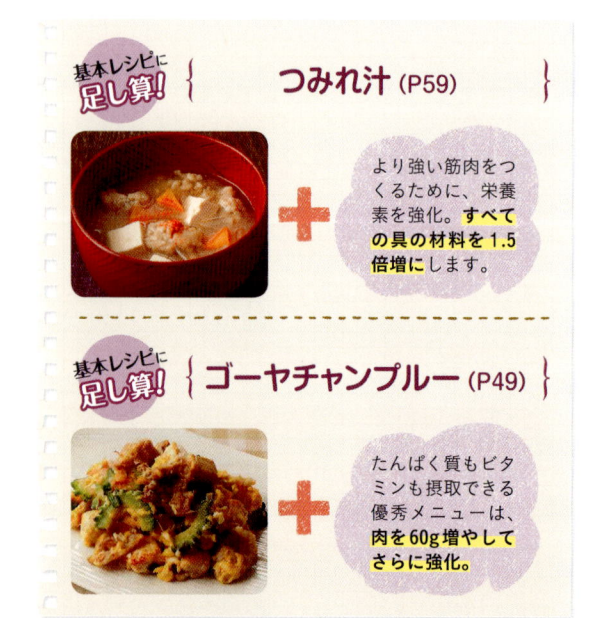

※栄養素アイコン　■1日の摂取目安量の1/6　■1/12の含有量、C＝コラーゲン、T＝トリプトファンの含有を表します。

4章 ライフスタイル別 食事レシピ

「筋力系スポーツに励む子」おすすめレシピ

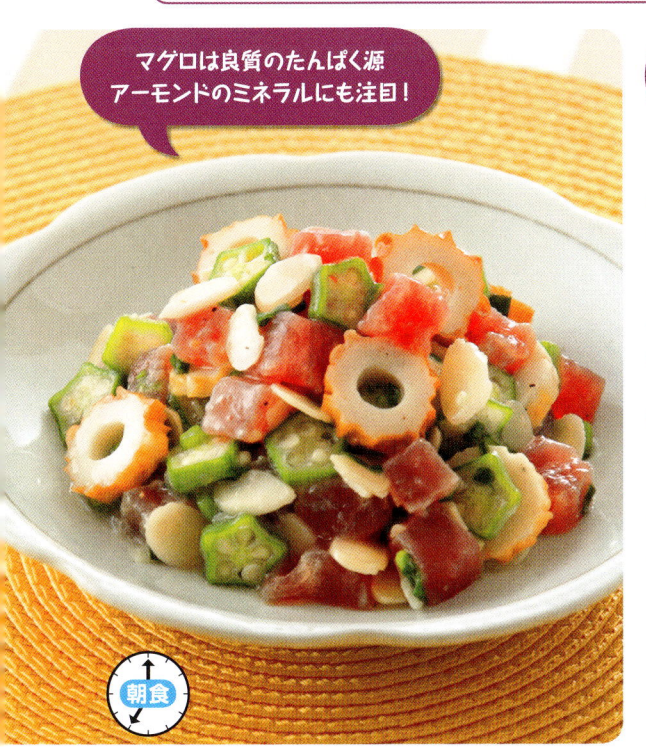

> マグロは良質のたんぱく源 アーモンドのミネラルにも注目！

副菜 魚 マグロのアーモンド添え

236 kcal

たんぱく質 / カルシウム / ビタミンD / ビタミンK / 亜鉛 / T

材料【2人分】

● マグロ160g ● ちくわ2本 ● オクラ4本 ● あさつき20g ● スライスアーモンド20g ● ドレッシング（市販品）大さじ2 ● レモン½個

作り方

1. マグロは1.5cm角に、ちくわとオクラは薄切りに、あさつきは小口切りにする。
2. ボウルに❶、アーモンド、ドレッシングを入れ、レモンをしぼり、よく和える。

> マグロはたんぱく質とその吸収率を高めるビタミンB₆が一緒に含まれる優秀食材。オクラ、レモンのビタミンCもたんぱく質の吸収率を高めます。異なる歯ごたえの食材を組み合わせることで、子どもの食欲を促します。

（朝食）

主菜 鶏肉 チーズクリームシチュー

499 kcal

たんぱく質 / カルシウム / ビタミンD / ビタミンK / 亜鉛 / T

材料【2人分】

● 鶏もも肉200g ● にんじん40g ● かぼちゃ100g ● 玉ねぎ½個（100g）● アスパラガス40g ● にんにく1片 ● チーズ（ブロック）40g ● オリーブオイル小さじ1 ● A《牛乳½カップ、豆乳½カップ、顆粒コンソメ小さじ2》● バター小さじ1 ● 塩、こしょう各少々

作り方

1. 肉、にんじん、かぼちゃ、玉ねぎ、アスパラガスは食べやすい大きさに切る。にんにくはみじん切りに、チーズは1cm角に切る。
2. フライパンにオリーブオイルを熱し、中火でにんにくを香りが立つまで炒める。
3. ❷に肉、にんじん、かぼちゃ、玉ねぎ、アスパラガスを加えてさっと炒める。
4. ❸にAを加えて10分程度煮込み、チーズ、バター、塩、こしょうを加えて味をととのえる。

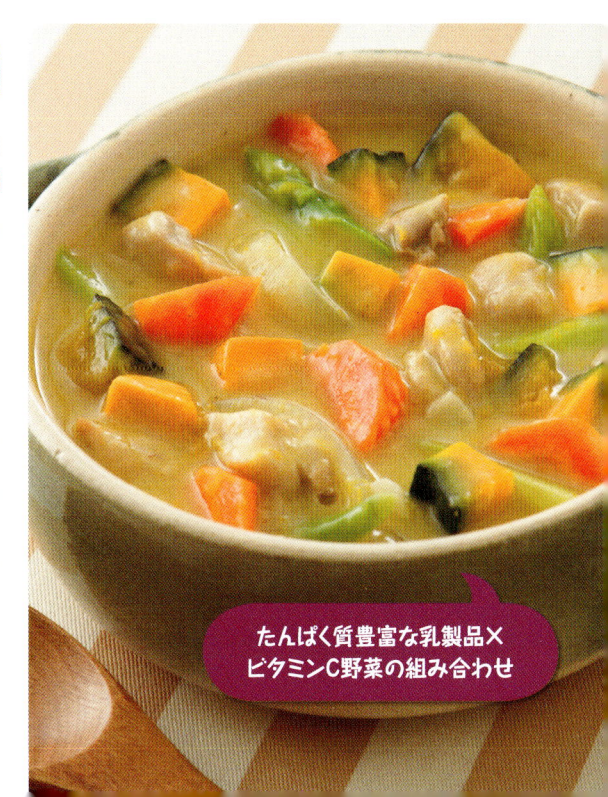

> たんぱく質豊富な乳製品×ビタミンC野菜の組み合わせ

Life style【食事の時間帯】
夕食を食べる時間が20時以降

消化によく、睡眠中に内臓へ負担をかけない食事

特別な学校行事があったり、放課後に習いごとや塾などに通っていると、帰宅してからの夕食は夜遅い時間帯になってしまいます。

夕食の時間が遅い、または就寝2時間前以内だと、食べたものを消化しきれないまま就寝することになってしまうのが問題です。睡眠中まで内臓で消化活動が続いてしまうと、その時間に本来活発であるはずの成長ホルモンの分泌が滞ってしまって、骨の成長を妨げてしまいます。

できるだけ内臓に負担をかけないためには、遅めの夕食は脂質の量を抑えて、消化のいいものを選ばなければなりません。油を使わなくても、水分をたっぷり含んだ料理にするなど、ちょっとした工夫次第で、十分に満腹感も得られるようになります。

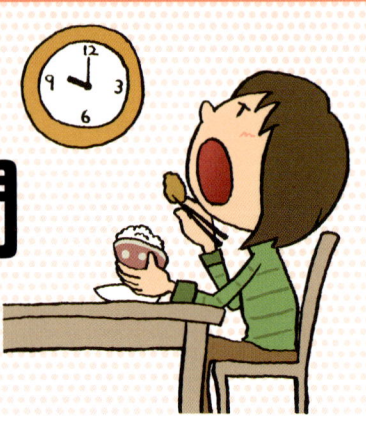

誤りがちなNG習慣

【 夕食を抜いたまま就寝する 】

夕食を我慢したまま寝てしまうと、ベッドに入ってからお腹が空いて、ぐっすりと深い眠りにつけません。反対に十分な睡眠の妨げになってしまいます。

【 食べる量を極端に減らす 】

こちらも余計にお腹が空いてしまい、深い眠りの妨げに。消化がよくて満腹感のあるメニューがポイントになります。

基本レシピに足し算！ スープカレー鍋 (P83)

うどんを½玉追加して、満足感をアップ。さらに果物と乳製品を摂取すれば完璧に。

基本レシピをチェンジ！ 牛乳と豆乳のスープパスタ (P29)

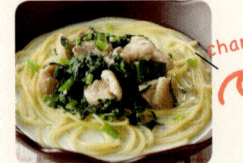

バターを入れず、鶏肉は皮を取り除き脂質をカット。温泉卵を加えて満足度UPを！

夕食が遅くなると…
睡眠中まで消化活動が続き成長ホルモンの分泌が妨げられる

身長を伸ばすためには、深くて十分な睡眠を取り、成長ホルモンの分泌を盛んにすること。しかし、食べ物を消化するために内臓が活発に活動する間は、深い睡眠が得られません。

20時以降に夕食を食べるなら消化のよい食材、調理を選ぶこと

たんぱく質（脂肪の少ない肉や白身魚、大豆製品）、野菜類は消化のよい食品です。消化に必要とされる時間は、消化のよいぞうすいで約2時間、普通の食事で約4時間、脂質が多いと8時間にも及びます。

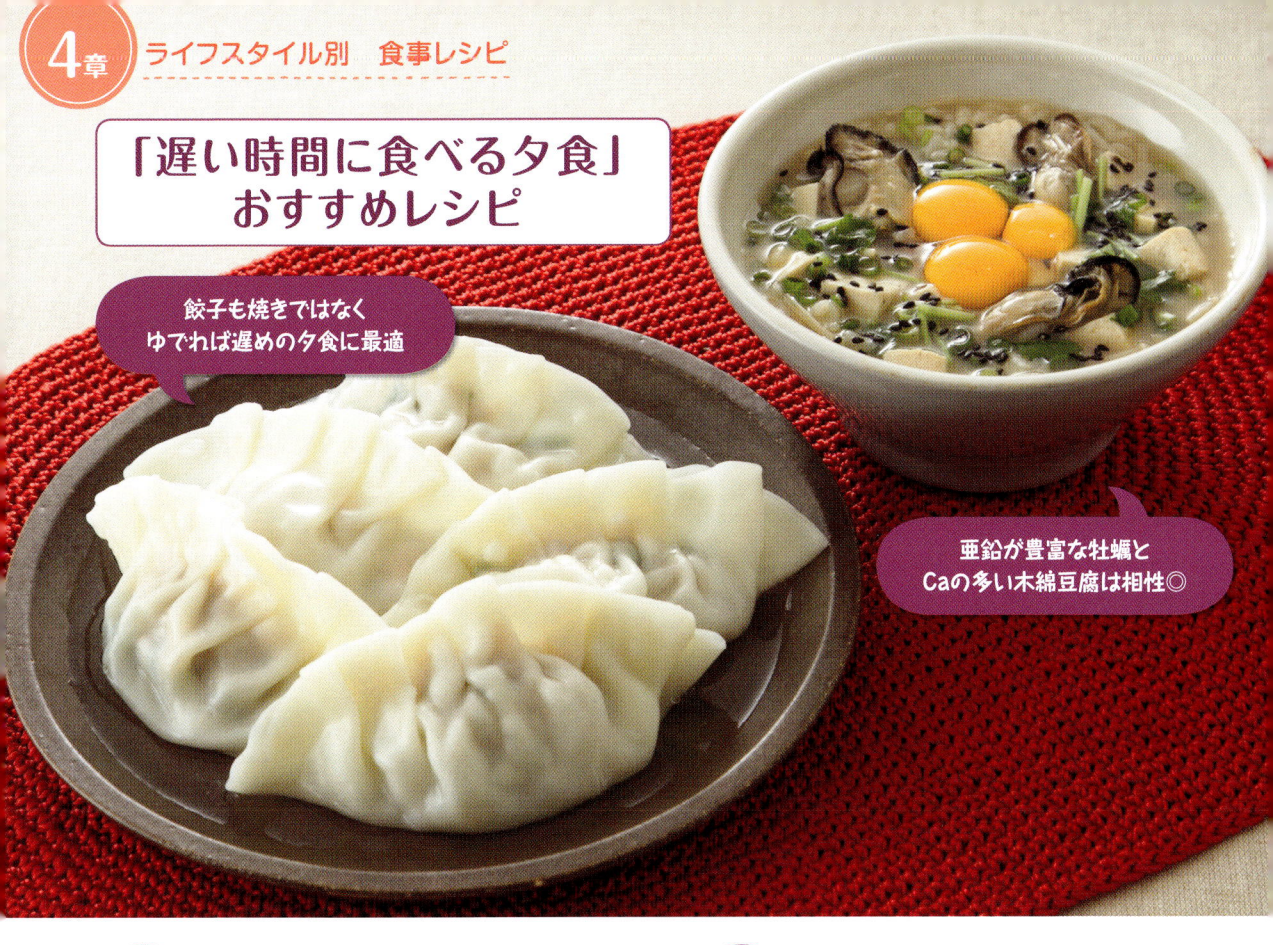

4章 ライフスタイル別　食事レシピ

「遅い時間に食べる夕食」おすすめレシピ

> 餃子も焼きではなく
> ゆでれば遅めの夕食に最適

> 亜鉛が豊富な牡蠣と
> Caの多い木綿豆腐は相性◎

主菜 豚肉　水餃子（すいぎょうざ）　211kcal

たんぱく質 ／ カルシウム ／ ビタミンD ／ ／ 亜鉛 ／ C・T

材料【2人分】
●豚ひき肉100g　●にら40g　●にんにく1片　●桜エビ20g
●塩、こしょう各少々　●餃子の皮10枚

作り方
① にらはさっとゆでて、2cmの長さに、にんにくはみじん切りにする。
② ボウルに肉、①、桜エビ、塩、こしょうを入れ、粘り気が出るまでよく混ぜ合わせる。
③ 餃子の皮で②を包む。
④ たっぷりのお湯で、③を5分程度ゆでる。

> 内臓に負担をかけにくい、たんぱく質と野菜が入る餃子。満腹感を味わえるメニューながら、調理で油を使わないため、消化吸収がよいのもポイントです。

主食 ごはん　牡蠣（かき）ぞうすい　255kcal

たんぱく質 ／ カルシウム ／ ビタミンD ／ ビタミンK ／ 亜鉛 ／ C・T

材料【1人分】
●ごはん100g　●豆腐100g(木綿)　●しいたけ2枚　●みつば10g　●小口ねぎ10g　●水4カップ　●A《顆粒和風だしの素小さじ2、しょうゆ・酒各大さじ1、塩少々》●牡蠣むき身6個（120g）●うずら卵3個　●（お好みでしょうゆ適宜）

作り方
① 豆腐は1.5cm角に、しいたけは石づきを取って薄切りに、みつばは1.5cmの長さに、小口ねぎは小口切りにする。
② 鍋に水を入れて火にかけ、沸騰したらA、牡蠣、①を入れて中火で5分程度煮込む。
③ ②を器に盛り、うずら卵を割り入れる。

> 消化のよい食事の代表選手・ぞうすい。豆腐のたんぱく質、牡蠣の亜鉛、しいたけのビタミンDと栄養素もしっかりと摂取します。具材を小さく切り消化を促進。

※栄養素アイコン　■1日の摂取目安量の1/6　■1/12の含有量、C＝コラーゲン、T＝トリプトファンの含有を表します。

Life style 【食事の時間帯】
夕食後に夜食を食べる習慣がある

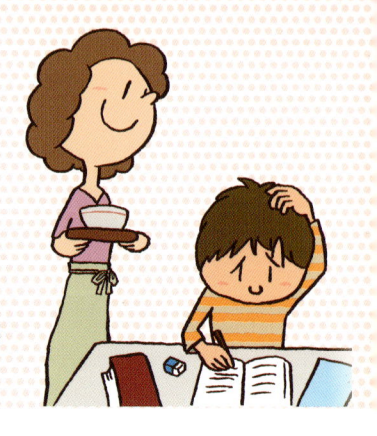

成長ホルモンを後押しする トリプトファンを摂る

夜遅くまで勉強したり、パソコンやゲーム機に向かっていたりと、現代の子どもたちは就寝時間が遅くなる傾向にあります。夕食から時間が経つとお腹が空いてしまうので、夜食に頼るというケースも多いようです。

最もよくないのは、夕食をそこそこに済ませておいて、夜食をたくさん食べること。消化活動が睡眠中にまで及ぶと、成長ホルモンの分泌が妨げられます。夕食はしっかり食べて、それでもお腹が空くようなら、夕食を補う軽い夜食を食べるようにしましょう。

量を抑えるだけでなく、消化のいいメニューにすることは鉄則。どうせ摂るなら、深い睡眠を促すトリプトファンを摂り、成長ホルモンの分泌を後押ししたいものです。

誤りがちなNG習慣

【 1食分しっかり食べる 】
「夜食」＝焼きおにぎりや焼きうどんを想像する人も多いですが、NGメニューです。カロリーの過剰摂取にもつながります。

【 ラーメンやスナック菓子 】
ついつい手軽なカップ麺やスナック菓子に手を出してしまいがちですが、これは絶対に避けたいところ。消化も悪いうえ、リン酸を摂取してしまいます。

基本レシピをチェンジ！

きな粉ラッシー (P80)

change! → ヨーグルト20g、きな粉大さじ1、ハチミツ大さじ2/3にして、カロリーを大幅カット。

基本レシピをチェンジ！

バナナヨーグルト (P65)

change! → 夜食に最適な乳製品。バナナを1本、はちみつを大さじ2/3にして、カロリーカット。

夜食を食べる習慣があると…
夕食を軽めに済ませたり 朝ごはんを抜きがちになる

夕食を軽めにしても、夜食をたくさん食べてしまうと、睡眠中まで消化活動に追われることに。また、睡眠が浅くなって朝寝坊したり、朝ごはんを抜く悪循環につながります。

夜食を食べるなら 身長を伸ばすための栄養素を補給

深い睡眠を促すトリプトファン×ビタミンC、たんぱく質、カルシウムと、身長を伸ばすための栄養素を摂取しましょう。消化のよさが大前提ですので、あくまで適量に留めること。

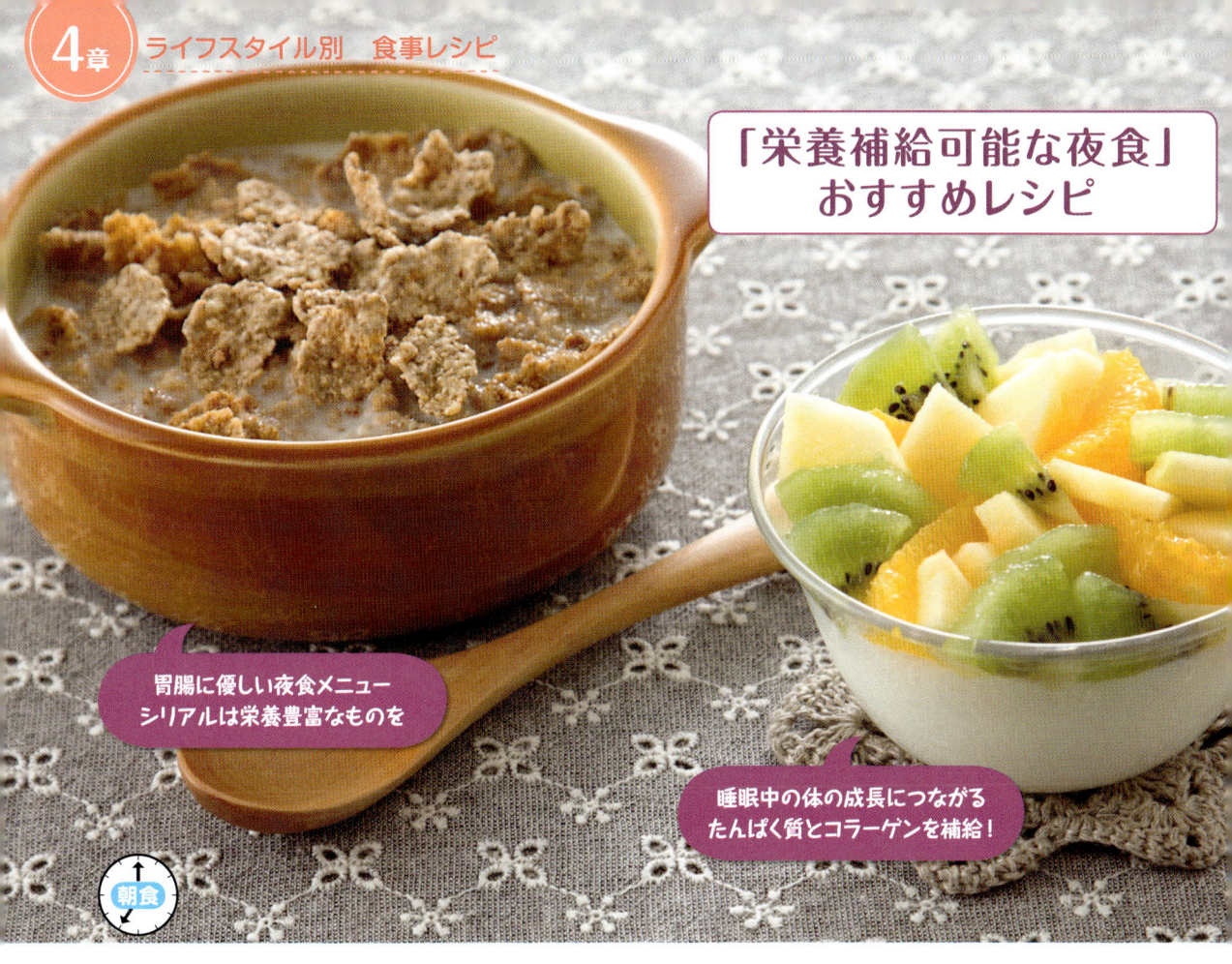

4章　ライフスタイル別　食事レシピ

「栄養補給可能な夜食」おすすめレシピ

胃腸に優しい夜食メニュー
シリアルは栄養豊富なものを

睡眠中の体の成長につながる
たんぱく質とコラーゲンを補給！

おやつ 乳製品　ホットシリアル　148kcal

たんぱく質／カルシウム／ビタミンD／ビタミンK／鉄／C／T

材料[2人分]
●牛乳1カップ　●シリアル（低カロリーで栄養素が豊富なもの）40g　●顆粒コンソメ小さじ1

作り方
① 鍋に牛乳とコンソメを入れて、ひと煮立ちさせる。
② 器にシリアルを盛り、①をかける。

温めた牛乳は、胃への負担も少なくリラックス効果があるため、夜食には最適です。シリアルも低カロリーで栄養価の高いものを選ぶとよいでしょう。

おやつ 乳製品　フルーツ杏仁（あんにん）　303kcal

たんぱく質／カルシウム／ビタミンD／ビタミンK／亜鉛／C／T

材料[2人分]
●牛乳1.5カップ　●ゼラチン5g　●水大さじ4　●りんご½個　●オレンジ、キウイフルーツ各1個　●ハチミツ大さじ3

作り方
① ゼラチンは水でふやかす。
② りんご、オレンジ、キウイは食べやすい大きさに切る。
③ 鍋に牛乳と①を入れて中火にかけ、人肌程度に温めたらハチミツを加えて溶かし混ぜる。
④ 容器に③を流し入れ、冷蔵庫で6時間程度冷やし固める。
⑤ 冷蔵庫から取り出し、②をのせる。

Caとトリプトファンを多く含む牛乳を消化のよいデザートに。ゼラチンのコラーゲンを一緒に摂取することで、Caの吸収率も高まります。

※栄養素アイコン　■1日の摂取目安量の⅙　■1/12の含有量、C＝コラーゲン、T＝トリプトファンの含有を表します。

Life style【食生活の傾向】
朝ごはんをきちんと食べない

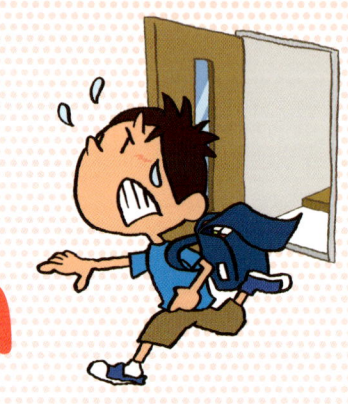

手軽につまめるもので朝食の習慣をつける

朝ギリギリまで寝ていて、朝食を食べる時間がない、食欲が湧かないといった理由で朝食を抜く子どもが増加の傾向にあります。

1日は24時間ですが、実は※生体のリズムは1日25時間。そこで人間の身体は、朝食を摂ることで体温を上げて、1日24時間のリズムを刻めるようにリセットされます。朝食を食べないと本来の生活のリズムが崩れていくのです。

また、1日2回の食事では子どもの未発達な内臓が十分に機能できない上、太りやすくなるなどのさまざまな弊害が出てきて、身長を伸ばすことを妨げます。

まずは朝食を食べる習慣をつけること。食欲がなくても、手でつまめるようなコンパクトなメニューからはじめてみましょう。

誤りがちなNG習慣

【朝食を食べない分夕食の量を増やす】

子どもが朝食を食べないからといって、夕食の量を増やすのは間違いです。夕食の時間帯にもよりますが、前日の夕食が消化しきれず、胃もたれによって朝ごはんの時間にはお腹が空いていない。そんな状況がつくりだされている可能性もあるのです。朝を抜く悪い習慣は、早めに直すことが大切。

朝食を抜く習慣がつくと…

太りやすくなり、エネルギーを身長を伸ばす目的に使えない

朝食を抜くと1日2回の食事から栄養を摂り込もうとして、太りやすくなります。すると、身体が伸びることより、動かすことにエネルギーを使うので、身長の伸びが鈍くなります。

▼

片手でカンタンに食べられるおにぎりやパンをつくろう

食欲がない、食べる時間がない。このどちらの状況も解決できる朝食がおにぎりやサンドイッチ。コンパクトながら具材にこだわれば栄養素をしっかり摂取することができます。

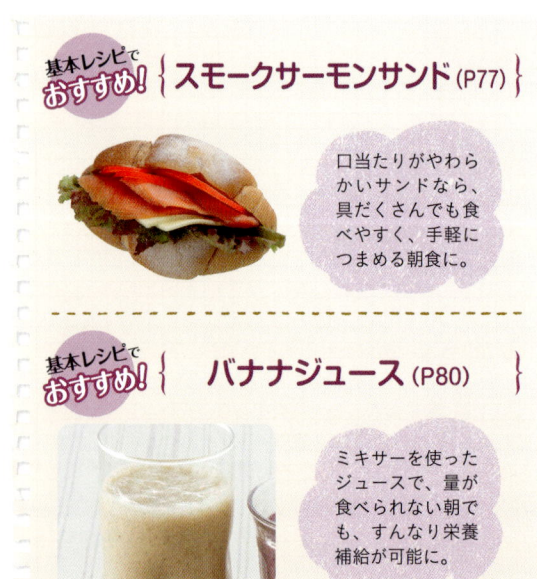

基本レシピでおすすめ！ **スモークサーモンサンド** (P77)

口当たりがやわらかいサンドなら、具だくさんでも食べやすく、手軽につまめる朝食に。

基本レシピでおすすめ！ **バナナジュース** (P80)

ミキサーを使ったジュースで、量が食べられない朝でも、すんなり栄養補給が可能に。

※地球の公転や自転に合わせた人体の生理的なリズムのこと。

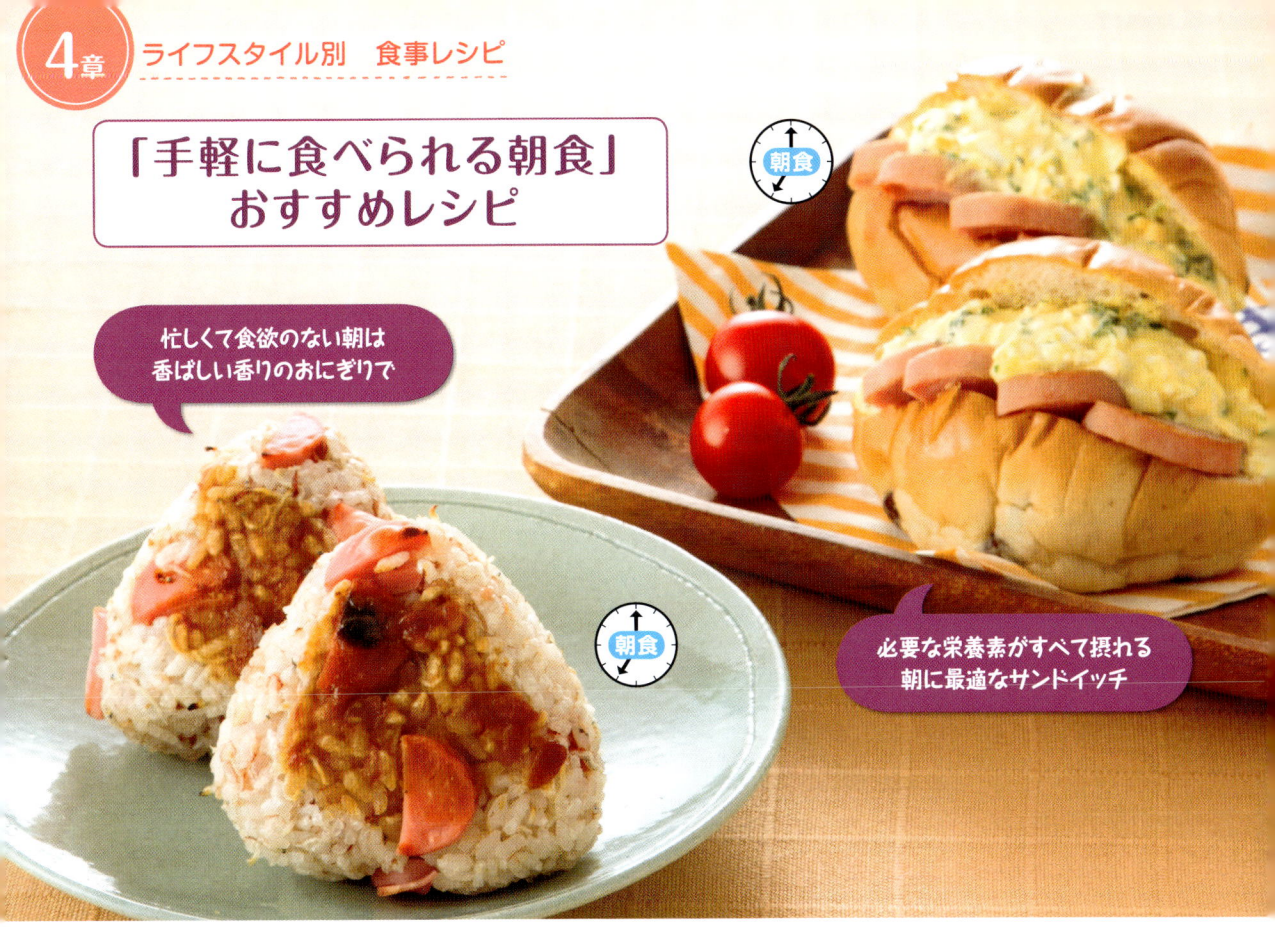

4章 ライフスタイル別 食事レシピ

「手軽に食べられる朝食」おすすめレシピ

忙しくて食欲のない朝は香ばしい香りのおにぎりで

必要な栄養素がすべて摂れる朝に最適なサンドイッチ

主食 ごはん　焼き味噌おにぎり　340kcal

たんぱく質／カルシウム／ビタミンD／ビタミンK／亜鉛／T

材料[2人分／4個]
- 玄米ごはん300g ● 梅干し2個 ● かつおぶし2g ● しらす10g ● 魚肉ソーセージ½本（50g） ● A《しょうゆ大さじ1、味噌大さじ2》

作り方
1. ボウルに種を取り除いた梅干し、かつおぶし、しらすを入れて、よく混ぜる。
2. ソーセージは5mm幅に切ったあと、半分に切る。
3. ボウルにごはんを入れ、①を加えてよく混ぜ合わせる。
4. ③を食べやすい大きさに握る。
5. ④の片面にAを塗り、②を貼り付ける。魚焼きグリルやオーブントースターで、10分程度焼く。

> ごはんに具材を混ぜることでおにぎりも栄養価の高い一品に。このおにぎりで、しらす・味噌のCaやたんぱく質、かつおぶしのビタミンD、梅干しのクエン酸が摂取可能です。

主食 パン　卵サンド　426kcal

たんぱく質／カルシウム／ビタミンD／ビタミンK／亜鉛／C／T

材料[2人／4個分]
- ロールパン（レーズン入り）4個 ● チーズ（ブロック）60g ● 魚肉ソーセージ½本（50g） ● ゆで卵2個 ● ブロッコリースプラウト50g ● マヨネーズ大さじ2 ● 塩、こしょう各少々 ●（お好みでミニトマト適宜）

作り方
1. パンは深く切れ目を入れ、チーズは1cm角に、ソーセージは7mm幅の輪切りにする。
2. ゆで卵は黄身をはずして、白身はみじん切りにする。
3. ボウルに②の黄身を入れてつぶし、②の白身、ブロッコリースプラウト、マヨネーズ、塩、こしょうを加えて、よく混ぜ合わせる。
4. パンにソーセージ、③をはさむ。

※栄養素アイコン　■1日の摂取目安量の⅙　■1/12の含有量、C＝コラーゲン、T＝トリプトファンの含有を表します。

Life style【食生活の傾向】
牛乳を飲むとお腹がゴロゴロする

乳糖の少ないチーズやヨーグルトで補う

牛乳は、身長を伸ばすために大切なたんぱく質、カルシウムを補給できる優れた食品です。

しかし、牛乳を飲むとお腹がゴロゴロするという人がいます。これは、牛乳に含まれる乳糖を分解するラクターゼという酵素が分泌されなかったり、分泌量が少ないために起こります。日本人の4～5人に1人に、「乳糖不耐症」と呼ばれるこの症状が見られます。

牛乳を少しずつ飲む練習をすれば、飲めるようになるケースもあります。様子を見ながら試してみましょう。また、乳糖の少ないヨーグルトやチーズを摂ることで栄養を補えます。ただし、牛乳アレルギーの人は、たとえ少量でも牛乳を飲むのは危険。代わりに、豆乳や大豆製品などを上手に摂り入れましょう。

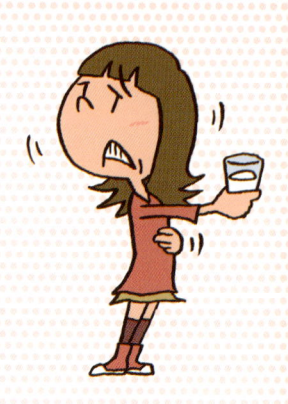

誤りがちなNG習慣
【 牛乳は飲めないと決めつけてしまう 】

「乳糖」を十分に分解・消化できない体質だとしても、少しずつ飲む練習を重ねてみましょう。「きらい」と決めつけてしまっているケースも少なくないようです。

また、乳糖が分解された乳糖分解乳も選ぶのもよいでしょう。問題なのは、牛乳が飲めないと、Caやたんぱく質は吸収できないと勘違いしてしまうことです。

基本レシピでおすすめ！ いもとかぼちゃのマッシュ (P55)

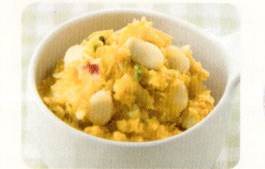

いもとかぼちゃの甘みが強く、子どもには牛乳を使っていることがわからないレシピ。

基本レシピでおすすめ！ 枝豆のキッシュ (P48)

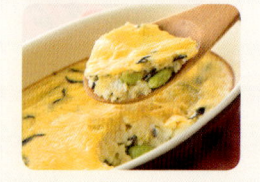

卵とチーズの味が強いため、牛乳の味はわかりません。見た目も楽しいレシピです。

牛乳を飲まないと…
骨をつくり伸ばす、たんぱく質やカルシウムを十分補えなくなる

骨や筋肉をつくるたんぱく質、日本人に不足しがちなカルシウムを手軽にたっぷり補うために欠かせない牛乳。成長期に強い身体をつくりながら、身長を伸ばすことが難しくなります。

カルシウムやたんぱく質をほかの乳製品から摂取しよう

牛乳が飲めないならば、カルシウムやたんぱく質は、チーズやヨーグルトの乳製品から摂取しましょう。乳製品がまったくダメだという場合は、大豆製品から摂取するといいでしょう。

4章 ライフスタイル別 食事レシピ

「牛乳以外の乳製品」おすすめレシピ

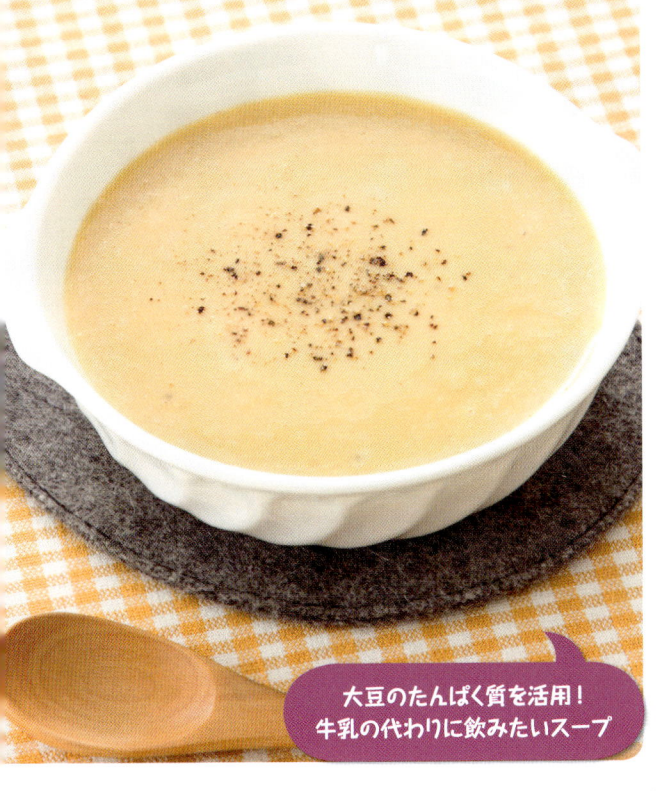

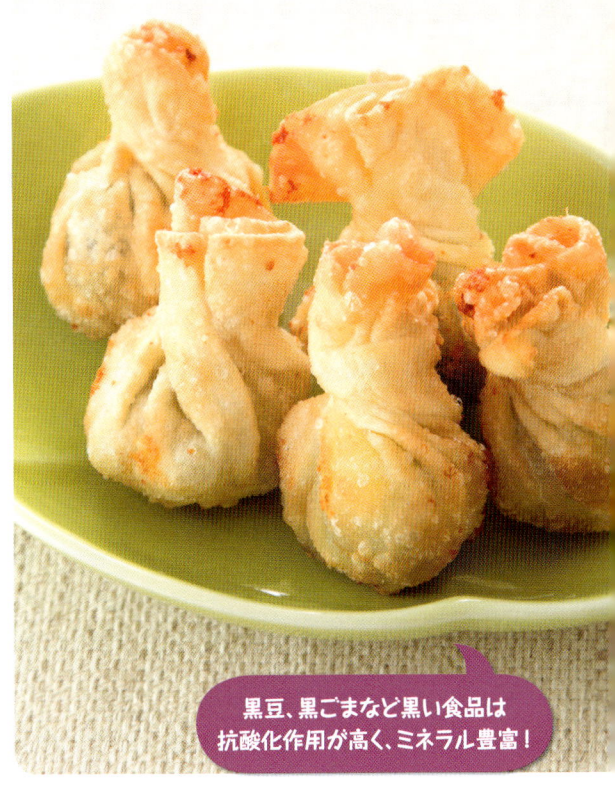

大豆のたんぱく質を活用！牛乳の代わりに飲みたいスープ

黒豆、黒ごまなど黒い食品は抗酸化作用が高く、ミネラル豊富！

汁もの 豆 大豆コーンスープ　191kcal

材料【2人分】
●大豆（水煮）100g ●コーンクリーム（缶詰）100g ●水1カップ ●顆粒コンソメ小さじ1 ●炒りごま（白）大さじ2 ●塩、こしょう各少々

作り方
① 大豆、コーンクリーム、水、コンソメ、ごまを合わせて、1分程度ミキサーにかける。
② 鍋に①を入れて中火にかけ、ひと煮立ちさせ、塩、こしょうで味をととのえる。

> 牛乳で摂りたい栄養素はCaに限らず、たんぱく質も含まれます。大豆はCaとたんぱく質を両方摂取できる食材です。子どもが大好きなコーンスープに。

副菜 乳製品 チーズと黒豆のひねり揚げ　272kcal

材料【2人分】
●チーズ（ブロック）40g ●黒豆(ゆで味付き／市販品)40g ●大豆(水煮)10g ●炒りごま（黒）大さじ1 ●ギョウザの皮10枚 ●揚げ油適宜 ●塩少々

作り方
① チーズ、黒豆、大豆、ごまを合わせて、チーズや豆の形を残す程度にミキサーをかける。
② ①をギョウザの皮の真ん中に置き、皮のはしを包みひねる。約180℃の油で3分程度カラッと揚げ、塩をふる。

> 牛乳が飲めない子どもが積極的に摂りたい乳製品・チーズ。メイン食材に、ソースに、トッピングにと、どんな食材とも相性バツグンの万能食材です。

※栄養素アイコン　■1日の摂取目安量の1/6　■1/12の含有量、C＝コラーゲン、T＝トリプトファンの含有を表します。

Life style 【食生活の傾向】
太り過ぎ・過食気味である

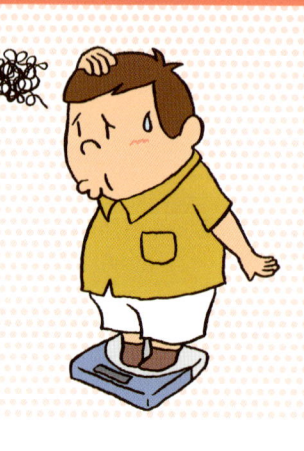

糖質控えめ、たんぱく質で満腹感が出るように

食べ過ぎ、太り過ぎにならないよう、きちんと対策を立てたいところです。子どもの頃に体内に増えた脂肪細胞の数は減ることがなく、それが原因で、体重を減らしてもリバウンドしやすくなってしまうからです。

必要な栄養素を数多く摂りながらカロリーを抑えるには、糖質（炭水化物）の量を減らすのが効果的です。たんぱく質を含む具材を混ぜてつくるごはん料理や麺料理なら、糖質が少なくても満腹感が十分得られます。

また、グレープフルーツを食べるのもおすすめです。同じ糖質でも、血糖値を急激に上昇させるものは太りやすいのですが、グレープフルーツには、血糖値の上昇を緩やかにする働きがあります。

誤りがちなNG習慣
【 無理な食事制限でダイエットをする 】

摂取カロリーを減らそうと、主菜や副菜、汁物の量まで減らしてしまうと、摂取するはずだった身長を伸ばすための栄養素も減ってしまうため、本末転倒です。

また、無理な食事制限はストレスが溜まり、長続きしません。ダイエットしていることがわからないよう、さりげなくカロリーを調整してあげることが重要です。

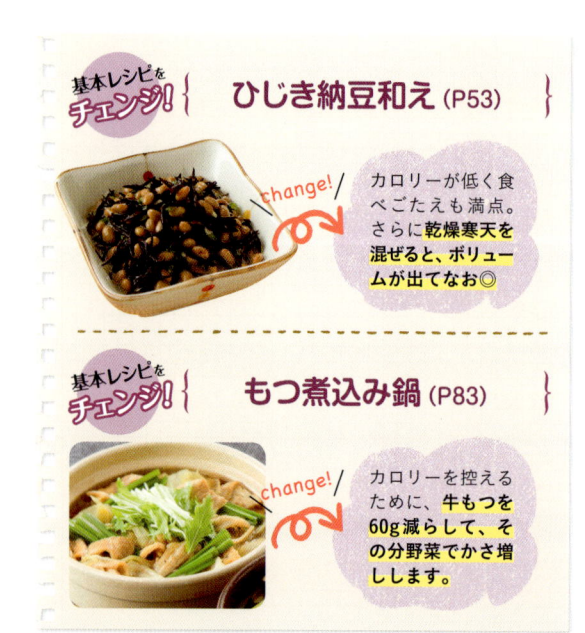

太り過ぎてしまうと…
身体を動かすエネルギーが必要なので身長を伸ばすために栄養が使われない

肥満は身体を動かすエネルギーに栄養が取られ、身長が伸びにくくなります。また、成長期に太り過ぎると、身体が早く成熟し、身長の伸びる時期が短くなってしまうとされます。

つい量を食べてしまうなら食べる食材でカロリーoff

主菜、副菜、汁物とおかずの品数と量は減らさずに、ごはんなどの炭水化物の量を減らしましょう。料理に歯ごたえのある食材を使って、満腹感をつくりだすのもポイントです。

基本レシピをチェンジ！ **ひじき納豆和え** (P53)
change! カロリーが低く食べごたえも満点。さらに**乾燥寒天を混ぜると、ボリュームが出てなお◎**

基本レシピをチェンジ！ **もつ煮込み鍋** (P83)
change! カロリーを控えるために、**牛もつを60g減らして、その分野菜でかさ増し**します。

4章 ライフスタイル別　食事レシピ

「カロリーを抑えた食事」おすすめレシピ

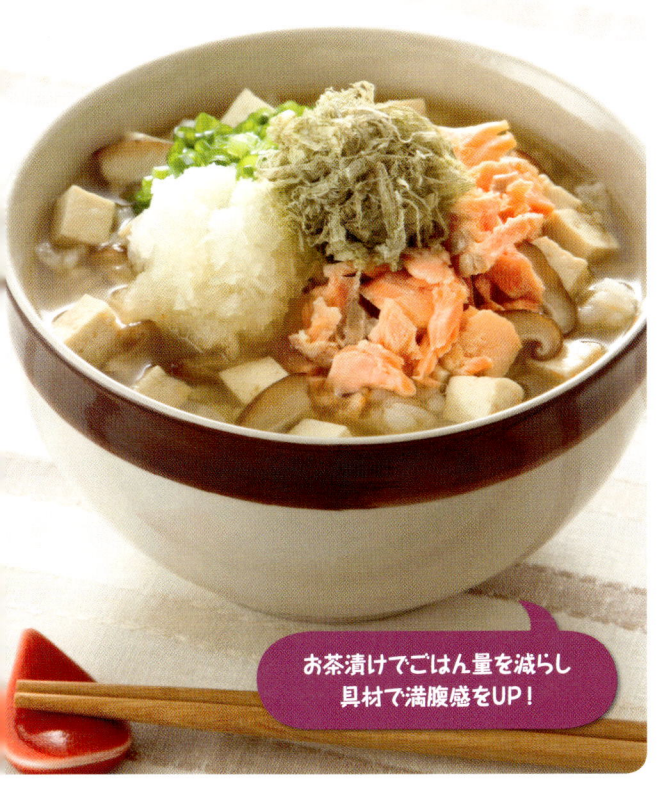

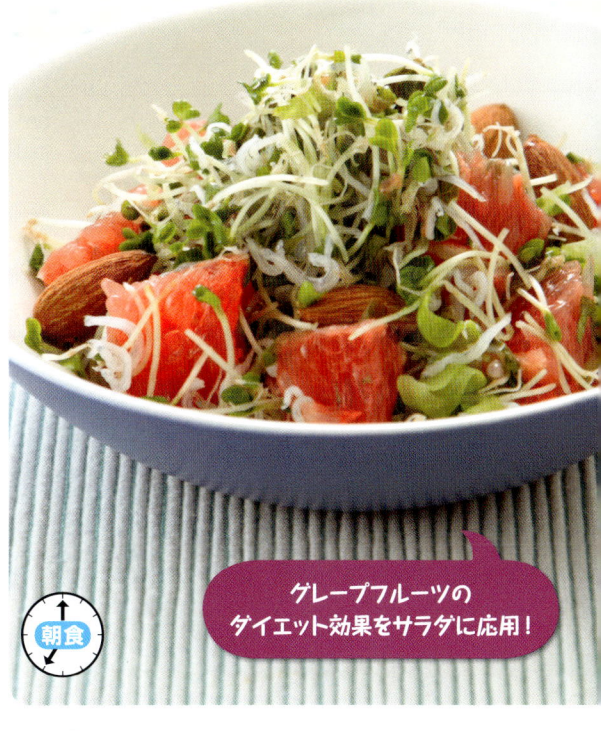

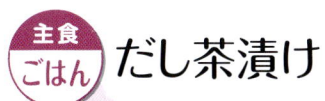

お茶漬けでごはん量を減らし
具材で満腹感をUP！

グレープフルーツの
ダイエット効果をサラダに応用！

主食 ごはん　だし茶漬け　284kcal

たんぱく質／カルシウム／ビタミンD／ビタミンK／亜鉛

材料【2人分】
● ごはん200g ● サケ100g ● 大根60g ● 豆腐60g（絹ごし）● あさつき20g ● 水2カップ ● A《顆粒和風だしの素小さじ1、しょうゆ大さじ2、かつおぶし2g》● とろろ昆布10g

作り方
1. サケは皮ごと焼いて、細かくほぐす。大根はすりおろす。
2. 豆腐は1cm角に、あさつきは小口切りにする。
3. 鍋に水を入れて火にかけ、沸騰したらAを加える。
4. 器にごはんを盛り、①、②をのせ、③をかける。
5. ④にとろろ昆布をのせる。

栄養素の種類を減らさずにカロリーを抑えるには、炭水化物の量を減らすこと。お茶漬けはスープでごはんのかさが増すのでおすすめです。いろんな具材を入れて見た目にも満腹感を。

副菜 果物　グレープフルーツサラダ　136kcal

朝食

たんぱく質／カルシウム／ビタミンD／ビタミンK

材料【2人分】
● グレープフルーツ1個 ● サニーレタス2枚（100g）● ブロッコリースプラウト40g ● じゃこ20g ● アーモンド10g ● ノンオイルドレッシング（市販品）大さじ2

作り方
1. グレープフルーツは皮をむき、一口大に切る。サニーレタスは食べやすい大きさに手でちぎる。ブロッコリースプラウトは4cmの長さに切る。
2. ボウルに①、じゃこ、アーモンド、ドレッシングを入れて、よく和える。

グレープフルーツはほかの果物に比べ、低カロリー・低脂質・低糖質。さらに血中脂肪酸を分解するナリンギンや利尿作用のあるカリウムやマグネシウムなどのミネラルも豊富です。

※栄養素アイコン　■1日の摂取目安量の1/6　■1/12の含有量、C＝コラーゲン、T＝トリプトファンの含有を表します。

Life style【食生活の傾向】
食が細い・食事量に敏感である

食事の回数を増やしたり1皿で栄養価を高くする

食が細い、一回の食事で量を食べることができないという子どもの場合は、「食べられないから」とそのままにしておくと、一日に必要な栄養素が不足してしまいます。最近では、特に女子の場合、小学生の時期からダイエットに関心を持ち、食べる量を抑えようとする傾向も見られるようになりました。

一回の食事量が少ないようなら、その分回数を増やしたり、一日3食のほか、補食を取りましょう。補食にはお菓子ではなく、栄養素を補うものをきちんと食べてください。

食の細い子どもには、食卓に何品も並ぶことが圧迫感を与えます。一皿でたんぱく質やカルシウムを豊富に含み、のどごしのいいメニューにすれば、食べやすくなります。

誤りがちなNG習慣
【残さず食べるよう厳しく躾ける】

もちろん、わがままでごはんを食べなかったり、残すのはまずいことですが、量をなかなか食べられない子どもは、食べることがストレスになってしまいます。

叱るばかりではなく、ほめて自信をつけてあげることも大切です。また、よく咀嚼して食べる練習をし、内臓の発達を促すことで、量が食べられるようにもなります。

基本レシピでおすすめ！ スープカレー（P61）

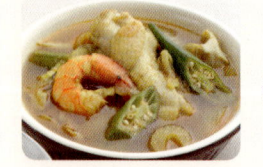

カレーはカレーでもスープなのでサラサラ食べれてしまう1品。栄養素が満点なのも◎

基本レシピでおすすめ！ バナナヨーグルト（P65）

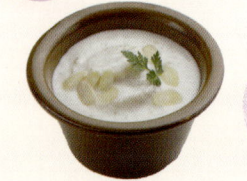

のどごしよく飲み物のように食べれてしまいます。バナナでエネルギー補給も可。

食が細いと…
1日に必要な栄養素を摂れず成長の可能性を制限してしまう

食べる量が少ない子どもは、1日に必要な栄養素が不足しがちになることが一番の問題。成長期に栄養素が足りないと身体をつくれないので、身長を伸ばすことも難しくなります。

少量のおかずが複数のったワンプレートなどで工夫を

食が細い子は、大量のごはんや同じ味のものを食べ続けることが苦手です。そこで、1つのおかず量は少なくし、たくさんの種類を並べてみるなど、見た目にも工夫しましょう。

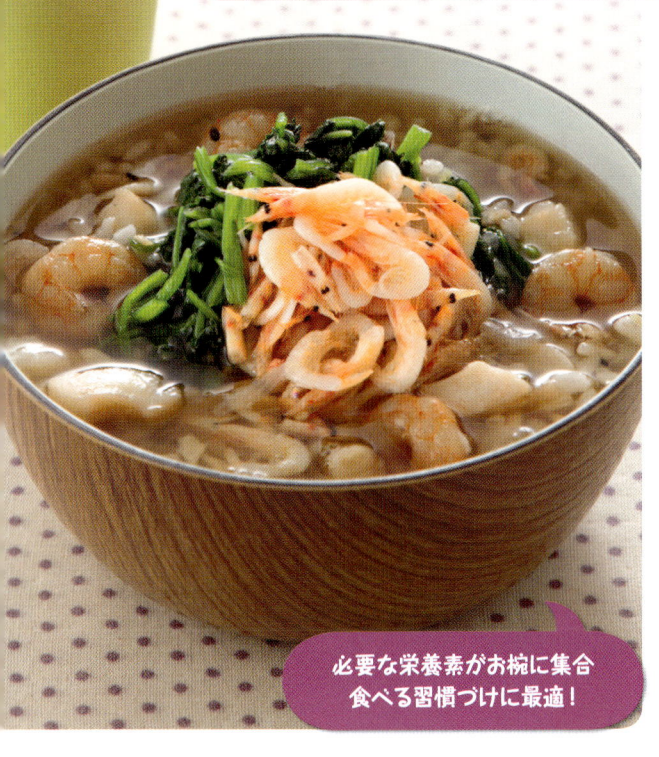

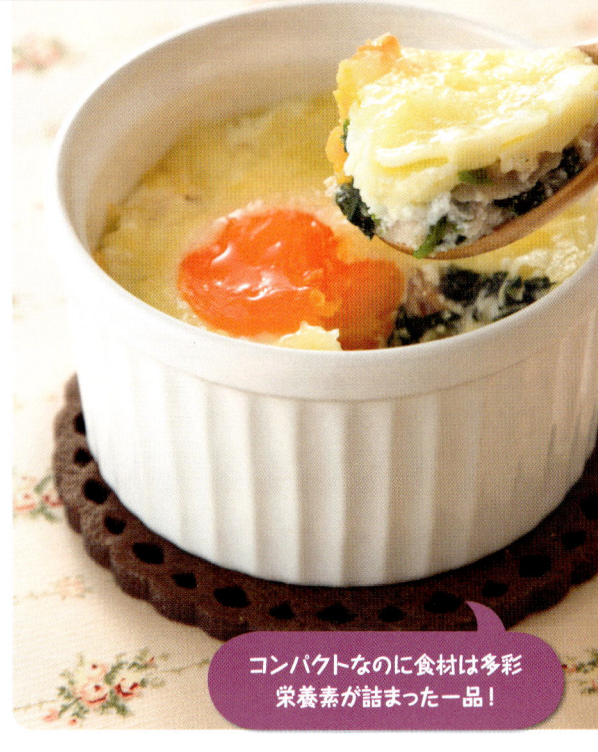

4章 ライフスタイル別 食事レシピ

「のどごし&高い栄養素」おすすめレシピ

必要な栄養素がお椀に集合
食べる習慣づけに最適！

コンパクトなのに食材は多彩
栄養素が詰まった一品！

主食 ごはん　スープごはん　353kcal

たんぱく質／カルシウム／ビタミンD／ビタミンK／亜鉛／C・T

材料【2人分】
●ごはん240g　●玉ねぎ1個（200g）　●ほうれん草100g　●水2カップ　●シーフードミックス（冷凍）100g　●A《顆粒コンソメ小さじ1、塩・こしょう各少々》　●干しエビ20g　●炒りごま（黒）、炒りごま（白）各小さじ2

作り方
① 玉ねぎは薄切りにする。ほうれん草はゆでて、2cmの長さに切る。
② 鍋に水を入れて中火にかけ、玉ねぎ、シーフードミックスを入れて5分程度煮込み、Aで味をととのえる。
③ 器にごはんを盛り、②をかけ、ほうれん草、干しエビをのせ、ごまをふる。

食が細い子どもは、お茶碗1杯のごはんを完食するにも苦労しがち。のどごしがよいスープごはんならば、さらりとごはん1杯＋その他の栄養素も摂ることができます。

副菜 卵　ココット　255kcal

たんぱく質／カルシウム／ビタミンD／ビタミンK／亜鉛／C・T

材料【2人分】
●卵2個　●ロースハム4枚　●ほうれん草20g　●オリーブオイル小さじ½　●塩、こしょう各少々　●ピザ用チーズ40g　●マヨネーズ小さじ2

作り方
① ハムは細切りに、ほうれん草は3cmの長さに切る。
② フライパンにオリーブオイルを熱し、中火でほうれん草をさっと炒め、塩、こしょうで味をととのえる。
③ 耐熱容器にハム、②を入れた上から卵を割り入れる。チーズをのせ、マヨネーズを塗る。
④ 200℃に予熱したオーブンで、③を5分程度加熱する。

このレシピと同じ食材でハムエッグとほうれん草ソテーをつくれますが、調理法にひと工夫した料理で見た目を変え、食べる興味を高めるアイデア料理です。

※栄養素アイコン　■1日の摂取目安量の⅙　■1/12の含有量、C＝コラーゲン、T＝トリプトファンの含有を表します。

Life style【食生活の傾向】
スナック菓子などの間食をよく食べる

間食はあくまで補食 成長期に必要な栄養を補う

成長期は身体をつくるためにたくさんの種類の栄養素を必要としています。ですから、食事では摂りきれない分を間食で補うという考え方は決して間違ってはいません。

ただしこの場合、あくまで「間食＝捕食」です。スナック菓子のようにカロリーが高いものを食事と食事の合間に食べ過ぎてしまって、食事から摂るべき大切な栄養素が摂れなくなるようでは問題です。

補食を食べるなら、低カロリーで、成長期に必要なたんぱく質やカルシウムをたっぷり補える「自家製おやつ」を食べるようにしましょう。果物やハチミツの自然な甘さを上手に利用することで、食事とは違ったおやつらしい一品ができ上がります。

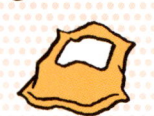

誤りがちなNG習慣
【スナック菓子は禁止と一切与えない】

スナック菓子をいきなり一切ダメと禁止されてしまったら、子どもは余計に食べたくなるものです。親に隠れてこっそり食べてしまうかもしれません。

徐々に市販のお菓子から自家製おやつに移行していくのが好ましい方法です。一過性の習慣にしないためにも、時々はOKするなどしばり過ぎないことも必要。

基本レシピをチェンジ！

ミルクゼリー（P65）
change! → ゼリーは**ゼラチンではなく3gの寒天を使います**。食物繊維の効果で、食べ過ぎを防止。

基本レシピをチェンジ！

にんじんゼリー（P79）
change! → こちらも**ゼラチンではなく2gの寒天を使います**。歯触りがでて、食べごたえ満点。

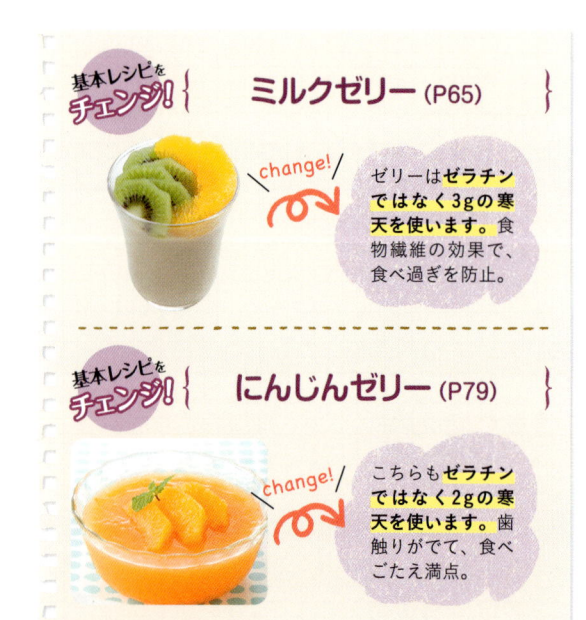

スナック菓子をよく食べると…
カロリーは足りていても栄養不足 カルシウムを減らす悪影響も

糖質や脂肪が多いスナック菓子は、それだけで満腹になり、栄養不足に陥ります。菓子に含まれるリン酸は、体内のカルシウムを体外へ排出してしまうので、身長の伸びにも大敵です。

自家製おやつや果物の美味しさを覚えてもらう

ホットケーキやピザトースト、ポテトチップス、ゼリー、プリンなど、子どもが好きなおやつをつくってみましょう。家で食べるおやつのおいしさを子どもに覚えてもらいます。

4章 ライフスタイル別 食事レシピ

「手づくりおやつ」おすすめレシピ

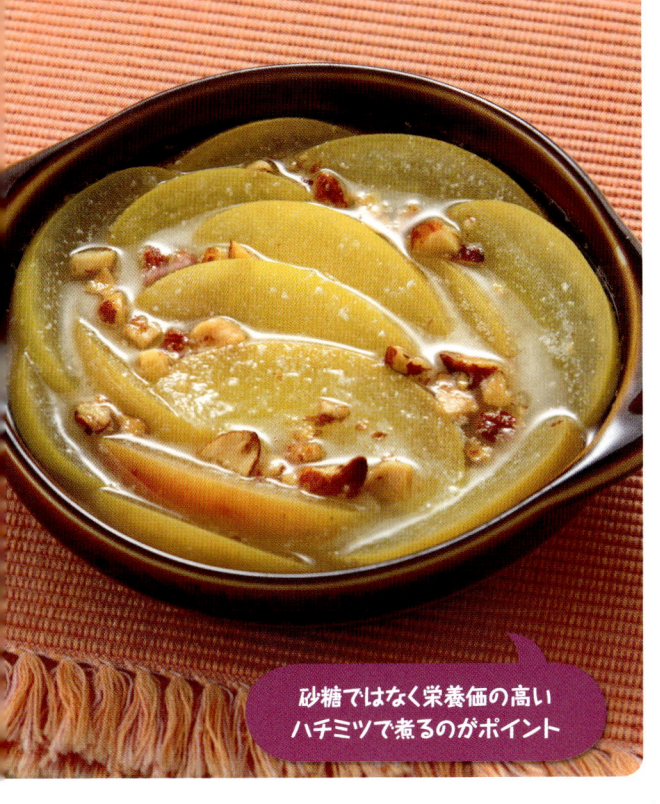

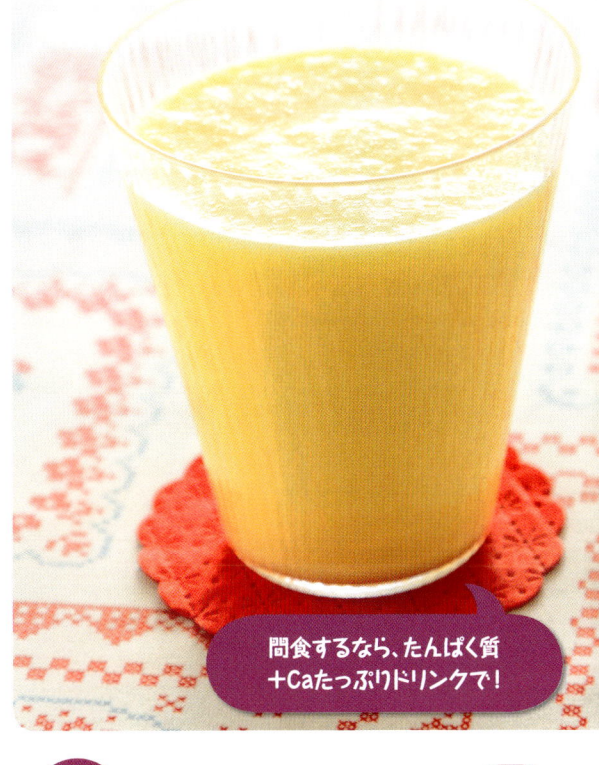

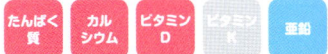

砂糖ではなく栄養価の高い
ハチミツで煮るのがポイント

間食するなら、たんぱく質
＋Caたっぷりドリンクで！

おやつ 果物 りんごの牛乳煮　281kcal

たんぱく質／カルシウム／ビタミンD／ビタミンK／亜鉛／C／T

材料[2人分]
●りんご1個 ●アーモンド10g ●水1カップ ●牛乳1カップ ●ハチミツ大さじ4 ●シナモン少々

作り方
1. りんごは皮をむいて芯と種を取り除き、5mm幅に切る。アーモンドは適度な大きさに砕く。
2. 鍋に水とりんごを入れ、中火で10分程度煮込む。牛乳、ハチミツ、シナモンを加え、ひと煮立ちさせる。
3. 器に2を盛り、アーモンドを散らす。

果物も生ではなく、調理することでおやつらしくなります。スナック菓子やチョコレート菓子ではなく、果物の美味しさや甘さを覚えるための一品です。

ドリンク 果物 ゼリードリンク　306kcal

たんぱく質／カルシウム／ビタミンD／ビタミンK／腸／C／T

材料[2人分]
●オレンジ2個 ●ゼラチン10g ●牛乳2カップ ●ハチミツ大さじ2

作り方
1. オレンジは皮をむき、適度な大きさに切る。
2. 1、ゼラチン、牛乳、ハチミツを合わせて、1分程度ミキサーにかける。

子どもが好きなオレンジジュースもひと工夫加えるだけで、コラーゲンやトリプトファンが摂れる優秀なゼリードリンクに変身します。トロトロした飲み口で満足感もアップ。

※栄養素アイコン　■1日の摂取目安量の1/6　■1/12の含有量　C=コラーゲン、T=トリプトファンの含有を表します。

Life style【その他】
ストレスが多い環境にいる

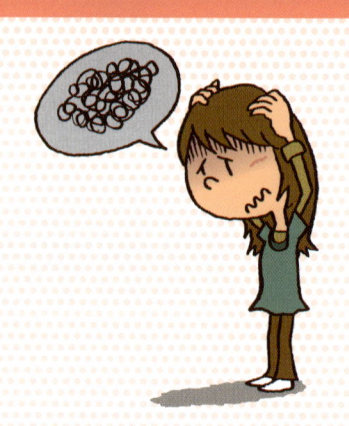

ビタミンCを補いながらキャベツで胃を強くする

学校での人間関係、成績のことや受験勉強など、たとえ子どもといえども、ストレスの原因は多々あるのです。強いストレスは、身体にも大きな影響を与えます。成長ストレスは、成長ホルモンの分泌を抑制したり、栄養の吸収率を低くすることもわかっています。ストレスが深刻になると、睡眠も十分に取れなくなってしまいます。

要は、ストレスによって身体の機能が全体的に低下する傾向があるのです。当然、身体の成長、身長の伸びをことごとく妨げます。ストレスが溜まるとビタミンCが消耗し、たんぱく質の吸収も低下するので、まずは意識してビタミンCを補ってください。また、ストレスで胃が荒れないように、胃の粘膜を保護するキャベツなども積極的に食べましょう。

誤りがちなNG習慣
【元気が出るようにと焼き肉や揚げ物を食べさせる】

ストレスで弱っている胃に、消化の悪い食べ物はよくありません。気づかぬまま、余計胃腸にダメージを与えてしまっては元も子もありません。普段に比べて食欲がない日が続くようであれば、子どもが抱えるストレスを疑ってください。まずは、親がしっかりと話を聞いてあげることも大切です。

基本レシピをチェンジ！ キウイジュース (P81)

→ change！ 胃に優しい食材を。**オレンジジュースをりんごジュース**に、**トマトを同量のキャベツ**に変えて。

基本レシピでおすすめ！ りんごココア (P81)

ココアのテオブロミンは自律神経をととのえる作用があり、リラックス効果があります。

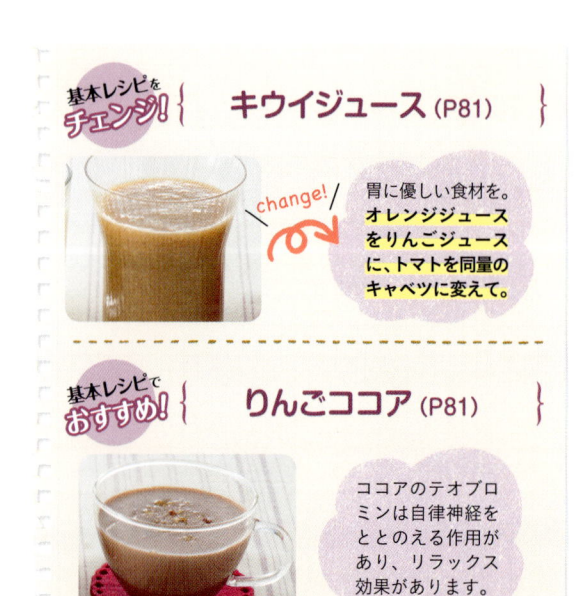

ストレスが多いと…
成長ホルモンの分泌が抑えられる
栄養の吸収も下がり、睡眠も不十分に

ストレスは身体にも大きな影響を与えるので要注意。成長のために不可欠な成長ホルモンの分泌が抑えられてしまう上、栄養や睡眠も不足しがちになり、まさにトリプルパンチです。

ストレスで傷つきやすい胃腸をケアすることから

ストレスを感じやすい子は、ストレスで胃腸も弱りがちに。すると、身体に必要な栄養素も摂取できなくなります。まずは胃腸のケアで、食事をしっかりと食べることから回復へ。

4章 ライフスタイル別 食事レシピ

「胃腸をケアする食事」おすすめレシピ

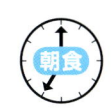

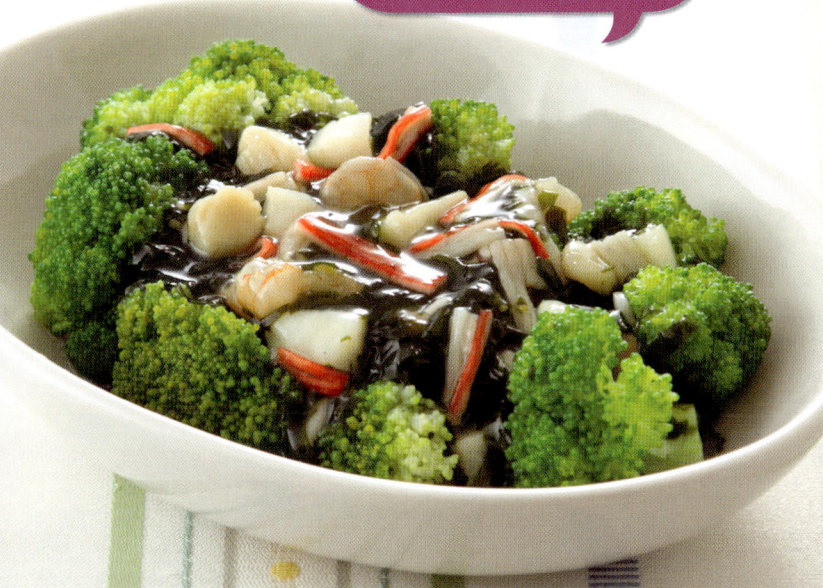

朝食

> 対ストレスにはビタミンC！あんかけなら吸収しやすい

> キャベツのビタミンUが胃腸をストレスから守る！

副菜 野菜　ブロッコリーのあんかけ　87kcal

アイコン：たんぱく質／カルシウム／ビタミンD／ビタミンK／亜鉛／C／T

材料【2人分】
●**ブロッコリー160g** ●ワカメ（塩蔵）10g ●カニ風味かまぼこ4本 ●水1カップ ●顆粒コンソメ小さじ1 ●シーフードミックス（冷凍）60g ●塩、こしょう各少々 ●水溶き片栗粉適宜

作り方
1. ブロッコリーは小房に切り、3分程度ゆでる。
2. ワカメは塩を洗い流してみじん切りに、かまぼこは半分に切ってから、手で細く裂く。
3. 鍋に水、コンソメ、❷、シーフードミックスを入れて中火にかける。沸騰したら塩、こしょうで味をととのえ、水溶き片栗粉でとろみをつける。
4. 器に❶を盛り、❸をかける。

ドリンク 野菜　キャベツジュース　146kcal

アイコン：たんぱく質／カルシウム／ビタミンD／ビタミンK／／C／T

材料【2人分】
●**キャベツ2枚（100g）** ●オレンジジュース1カップ ●ヨーグルト100g ●ハチミツ大さじ2

作り方
1. キャベツは適度な大きさに切る。
2. ❶、オレンジジュース、ヨーグルト、ハチミツを合わせて、1分程度ミキサーにかける。

> キャベツには胃腸の粘膜を守り、免疫力をアップさせるビタミンUが豊富です。生キャベツで量を食べるのは大変ですが、ジュースならば無理なく量を食べることが可能になります。

※栄養素アイコン　■1日の摂取目安量の1/6、■1/12の含有量、C＝コラーゲン、T＝トリプトファンの含有を表します。

column 4

身長を伸ばす生活習慣は気長に

身長を伸ばすレシピは生命力を引き出すレシピ

　身長が伸びる時期は一人ひとりで違っています。さらに本書で紹介しているレシピはすべて、成長期の身体に必要な栄養、身長を伸ばす作用のある栄養を含んでいますが、決して即効性はありません。すぐに思い通りの結果が出ないこともももちろんあります。

　しかし、だからといって神経をとがらせずに、生活スタイルを変えていくことを親子で楽しんでください。「いつまでに何センチ伸ばしたかったのに……」などと深刻に悩まず、新しい生活スタイルを取り入れたことで体調がよくなったり、運動能力が上がったり、顔の表情がイキイキするなど、子どものよくなった点を積極的に評価してほしいと思います。身長のことばかり思い詰めて、それがストレスになってしまうと、かえって逆効果です。

　食事に気を配り、栄養のバランスを考えることや、睡眠を十分取り、適度な運動を心掛けることは、本来身体が持っているはずの「身長を伸ばす可能性」を、最大限引き出すための生活スタイルです。そして実は、子どもがこれから生涯にわたって、健康で幸せな生活を送る基礎にもなります。

　最近では、栄養バランスがこれまで以上にいろいろな病気の予防や回復に役立つことが明らかになっています。例えば精神疾患と思われていたうつ病も、脳から分泌される神経伝達物質の不足による場合があることがわかってきました。その予防や治療にも栄養バランスを考えた食事が有効です。

　今、本書を手に取り、生活スタイルをデザインする努力をはじめたみなさんは、半年先、1年先だけでなく、何十年も先まで自分の生命力の可能性を最大限に引き出していく力を得たことになります。どうかそのことに自信を持ってほしいと思います。

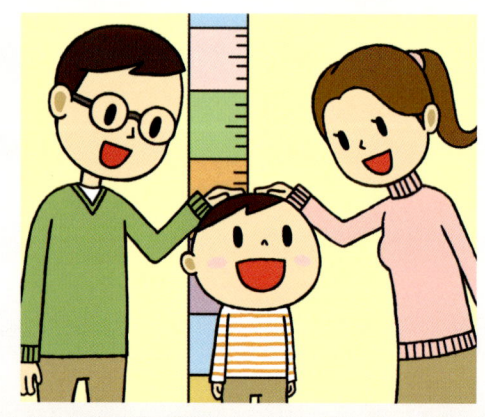

身長を伸ばす魔法の栄養素はないけれど、親子で新しい生活スタイルを気長に楽しむことは、一番の"魔法"であるはず。楽しみながら、子どもの成長を見守ってください。

5章 身長を伸ばすための知識

身長を伸ばすためには、食事×睡眠×運動のバランスが重要です。ここからは、身長を伸ばすための正しい知識を全般的に学んでいきましょう

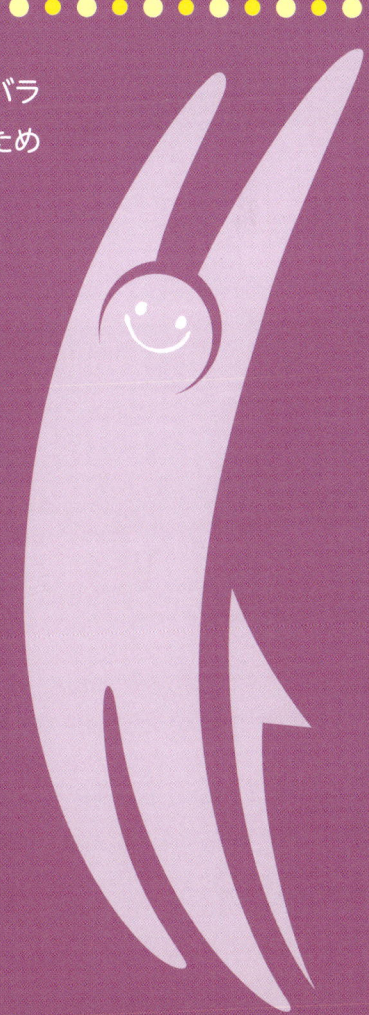

身長にまつわる Q&A

成長に関するよくある疑問や悩みから子どもの身長を伸ばすためにぜひとも知っておきたい知識を紹介します。

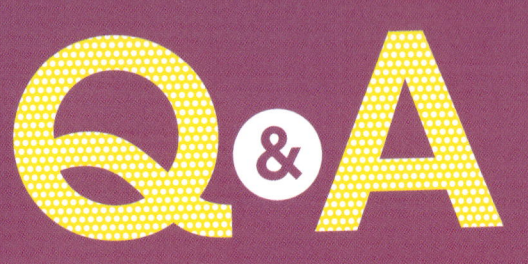

Q.1 最終身長は遺伝で決まってしまう？

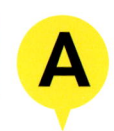

A　遺伝の影響よりも生活環境が大事に

身長の高さには遺伝も、もちろん関わっています。身長を決める要因のうち、25％程度は遺伝だといわれています。

しかし、遺伝よりもっと大きく身長に影響を及ぼすのが、成長期の生活環境です。その中でも特に必要とされているのが、バランスの取れた食事、十分な睡眠、適度な運動。この3つがそろっていなければ身長が伸びろくなることもあるのです。

身長の高さには遺伝も、もちろん関わっています。身長を決める要因のうち、25％程度は遺伝だといわれています。両親よりずっと背が高くなる可能性もあります。「遺伝だから背が低くても仕方がない」とあきらめる必要はありません。

背が高くなる遺伝子を持っていても、その能力を発揮できず、背が低いままで終わることもあります。一方で、条件をととのえ、遺伝子の能力を最大限に引き出すことで、予測を超えて背が高くなることもあるのです。

これら条件さえととのえば、両親よりずっと背が高くなる可能性もあります。条件は整いません。いずれの一つでも欠けてはいけないのです。

子どもの目標身長の計算方法

あくまで目安に過ぎませんが、遺伝の観点から両親の身長を用いて子どもの身長をおおまかに予測できる公式が存在します。

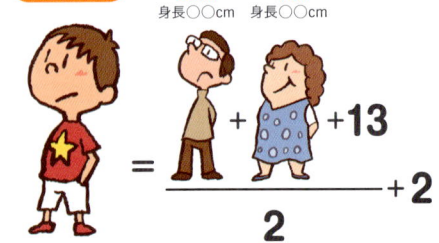

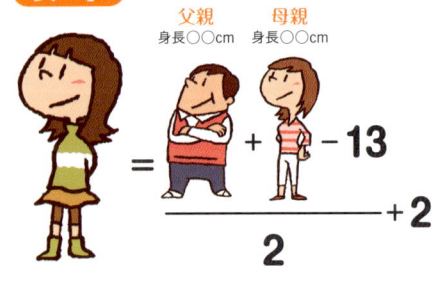

男の子
父親　母親
身長○○cm　身長○○cm

= (父親 + 母親 + 13) ÷ 2 + 2

女の子
父親　母親
身長○○cm　身長○○cm

= (父親 + 母親 − 13) ÷ 2 + 2

(例) 父親175cm、母親164cmの男の子の場合
父親の身長(175)＋母親の身長(164)
＋13÷2＋2＝178

目標身長 178cm

遺伝子が秘める強い力

個人差はありますが、身長が伸びる時期は男子で17歳頃まで、女子で15歳頃まで。一般的に1年で身長の伸びが1cm以下になると最終身長といわれます。最終身長は大まかに予測できますが、それより高くなる人は数多くいて、20歳を過ぎて身長が伸びる人もいます。遺伝子に秘められている、より高みへと向かう強い力がそうした結果を生むのです。

5章 身長を伸ばすための知識

Q.2 「寝る子は育つ」は本当?

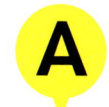

A 夜の良質な眠りこそが成長ホルモンを分泌

睡眠時、身体が深く眠って脳は活動している「レム睡眠」と、脳も身体も休んでいる「ノンレム睡眠」が約90分のサイクルで交互にくり返されます。成長ホルモンが活発に分泌されるのは、ノンレム睡眠の間。一方で、身体のリズムから見ると午後10時〜深夜2時の約4時間が最も分泌されやすく、ノンレム睡眠の90分がその4時間に重なれば、成長ホルモンが効率よく分泌されるのです。

トリプトファンの働き

トリプトファン（アミノ酸）
身体の中ではつくれない必須アミノ酸。牛乳やバナナなど食べ物で摂取する。

→ 材料に →

セロトニン（脳内物質）
トリプトファンを材料にして、脳内でつくられる。食べ物からの摂取は不可能。

↓ 分泌促進

メラトニン（睡眠ホルモン）
脳内で分泌され、身体を眠りへと誘う睡眠ホルモン。

←

深い睡眠へ
深い睡眠中は成長ホルモンの分泌が活発化される。
＝身長が伸びる時間

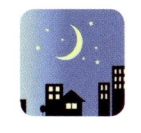

身長を伸ばす良質な睡眠とは

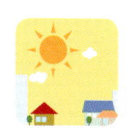

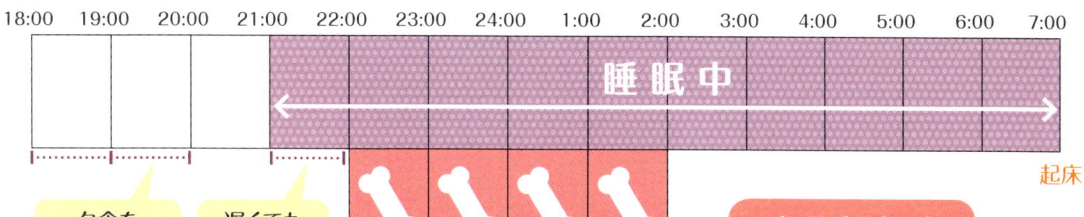

18:00 19:00 20:00 21:00 22:00 23:00 24:00 1:00 2:00 3:00 4:00 5:00 6:00 7:00

睡眠中 起床

- 夕食を食べ終えたい時間
- 遅くても就寝したい時間
- 身長（骨）が伸びやすい時間

＝「骨を伸ばす」指令を出す**成長ホルモンの分泌が活発化**

この時間帯にノンレム睡眠（深い睡眠）に入っていることが重要

夕食の時間が遅いと消化機能が続きホルモン分泌を抑制してしまう

※小学生低・中学年の理想睡眠「10時間」で作成しています。

Q.3 身長伸ばしによい運動はあるの？

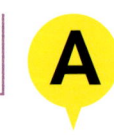

A　軟骨に栄養を届ける全身運動が効果的

バレーボールやバスケットボールが、身長を伸ばすスポーツだと思っている人は多いようですが、実はそれらは、身長と深く関わる特別なスポーツではありません。

身長を伸ばすには全身運動が効果的です。身体を曲げる、伸ばす、跳ねる、ひねるといった動きにより、身体が刺激されます。すると軟骨にまんべんなく栄養が届くようになって、骨が伸びるのを助けてくれます。

全身を動かす運動であれば、競技スポーツに限る必要はありません。屋外での子どもの遊びでも同じ効果が得られます。

さらに、全身運動によって程よく身体が疲れていれば、それだけ深い睡眠を誘い、成長ホルモンの分泌も活発になるのです。

全身運動
- 運動の刺激により軟骨に栄養が行き渡る
- 関節液の循環がよくなる
- 運動による適度な疲労によりノンレム睡眠（深い睡眠）へとつながる

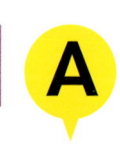

Q.4 成長痛とは一体どんなもの？

A　成長期の子どものひざやかかとの痛み

成長痛とは、成長期の子どもが、ひざやかかとなどの痛みを訴える症状ですが、医学的に明確な定義があるわけではありません。

主に、骨の先端の軟骨部分が疲労したり傷ついたり、急激な伸びによって骨と結合している腱が引っ張られて、痛みを発症すると考えられています。激しいスポーツをする子どもに多く見られますが、スポーツをしない子どもにも痛みは出ます。また、成長期の不安という心因によるケースもあるようです。

多くの場合、痛みはそう長くは続かず、患部をなでる、さする、お風呂に入るといった対処法で和らいでいきます。ただ、軟骨部分が断裂したり炎症を起こしている場合は、安静にしている必要があります。

成長痛の特徴

夕方から朝方にかけて、下記部分にギシギシとするような痛みが起こる。痛みには個人差があるが、痛みの継続は30〜1時間程度。

- 腰あたりの背骨部分
- 膝のまわり
- 足のかかと部分
- 膝関節や足の付け根部分
- 足の甲部分

5章 身長を伸ばすための知識

Q.5 栄養素はサプリメントでもOK？

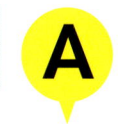

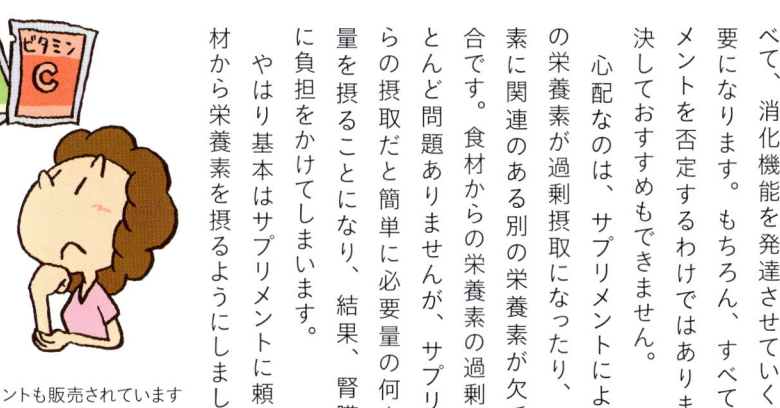

A 過剰摂取が腎臓や肝臓に負担をかける

成長期の子どもは、味覚や消化機能が未発達な状態なので、いろいろな食品を食べて、消化機能を発達させていくことが重要になります。もちろん、すべてのサプリメントを否定するわけではありませんが、決しておすすめもできません。

心配なのは、サプリメントによって特定の栄養素が過剰摂取になったり、その栄養素に関連のある別の栄養素が欠乏する場合です。食材からの栄養素の過剰摂取はほとんど問題ありませんが、サプリメントからの摂取だと簡単に必要量の何十倍もの量を摂ることになり、結果、腎臓や肝臓に負担をかけてしまいます。

やはり基本はサプリメントに頼らず、食材から栄養素を摂るようにしましょう。

子ども用サプリメントも販売されていますが、製品の多くが安全や有効性などの基準を満たす保健機能食品ではないため、子どもにとって効果があるか、安全かどうかは確認できません。

Q.6 牛乳には種類がいろいろあるけれど…？

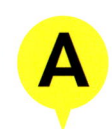

A 生乳100％で栄養をしっかり摂る

店頭に並んでいる牛乳は、実は使用されている原材料などによって、さまざまな種類に分かれます。牛乳の栄養素を丸ごとしっかり摂りたいなら、成分表示を確かめ、生乳100％のものを選ぶといいでしょう。カルシウムや鉄分など、特定の栄養素を強化している商品もあるので、目的に合わせて選びます。

● **牛乳**（牛から搾ったままの乳） 原材料名：生乳100％

種類別		
牛乳	生乳を加熱殺菌したもの。余計なものは一切入っていない。いわゆる成分無調整。
成分調整牛乳	生乳の成分を調整したもの（生乳から水分、脂肪分、ミネラルなどの一部を除去）。
低脂肪牛乳	生乳から脂肪分を除去したもの（脂肪分0.5％以上1.5％以下）。
無脂肪牛乳	生乳から脂肪分を除去し、無脂肪（0.5％未満）にしたもの。

● **生乳＋乳製品**

| 種類別 加工乳 | 生乳に脱脂粉乳、クリーム、バターなどを加えたもの。 |

● **生乳＋乳製品＋その他**

| 種類別 乳飲料 | 生乳や乳製品を主原料にビタミンやミネラルなどの栄養素、珈琲や果汁を加えたもの。 |

Q.7 子どもの好ききらいはどうするべき？

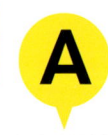

A 調理に工夫したり代替品を使う

子どもの味覚はまだ発達している途中なので、大人の味覚とは違います。きらいな食材は細かく刻んで目立たないように料理に混ぜ込んでしまうなど、工夫はしてみてください。もし食べられたときには、「たくさん食べられたね」と、ほめてあげることも大切。それで苦手意識がなくなることもあります。

どうしても食べられない食材については、代替品を使い栄養素を補うようにしてください。

ただ、子どものうちは、食べるということが食習慣を身に付けるための大切な訓練になっています。きらいな食材は細かく刻んで目立たないように料理に混ぜ込んでしまうなど、工夫はしてみてください。もし食べられたときには、「たくさん食べられたね」と、ほめてあげることも大切。それで苦手意識がなくなることもあります。

子どもの味覚はまだ発達している途中なので、大人の味覚とは違います。大人がおいしいと感じるものも、子どもは苦手な場合があります。だんだんと経験を重ねてその食材の味に慣れることで、おいしく思えるようになることも多いので、無理に食べさせる必要はありません。無理強いして食事が楽しくなくなるようでは逆効果です。

子どもの嗜好性

好き	項目	きらい・苦手
●甘み ●うま味（アミノ酸） ●刺激のない味	味	●苦み、酸味、辛味 ●薬味などの独特な味
●好みのメニューや調理法の香り	香り	●生臭み、発酵臭 ●刺激の強い臭い
●のどごしのよさ ●なめらかな口当たり ●やわらかい	食感	●噛みにくい ●飲み込みにくい ●水気が少ない
●色合いがはっきりしている ●形に工夫がある	見た目	●色合いがない（茶色や白、黒） ●形に工夫がない
●熱すぎない ●冷たすぎない	温度	●熱々である ●冷やし過ぎる

好ききらいのある食品の代替食

野菜
本人が気づかないぐらいに細かく刻んだり、フードプロセッサーでピューレ状にして、餃子やカレー、シチュー、ミートソースなど、子どもが好きなメニューに取り入れてみましょう。

魚介
刺身、焼き魚、煮魚など、そのままの姿から変えたメニューに。魚のたんぱく質は肉で代用可能。それ以外のアミノ酸や抗酸化物質は卵、豆・大豆製品、乳製品、野菜などから幅広く摂取しましょう。

肉
小さめに切り、子どもの好きなメニューに混ぜ込みましょう。肉のたんぱく質は魚で代用可能。それ以外のアミノ酸や鉄、亜鉛、ビタミンは卵、豆・大豆製品、乳製品、野菜などから幅広く摂取しましょう。

子どもが食べやすくする工夫

- 生臭みや独特な香りは調理方法で消す
- 苦み、辛みの味付けをする前に取り分ける
- 好きな料理の香りや味をつける
- かわいい形や色に仕上げる
- 好きなものばかりを与えない
- 仲のよい友だちが食べている姿を見せる
- 食べられたときにきちんとほめてあげる
- 一緒に食べて「おいしいね」と伝える

[身長を伸ばす栄養素を含む食材一覧]

身長を伸ばすために必要な栄養素を多く含む
食品を栄養素別に紹介します。

※各栄養素の1日の摂取目安量は、厚生労働省「日本人の食事摂取基準」2010年版参照。

たんぱく質

※数量に対してたんぱく質が含まれる量を表示

たんぱく質の1日摂取目安量(g)

性別／年齢(歳)	3～5	6～7	8～9	10～11	12～14	15～17	18歳以上
男の子	25	30	40	45	60	60	60
女の子	25	30	40	45	55	55	50

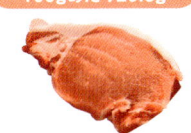

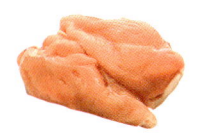

[肉類]

- 豚肉　100gあたり20.5g
- 鶏肉　100gあたり22.3g
- 牛肉　100gあたり20.5g

[魚介類]

- タラ（白身魚）　1切れ(70g)あたり12.3g
- マグロ　100gあたり26.4g
- イカ　100gあたり14.9g
- ホタテ　100gあたり17.9g
- 牡蠣　100gあたり6.6g
- エビ　5尾(50g)あたり10.9g

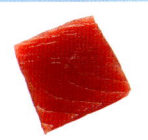

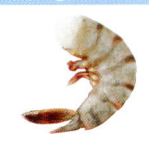

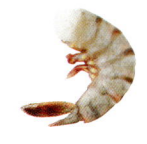

栄養素豆知識

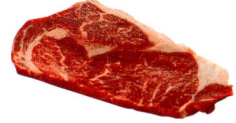

たんぱく質の上手な摂り方　高たんぱく低カロリー

動物性たんぱく質（肉類や乳製品）は、植物性たんぱく質（豆・大豆製品）に比べ、高カロリーですが、成長期の身体をつくるには、どちらもバランスよく摂取することが大切。良質な動物性たんぱく質を低カロリーで摂取するために、肉の部位別のカロリーや脂質にも注目するとよいでしょう。

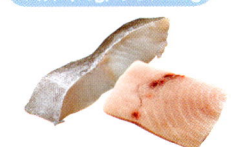

[豆類]

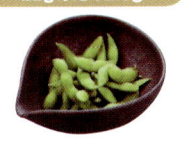

- 枝豆　22gあたり2.6g
- 納豆　1パック(50g)あたり8.3g
- 豆腐　100gあたり4.9g
- きな粉　100gあたり36.8g

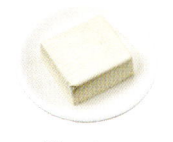

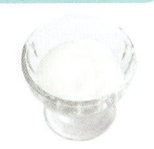

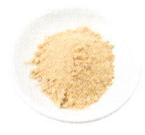

[乳製品]

- 牛乳　200mlあたり6.6g
- チーズ　50gあたり11.4g
- ヨーグルト　200mlあたり4.3g

[卵]

- 卵　1個(50g)あたり6.2g

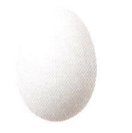

※写真の分量はあくまでイメージです。含有量の基準となる数量とは一致しません。

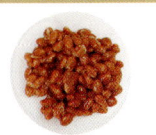

コラーゲン

※たんぱく質の一種のため、含有量の数値化は不可。多く含まれている食品を紹介しています。

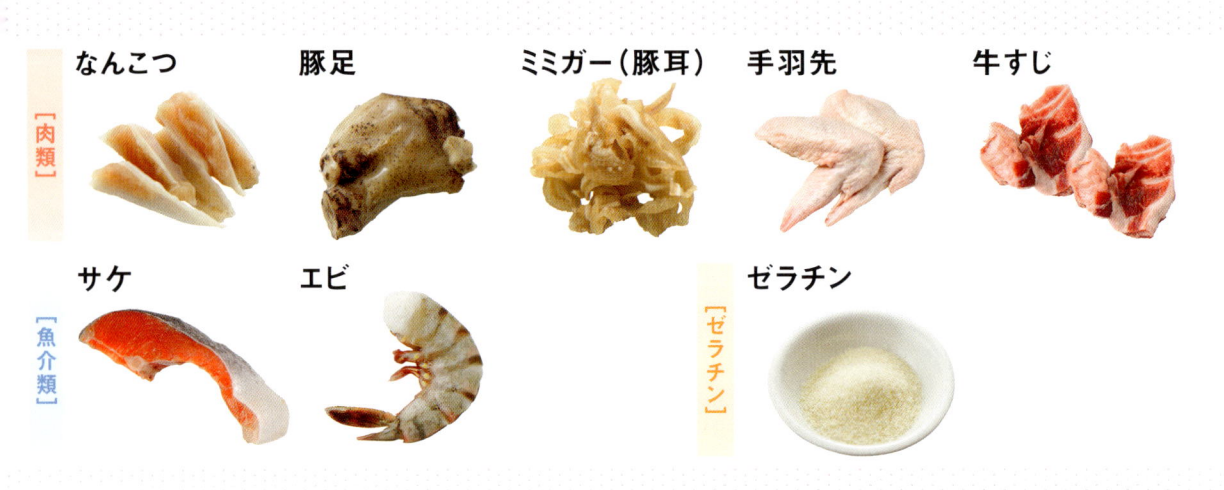

[肉類]
- なんこつ
- 豚足
- ミミガー（豚耳）
- 手羽先
- 牛すじ

[魚介類]
- サケ
- エビ

[ゼラチン]
- ゼラチン

トリプトファン

※たんぱく質の一種のため、含有量の数値化は不可。多く含まれている食品を紹介しています。

[肉類]
- 鶏肉

[魚介類]
- 魚介

[卵]
- 卵

[豆類]
- 大豆
- 豆腐
- 納豆

[乳製品]
- 牛乳

[穀類]
- 玄米

[果物]
- バナナ

[ごま・ナッツ類]
- ごま

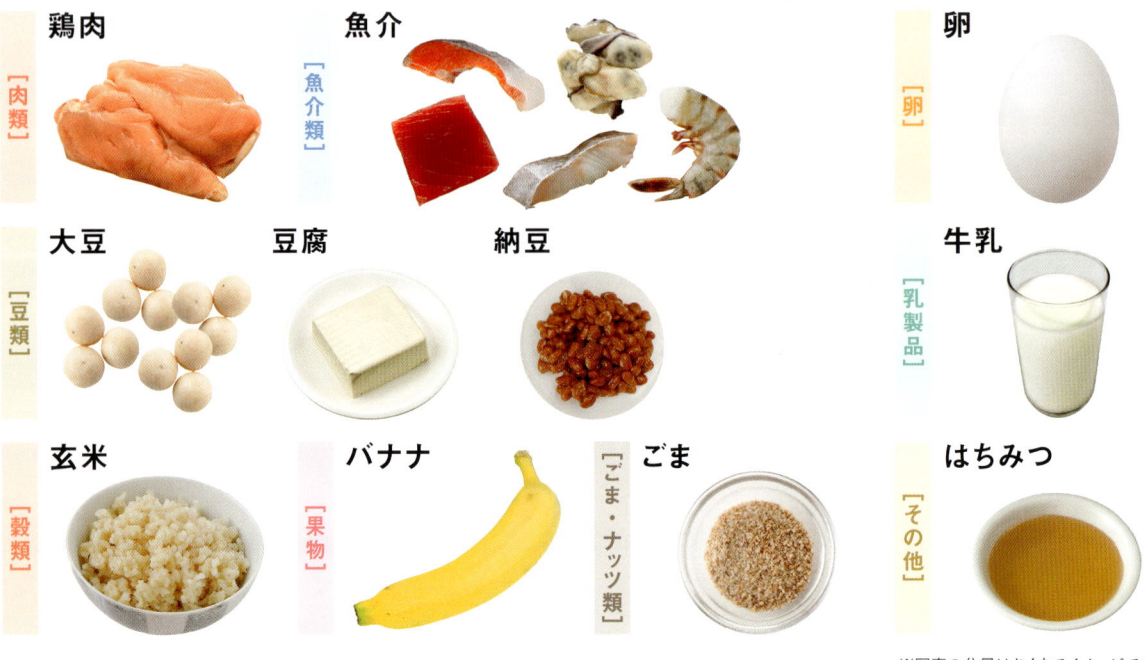

[その他]
- はちみつ

※写真の分量はあくまでイメージです。

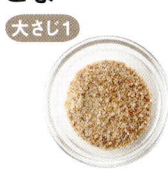

カルシウム

※カルシウム100mgに相当する量を表示

カルシウムの1日摂取目安量（mg）
※1g＝100mg

性別／年齢（歳）	3〜5	6〜7	8〜9	10〜11	12〜14	15〜17	18歳以上
男の子	600	600	650	700	1000	800	800
女の子	550	550	750	700	800	650	650

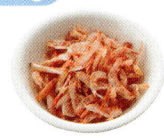

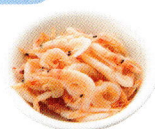

[魚介類・海産物]
- 干しエビ 1.4g
- 桜エビ 14.5g
- しらす 20g
- ウナギ 80g
- 魚肉ソーセージ 100g
- わかめ（乾燥）15g

[豆類]
- 豆腐 90g
- 豆乳 60g
- 大豆 42g

[野菜]
- 小松菜 60g
- チンゲンサイ 100g
- 切り干し大根 20g

[乳製品]
- 牛乳 180ml
- チーズ 18g
- ヨーグルト 90g

[穀類]
- 玄米 1450g

[ごま・ナッツ類]
- ごま 大さじ1
- アーモンド 44g

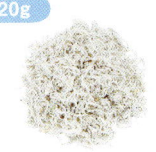

栄養素豆知識

カルシウムは毎日コツコツ摂取しよう！

カルシウムが多く含まれる食品を一回の食事で一気に食べたとしても、身体が吸収できる量は限られているため、意味がありません。そのため、毎日、そして毎食で、コツコツと摂取していく必要があります。

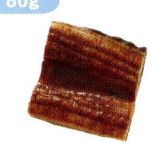

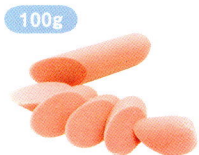

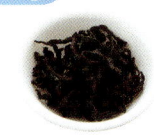

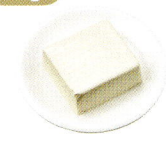

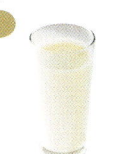

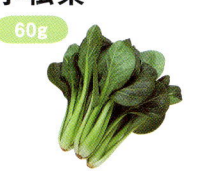

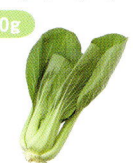

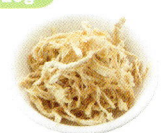

※写真の分量はあくまでイメージです。含有量の基準となる数量とは一致しません。

亜鉛

※亜鉛 1mg に相当する量を表示

亜鉛の1日摂取目安量（mg）

性別／年齢（歳）	3〜5	6〜7	8〜9	10〜11	12〜14	15〜17	18歳以上
男の子	6	7	8	10	11	13	12
女の子	6	7	8	10	10	9	9

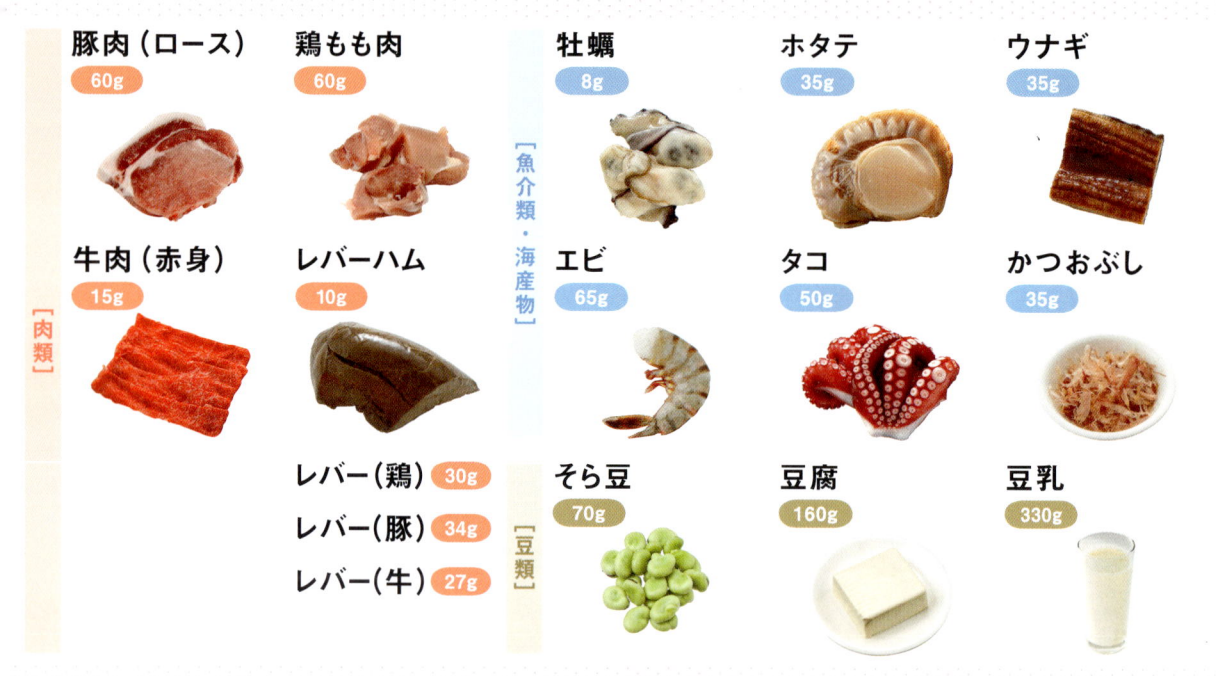

[肉類]
- 豚肉（ロース） 60g
- 鶏もも肉 60g
- 牛肉（赤身） 15g
- レバーハム 10g
- レバー（鶏） 30g
- レバー（豚） 34g
- レバー（牛） 27g

[魚介類・海産物]
- 牡蠣 8g
- ホタテ 35g
- ウナギ 35g
- エビ 65g
- タコ 50g
- かつおぶし 35g

[豆類]
- そら豆 70g
- 豆腐 160g
- 豆乳 330g

ビタミンD

※ビタミンD 2μg に相当する量を表示

ビタミンDの1日摂取目安量（μg）　※1μg=0.000001g

性別／年齢（歳）	3〜5	6〜7	8〜9	10〜11	12〜14	15〜17	18歳以上
男の子	2.5	2.5	3	3.5	3.5	4.5	5.5
女の子	2.5	2.5	3	3.5	3.5	4.5	5.5

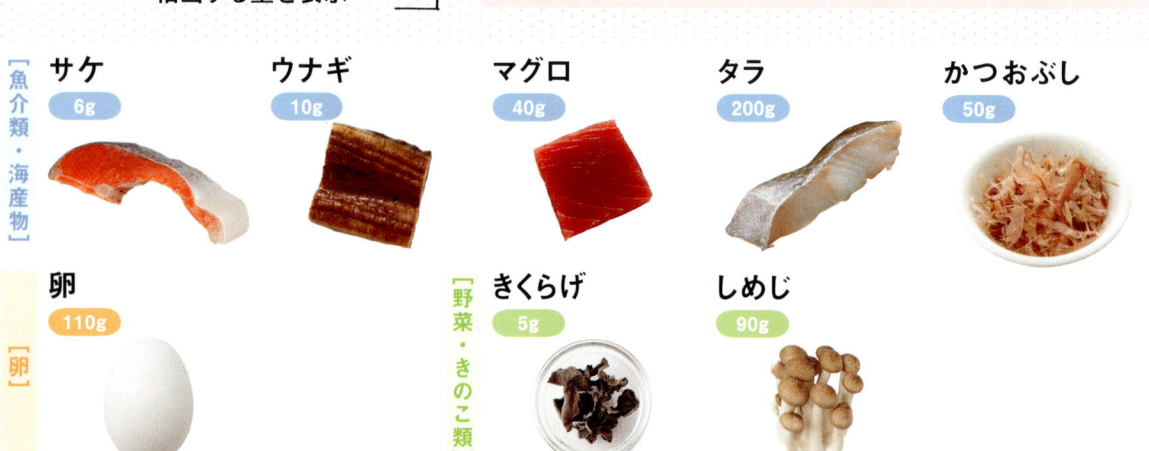

[魚介類・海産物]
- サケ 6g
- ウナギ 10g
- マグロ 40g
- タラ 200g
- かつおぶし 50g

[卵]
- 卵 110g

[野菜・きのこ類]
- きくらげ 5g
- しめじ 90g

※写真の分量はあくまでイメージです。含有量の基準となる数量とは一致しません。

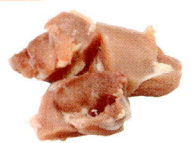

ビタミンK

※ビタミンK10μgに相当する量を表示

ビタミンKの1日の摂取目安量（μg） ※1μg=0.000001g

性別／年齢（歳）	3〜5	6〜7	8〜9	10〜11	12〜14	15〜17	18歳以上
男の子	30	40	45	55	70	80	75
女の子	30	40	45	55	65	60	60

［肉類］

- 鶏もも肉 20g
- 鶏むね肉 25g
- 牛肉（サーロイン）130g

［豆類］

- 納豆 200g
- 豆腐 250g
- 豆乳 80g

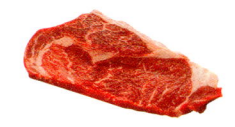

栄養素豆知識

ビタミンKは大豆製品と青菜と覚えよう

ビタミンKが多く含まれる食材を探すなら、「豆・大豆製品」「緑色の野菜や海藻」と覚えるとわかりやすいでしょう。ビタミンKは骨にカルシウムが沈着するのを助けるとともに、出血時に血を固める働きもあります。

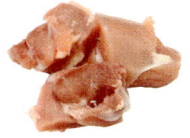

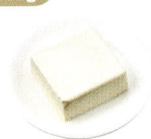

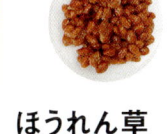

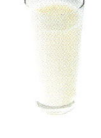

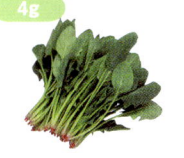

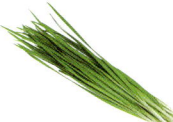

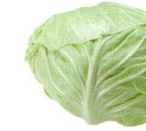

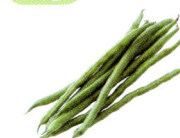

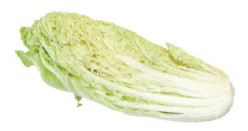

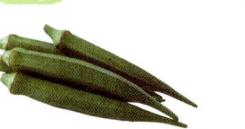

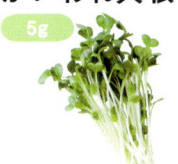

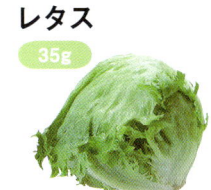

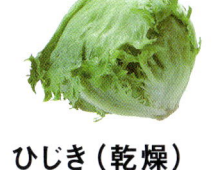

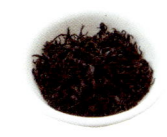

［野菜］

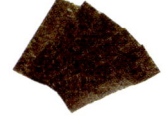

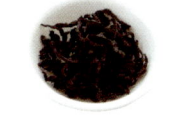

- ほうれん草 4g
- 小松菜 5g
- にら 5g
- キャベツ 10g
- パセリ 1g
- ブロッコリー 6g
- さやいんげん 15g
- 白菜 18g
- オクラ 15g
- かいわれ大根 5g
- レタス 35g

［海産物］

- のり 2.5g
- わかめ（乾燥）0.5g
- ひじき（乾燥）3g

※写真の分量はあくまでイメージです。含有量の基準となる数量とは一致しません。

【索引】

●タラ
白身魚のチーズフライ …………… 45
●干しエビ
野菜ペンネ弁当 …………………… 72
●マグロ
ちらし寿司＆魚のピンチョス …… 33
アボカド漬け丼 …………………… 38
海鮮汁 ……………………………… 59
マグロのアーモンド添え ………… 95

貝類
●アサリむき身
アサリと卵の塩炒め ……………… 46
●牡蠣むき身
牡蠣の炊き込みごはん …………… 25
牡蠣のマリネ ……………………… 56
牡蠣ぞうすい ……………………… 97
●ホタテ
ホタテのシチュー ………………… 46
海鮮汁 ……………………………… 59
スープカレー鍋 …………………… 83

練り製品
●カニ風味かまぼこ
なすとそぼろがけごはん弁当 …… 73
●かまぼこ
海藻そば …………………………… 31
●かまぼこチーズ
野菜ペンネ弁当 …………………… 72
●ちくわ
のりごはん弁当 …………………… 71

魚加工品
●魚肉ソーセージ
魚肉ロールサンド ………………… 77
卵サンド …………………………… 101
焼き味噌おにぎり ………………… 101

缶詰
●サケ缶
サケユッケ風 ……………………… 56
●ツナ缶
豆腐ツナハンバーグ ……………… 49

その他
●サケフレーク
ちらし寿司＆魚のピンチョス …… 33
イエローおにぎり ………………… 75
サケふりかけ ……………………… 82
●シーフードミックス
海鮮焼きそば ……………………… 30
かき揚げうどん …………………… 31
魚介のケチャップ炒め …………… 45
シーフードかき揚げ ……………… 45
ワカメスープ ……………………… 62
焼きビーフン ……………………… 91
スープごはん ……………………… 107

麺類
●うどん
かき揚げうどん …………………… 31
●スパゲッティ
鶏手羽和風パスタ ………………… 28
牛乳と豆乳のスープパスタ ……… 29
きのことサケのクリームパスタ … 89
コーンクリームパスタ …………… 93
●そうめん
冷しゃぶそうめん ………………… 31
そうめんチャンプルー＆焼き豚 … 35
●そば
海藻そば …………………………… 31
そばサラダ ………………………… 91
●中華麺
海鮮焼きそば ……………………… 30
●春雨
春雨とひき肉のサラダ …………… 51
●ビーフン
焼きビーフン ……………………… 91
●ペンネ
野菜ペンネ弁当 …………………… 72
●マカロニ
マカロニグラタン ………………… 29

魚介類
魚
●アジ
つみれ汁 …………………………… 59
●イカ
野菜炒めのせイカフライ ………… 44
シーフード串焼き ………………… 46
イカのねぎ塩 ……………………… 56
●ウナギ（蒲焼き）
うな玉丼 …………………………… 39
●エビ
レバーシーフードピザ …………… 27
マカロニグラタン ………………… 29
海鮮汁 ……………………………… 59
野菜ペンネ弁当 …………………… 72
なすとそぼろがけごはん弁当 …… 73
●桜エビ
桜エビチャーハン ………………… 25
かき揚げうどん …………………… 31
エビ入りお好み焼き ……………… 84
●サケ
ちらし寿司＆魚のピンチョス …… 33
のりごはん弁当 …………………… 71
きのことサケのクリームパスタ … 89
だし茶漬け ………………………… 105
●しらす
しらす温たま丼 …………………… 39

ごはんもの
●ごはん
ちらし寿司＆魚のピンチョス …… 33
豆ごはん弁当 ……………………… 70
のりごはん弁当 …………………… 71
なすとそぼろがけごはん弁当 …… 73
納豆チャーハン …………………… 89
牡蠣ぞうすい ……………………… 97
だし茶漬け ………………………… 105
スープごはん ……………………… 107
●玄米ごはん
納豆そぼろごはん ………………… 24
牡蠣の炊き込みごはん …………… 25
桜エビチャーハン ………………… 25
タコライス ………………………… 25
チャーハン＆枝豆トマトきな粉和え … 32
ミルクジンジャーポークのせごはん … 33
ビビンバ風丼 ……………………… 36
牛すじ肉の甘辛丼 ………………… 37
アボカド漬け丼 …………………… 38
うな玉丼 …………………………… 39
しらす温たま丼 …………………… 39
炊き込みにぎり …………………… 74
とろろワカメにぎり ……………… 74
イエローおにぎり ………………… 75
ウインナー巻き …………………… 75
高菜いなり ………………………… 75
納豆ひじき巻き …………………… 75
焼き味噌おにぎり ………………… 101

パン
●イングリッシュマフィン
焼肉バーガー ……………………… 27
マフィンピザ＆チキンソテー …… 34
●食パン
フレンチトースト ………………… 27
レバーシーフードピザ …………… 27
魚肉ロールサンド ………………… 77
パンプディング …………………… 79
●バゲット
アーモンドバナナトースト ……… 26
ちらし寿司＆魚のピンチョス …… 33
バゲットサンド …………………… 76
マスカルポーネサンド …………… 77
●フォカッチャ
フォカッチャサンド ……………… 76
●ホットドッグ用パン
ヨーグルトサンド ………………… 77
●ロールパン
スモークサーモンサンド ………… 77
卵サンド …………………………… 101

●さつまいも
いもとかぼちゃのマッシュ ……………… 55
●じゃがいも
ビーンズコロッケ ………………………… 48
大豆入りポテトサラダ …………………… 52
バゲットサンド …………………………… 76
じゃがいものガレット …………………… 93
●高菜
高菜いなり ………………………………… 75
●玉ねぎ
納豆そぼろごはん ………………………… 24
マカロニグラタン ………………………… 29
納豆チャーハン …………………………… 89
コーンクリームパスタ …………………… 93
スープごはん ……………………………… 107
●チンゲンサイ
焼肉バーガー ……………………………… 27
中華風野菜炒め …………………………… 54
●トマト
鶏手羽和風パスタ ………………………… 28
牛すじのトマト煮 ………………………… 43
卵とトマトの中華炒め …………………… 47
フォカッチャサンド ……………………… 76
●なす
なすとそぼろがけごはん弁当 …………… 73
●にんじん
野菜納豆汁 ………………………………… 59
にんじんゼリー …………………………… 79
●パプリカ
マフィンピザ&チキンソテー …………… 34
●ピーマン
マフィンピザ&チキンソテー …………… 34
●ブロッコリー
豚足と野菜スープ ………………………… 61
豆ごはん弁当 ……………………………… 70
なすとそぼろがけごはん弁当 …………… 73
ブロッコリーのあんかけ ………………… 111
●ほうれん草
マフィンピザ&チキンソテー …………… 34
野菜ペンネ弁当 …………………………… 72
●水菜
ミミガーとチーズのサラダ ……………… 55
●ミニトマト
チャーハン&枝豆トマトきな粉和え …… 32
のりごはん弁当 …………………………… 71
●ヤングコーン
鶏肉とヤングコーンの中華スープ ……… 62
●レタス
チャーハン&枝豆トマトきな粉和え …… 32
チーズサラダ ……………………………… 57
ウインナー巻き …………………………… 75

きのこ
●まいたけ
きのことサケのクリームパスタ ………… 89

レンジシチュー …………………………… 84
チーズクリームシチュー ………………… 95

牛肉
●牛すじ肉
牛すじ肉の甘辛丼 ………………………… 37
牛すじのトマト煮 ………………………… 43
●牛もつ
もつ煮込み鍋 ……………………………… 83
●牛もも肉
牛すじ肉の甘辛丼 ………………………… 37
牛肉のナッツ炒め ………………………… 43
焼き餃子 …………………………………… 43

肉加工品
●ウインナーソーセージ
のりごはん弁当 …………………………… 71
ウインナー巻き …………………………… 75
コーンクリームパスタ …………………… 93
●焼き豚
そうめんチャンプルー&焼き豚 ………… 35
そばサラダ ………………………………… 91
●レバーハム
レバーシーフードピザ …………………… 27
●ロースハム
冷しゃぶそうめん ………………………… 31
バゲットサンド …………………………… 76

野菜
●アスパラガス
ミルクジンジャーポークのせごはん … 33
チキンと野菜のチーズ炒め ……………… 41
●アボカド
アボカド漬け丼 …………………………… 38
●オクラ
そうめんチャンプルー&焼き豚 ………… 35
●かぼちゃ
いもとかぼちゃのマッシュ ……………… 55
なすとそぼろがけごはん弁当 …………… 73
●キャベツ
海鮮焼きそば ……………………………… 30
そうめんチャンプルー&焼き豚 ………… 35
鶏なんこつとキャベツ炒め ……………… 41
トンペイ焼き ……………………………… 47
巣ごもり卵 ………………………………… 50
坦々スープ ………………………………… 63
エビ入りお好み焼き ……………………… 84
半日分の野菜とチーズ炒め ……………… 84
キャベツジュース ………………………… 111
●きゅうり
そばサラダ ………………………………… 91
●ゴーヤ
ゴーヤチャンプルー ……………………… 49
●小松菜
緑ふりかけ ………………………………… 82

●じゃこ
のりごはん弁当 …………………………… 71
黒ふりかけ ………………………………… 82
●スモークサーモン
スモークサーモンサンド ………………… 77

肉類
豚肉
●豚足
豚足のてりやき …………………………… 42
豚足と野菜スープ ………………………… 61
●豚ひき肉
納豆そぼろごはん ………………………… 24
タコライス ………………………………… 25
ビビンバ風丼 ……………………………… 36
春雨とひき肉のサラダ …………………… 51
坦々スープ ………………………………… 63
焼きビーフン ……………………………… 91
水餃子 ……………………………………… 97
●豚もも肉
冷しゃぶそうめん ………………………… 31
ミルクジンジャーポークのせごはん … 33
のりごはん弁当 …………………………… 71
半日分の野菜とチーズ炒め ……………… 84
●豚ロース肉
焼肉バーガー ……………………………… 27
タンドリーポーク ………………………… 42
豚肉と厚揚げの炒め物 …………………… 42
ごま味噌汁 ………………………………… 58
なすとそぼろがけごはん弁当 …………… 73
●ミミガー（豚耳）
ミミガーとチーズのサラダ ……………… 55

鶏肉
●鶏手羽
鶏手羽和風パスタ ………………………… 28
鶏手羽のカレー炒め煮 …………………… 40
鶏手羽汁 …………………………………… 58
スープカレー ……………………………… 61
豆ごはん弁当 ……………………………… 70
●鶏なんこつ
鶏なんこつとキャベツ炒め ……………… 41
なんこつの唐揚げ ………………………… 57
●鶏ひき肉
鶏つくね揚げ ……………………………… 41
●鶏むね肉
牛乳と豆乳のスープパスタ ……………… 29
チキンと野菜のチーズ炒め ……………… 41
鶏肉とヤングコーンの中華スープ ……… 62
丸鶏スープ ………………………………… 63
●鶏もも肉
マフィンピザ&チキンソテー …………… 34
炊き込みにぎり …………………………… 74
フォカッチャサンド ……………………… 76

125

●グレープフルーツ
ミックスジュース ……………… 65
マスカルポーネサンド …………… 77
サワードリンク………………… 81
グレープフルーツサラダ ………… 105
●バナナ
アーモンドバナナトースト ………… 26
バナナヨーグルト ………………… 65
バナナジュース ………………… 80
●ラズベリー
ベリースムージー ………………… 80
●りんご
りんごケーキ …………………… 78
りんごココア …………………… 81
りんごの牛乳煮 ………………… 109

乾物

●切り干し大根
切り干し大根のサラダ風 …………… 55
●ひじき
ひじき納豆和え ………………… 53
納豆ひじき巻き ………………… 75

海藻

●とろろ昆布
とろろワカメにぎり ……………… 74
●焼きのり
のりごはん弁当 ………………… 71
魚肉ロールサンド ………………… 77
●ワカメ
海藻そば ……………………… 31
ワカメスープ …………………… 62
とろろワカメにぎり ……………… 75

その他

●アーモンド
アーモンドバナナトースト ………… 26
牛肉のナッツ炒め ………………… 43
マグロのアーモンド添え …………… 95
●梅干し
焼き味噌おにぎり ……………… 101
●くるみ
牛肉のナッツ炒め ………………… 43
●ごま
ごま味噌汁 ……………………… 58
野菜ペンネ弁当 ………………… 72
なすとそぼろがけごはん弁当 ……… 73
●シリアル
ホットシリアル …………………… 99
●粒コーン
イエローおにぎり ………………… 74

ミルファンテ…………………… 60
豆ごはん弁当 …………………… 70
野菜ペンネ弁当 ………………… 72
卵サンド ……………………… 101
ココット ……………………… 107

乳製品

●牛乳
牛乳と豆乳のスープパスタ ………… 29
ミルクジンジャーポークのせごはん … 33
ミルクビーンズスープ …………… 60
ミルクゼリー …………………… 65
バナナジュース ………………… 80
ベリースムージー ………………… 80
りんごココア …………………… 81
フルーツ杏仁 …………………… 99
ホットシリアル …………………… 99
りんごの牛乳煮 ………………… 109

チーズ類
●カッテージチーズ
チーズサラダ …………………… 57
●クリームチーズ
レアチーズパフェ ………………… 78
パンプディング ………………… 79
●スライスチーズ
スモークサーモンサンド …………… 77
●チーズ（ブロック）
チキンと野菜のチーズ炒め ………… 41
ミミガーとチーズのサラダ ………… 55
のりごはん弁当 ………………… 71
チーズクリームシチュー …………… 95
チーズと黒豆のひねり揚げ ………… 103
●ピザ用チーズ
半日分の野菜とチーズ炒め ………… 84
●マスカルポーネチーズ
マスカルポーネサンド …………… 77

●プレーンヨーグルト
バナナヨーグルト ………………… 65
ヨーグルトサンド ………………… 77
レアチーズパフェ ………………… 78
きな粉ラッシー ………………… 80

果物

●オレンジ
ヨーグルトサンド ………………… 77
フルーツ杏仁 …………………… 99
ゼリードリンク………………… 109
●キウイフルーツ
キウイジュース………………… 81
フルーツ杏仁 …………………… 99

豆・大豆製品

●厚揚げ
豚肉と厚揚げの炒め物 …………… 42
厚揚げのカレー煮 ………………… 52
厚揚げの白和え ………………… 53
●油あげ
炊き込みにぎり ………………… 74
高菜いなり …………………… 75

豆
●枝豆
チャーハン＆枝豆トマトきな粉和え … 32
枝豆のキッシュ ………………… 48
ビーンズコロッケ ………………… 48
ミルクビーンズスープ …………… 60
豆ごはん弁当 …………………… 70
ずんだ白玉 …………………… 79
●きな粉
フレンチトースト ………………… 27
きな粉ラッシー ………………… 80
●グリンピース
野菜ペンネ弁当 ………………… 72
●黒豆
チーズと黒豆のひねり揚げ ………… 103
●大豆
大豆入りポテトサラダ …………… 52
大豆コーンスープ ……………… 103
●豆乳
牛乳と豆乳のスープパスタ ………… 29
●豆腐
ゴーヤチャンプルー ……………… 49
豆腐ツナハンバーグ ……………… 49
豆ごはん弁当 …………………… 70
●納豆
納豆そぼろごはん ………………… 24
ひじき納豆和え ………………… 53
野菜納豆汁 …………………… 59
納豆ひじき巻き ………………… 75
納豆チャーハン ………………… 89

卵

●うずらの卵
うずらの卵サラダ ………………… 50
●温泉卵
しらす温たま丼 ………………… 39
●卵
フレンチトースト ………………… 27
アサリと卵の塩炒め ……………… 46
卵とトマトの中華炒め …………… 47
チーズスコッチエッグ …………… 47
トンペイ焼き …………………… 47
枝豆のキッシュ ………………… 48
巣ごもり卵 …………………… 50

126

栄養素・カロリーチェックリスト

【1枚目】

	レシピ名			月　日（　）		
		たんぱく質	カルシウム	ビタミンD	ビタミンK	亜鉛	C/T
朝	主食						
	主菜						
	副菜						
	汁物						
kcal	乳製品・果物						
昼	主食						
	主菜						
	副菜						
	汁物						
kcal	乳製品・果物						
kcal	おやつ						
夜	主食						
	主菜						
	副菜						
	汁物						
kcal	乳製品・果物						
合計	kcal	枚	枚	枚	枚	枚/枚	

【2枚目】

	レシピ名			月　日（　）		
		たんぱく質	カルシウム	ビタミンD	ビタミンK	亜鉛	C/T
朝	主食						
	主菜						
	副菜						
	汁物						
kcal	乳製品・果物						
昼	主食						
	主菜						
	副菜						
	汁物						
kcal	乳製品・果物						
kcal	おやつ						
夜	主食						
	主菜						
	副菜						
	汁物						
kcal	乳製品・果物						
合計	kcal	枚	枚	枚	枚	枚/枚	

【3枚目】

	レシピ名			月　日（　）		
		たんぱく質	カルシウム	ビタミンD	ビタミンK	亜鉛	C/T
朝	主食						
	主菜						
	副菜						
	汁物						
kcal	乳製品・果物						
昼	主食						
	主菜						
	副菜						
	汁物						
kcal	乳製品・果物						
kcal	おやつ						
夜	主食						
	主菜						
	副菜						
	汁物						
kcal	乳製品・果物						
合計	kcal	枚	枚	枚	枚	枚/枚	

【4枚目】

	レシピ名			月　日（　）		
		たんぱく質	カルシウム	ビタミンD	ビタミンK	亜鉛	C/T
朝	主食						
	主菜						
	副菜						
	汁物						
kcal	乳製品・果物						
昼	主食						
	主菜						
	副菜						
	汁物						
kcal	乳製品・果物						
kcal	おやつ						
夜	主食						
	主菜						
	副菜						
	汁物						
kcal	乳製品・果物						
合計	kcal	枚	枚	枚	枚	枚/枚	

※コピーしてくり返しお使いください

著者略歴 | **川端理香**(かわばたりか)

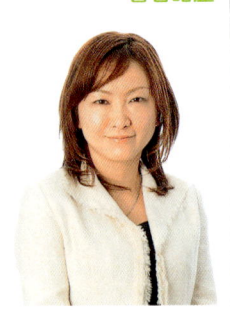

「WATSONIA（ワトソニア）」代表。管理栄養士。元日本オリンピック委員会強化スタッフ。2004年アテネオリンピックビクトリープロジェクトチーフ管理栄養士として、水泳の北島康介選手や全日本女子バレーボールチーム、2008年北京オリンピックでは、全日本男子バレーボールチームをサポート。また、浦和レッズや東京ヴェルディ、ベガルタ仙台などのJリーグプロサッカーチームをはじめ、プロ野球選手やゴルフ、スケートなどの個人選手のサポートも行う。全国各地への講演会、雑誌などでも活躍。現在は東日本大震災で被害をうけた、出身地・岩手県大槌町に雇用を生み出す取り組みも行っている。著書、監修書に『10代スポーツ選手の栄養と食事』『サッカー選手の栄養と食事』『野球選手の栄養と食事』（大泉書店）などがある。

STAFF

料理制作・栄養価計算	川端理香
料理制作アシスタント	川端利枝
盛り付け・フードスタイリング	黒瀬佐紀子
	渡辺トシコ（Tu as raison.）
スタイリスングアシスタント	池尾麻衣　志村英代　浜岡優子　吉田智美
撮影	柳田隆司　奥村暢欣（スタジオダンク）
本文デザイン	佐々木麗奈　橘奈緒（スタジオダンク）　芝智之
本文イラスト	いけべけんいち。　松本コウイチ
編集協力	宇都宮雅子　成田真理
編集	外谷寛美（スタジオポルト）

［盛り付け・フードスタイリング担当レシピ］
■渡辺トシコ（Tu as raison.）
桜エビチャーハン(P25)、ビビンバ風丼(P36)、鶏なんこつとキャベツ炒め(P41)、白身魚チーズフライ(P44)、厚揚げカレー煮(P52)、つみれ汁(P59)、エビ入りお好み焼き(P84)
■黒瀬 佐紀子　上記以外のレシピ

子どもの身長を伸ばす 栄養と食事

2017年7月12日　発行

著者	川端理香
発行者	佐藤龍夫
発行	株式会社大泉書店
	〒162-0805　東京都新宿区矢来町27
	TEL 03-3260-4001（代）FAX 03-3260-4074
	振替　00140-7-1742
印刷・製本	凸版印刷株式会社

©Rika Kawabata 2012　Printed in Japan
URL http://www.oizumishoten.co.jp/
ISBN 978-4-278-03648-0　C0077

本書を無断で複写（コピー・スキャン・デジタル化等）することは、著作権法上認められている場合を除き、禁じられています。小社は、著者から複写に係わる権利の管理につき委託を受けていますので、複写される場合は、必ず小社宛にご連絡ください。
落丁・乱丁本は小社にてお取替えします。
本書の内容についてのご質問は、ハガキまたはFAXでお願いします。　R52

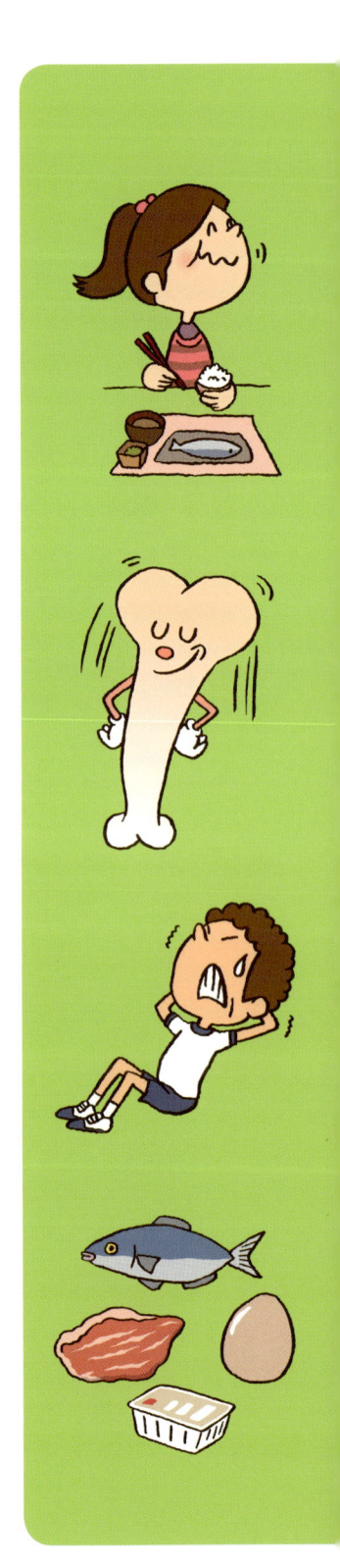